Manual de anticonceptivos

Dr. Omar Alberto Tirado Aguilar
Ginecología y Obstetricia
Instituto Nacional de Perinatología

Dra. María de Lourdes Gómez Sousa
Ginegología y Obstetricia
Biología de la Reproducción Humana
Instituto Nacional de Perinatología

Wolters Kluwer

Philadelphia • Baltimore • New York • London
Buenos Aires • Hong Kong • Sydney • Tokyo

Wolters Kluwer

Av. Carrilet, 3, 9.a planta, Edificio D
Ciutat de la Justícia
08902 L'Hospitalet de Llobregat
Barcelona (España)
Tel.: 93 344 47 18
Fax: 93 344 47 16
e-mail: consultas@wolterskluwer.com

Dirección editorial: Carlos Mendoza
Editora de desarrollo: Núria Llavina
Gerente de mercadotecnia: Pamela González
Cuidado de la edición: Núria Llavina
Diseño de portada: Jesús Esteban Mendoza
Ilustraciones: Jesús Esteban Mendoza
Diseño de maqueta y de interiores: Punto 5
Maquetación: Diseño de maqueta: Punto 5
Impresión: QUAD / Impreso en México

ISBN: 978-84-10022-64-5
Depósito legal: M-2390-2025

QUADM0325

Agradecimientos

Este proyecto ha sido posible gracias a la colaboración y el apoyo de numerosos colegas, y sobre todo de extraordinarias personas que comparten nuestro compromiso con la salud reproductiva. Agradecemos profundamente sus valiosos aportes académicos y clínicos, que enriquecieron cada aspecto del contenido de este manual.

Queremos expresar nuestro agradecimiento a las grandes personas de la editorial Wolters Kluwer, con quienes tuvimos la fortuna de trabajar codo a codo. A Carlos Mendoza, por creer en la propuesta inicial, y a Núria Llavina, por su paciencia y perseverancia a lo largo de este proceso.

Dedicamos este manual a todos los profesionales de la salud que, con dedicación y esfuerzo, trabajan diariamente para garantizar que todas las personas puedan ejercer su derecho a decidir sobre su vida reproductiva. Su labor es una inspiración y una motivación constante para seguir avanzando en la atención integral de la salud sexual y reproductiva.

Prólogo

La planificación familiar es un pilar fundamental de la salud pública, ya que permite a las personas tomar decisiones informadas sobre su reproducción y bienestar, consolidándola como una de las intervenciones más transformadoras en la historia de la medicina. Este manual de anticoncepción llega en un momento crítico, en el que la medicina enfrenta desafíos como el acceso desigual a métodos anticonceptivos, la desinformación y las necesidades de poblaciones diversas.

La obra que tiene en sus manos no solo proporciona una guía integral y práctica sobre anticoncepción, sino que también refleja el compromiso de sus autores con la excelencia médica, al ofrecer la información más actualizada y posicionándose como una herramienta de respuesta clave para superar estos desafíos.

A los lectores, les ofrezco mi más honesta recomendación de sumergirse en esta obra esencial, que enriquecerá su ejercicio médico de manera puntual y práctica en el ámbito de la anticoncepción.

Dra. Ana Cristina Arteaga Gómez
Directora General del Instituto Nacional de Perinatología, México

Prefacio

La idea de escribir este manual nació de la necesidad de proporcionar una fuente confiable, actualizada y accesible sobre anticoncepción, diseñada como una herramienta de consulta rápida para los profesionales de la salud.

El proceso de creación de este manual fue un desafío que implicó la revisión exhaustiva de las guías internacionales más recientes, la evidencia científica más sólida y las realidades sociales de los pacientes. No buscamos ofrecer únicamente un texto técnico, sino una herramienta práctica que inspire empatía y comprensión en la atención de la salud reproductiva.

Cada capítulo ha sido diseñado con un enfoque práctico, orientado a abordar los retos cotidianos que enfrentan los profesionales de la salud en contextos diversos, desde clínicas rurales hasta hospitales de alta especialidad. Nuestra intención es ofrecer soluciones útiles y adaptadas a las necesidades reales de los pacientes.

Esperamos que este manual sirva como un recordatorio constante de que cada decisión anticonceptiva está vinculada a una vida que merece nuestro respeto y apoyo. Que sea un instrumento para brindar una atención de calidad y, al mismo tiempo, transformar la manera en que las personas perciben y ejercen su derecho a decidir sobre su salud reproductiva.

Dr. Omar Alberto Tirado Aguilar
Dra. María de Lourdes Gómez Sousa

Colaboradores

Dra. Patricia Aguayo González (cap. 8)
Biología de la Reproducción Humana,
Instituto Nacional de Perinatología
Coordinadora de Andrología e
Infertilidad, INPer
Profesora titular de la especialidad de
Biología de la Reproducción Humana
INPer/UNAM
México

Dra. Milady Isabel Banegas Echeverría (caps. 4 y 13)
Biología de la reproducción humana,
Instituto Nacional de Perinatología
Honduras

Dr. Jorge Alberto Campos Cañas (cap. 12)
Biología de la Reproducción Humana,
Instituto Nacional de Perinatología
México

Dra. Karla Mariana Carmona Bravo (cap. 15)
Ginecología y Obstetricia, Instituto
Nacional de Perinatología
México

Dra. Silvia Inés Ciarmatori (cap. 3)
Ex presidenta de la Asociación Médica
Argentina de Anticoncepción (AMAdA)
Especialista en Reproducción Humana
Jefa de la Sección Planificación Familiar
Hospital Italiano de Buenos Aires
Jefa de la Sección Medicina
Reproductiva, Sede San Justo
Miembro del Comité Científico de
la Asociación Latinoamericana de
Endocrinología Ginecológica (ALEG)
Argentina

Dra. Rocío de Sanjuan Olivares Juárez (cap. 6)
Alta especialidad en Infertilidad
y Reproducción Asistida
Endocrinología Ginecológica
CERH Laguna Clínica para el Estudio
de la Reproducción Humana
México

Dra. Alba Myriam García Rodríguez (caps. 4 y 13)
Biología de la reproducción humana,
Instituto Nacional de Perinatología
México

Dra. María de Lourdes Gómez Sousa (caps. 7 y 10)
Biología de la Reproducción Humana,
Subdirectora de intercambio
y vinculación, Instituto Nacional
de Perinatología
Fellow of the American College
of Obstetricians and Gynecologists
México

Dr. Carlos Alberto Hernández Nieto (cap. 11)
Reproductive Medicine Associates
of New York, Icahn School of Medicine
at Mount Sinai Hospital
Estados Unidos

Dra. Josefina Lira Plascencia (cap. 1)
Ginecología y Obstetricia,
Ex coordinadora de la Clínica
de Medicina de la Adolescente,
Instituto Nacional de Perinatología
Ex presidenta del Colegio Mexicano
de Especialistas en Ginecología
y Obstetricia, A.C
México

Dra. Jessica Aideé Mora Galván (cap. 1)
Biología de la Reproducción Humana,
Instituto Nacional de Perinatología
Ex jefa del Departamento de Ginecología
Infanto-juvenil del Instituto Nacional
de Pediatría
México

Dra. Mónica Yazmín Olavarría Guadarrama (cap. 5)
Biología de la Reproducción Humana,
Hospital Ángeles Lomas
Titular de la sección de interés
AMRA - AMMR
México

Dr. Héctor Orozco Clemente (cap. 6)
Alta especialidad en Infertilidad
y Reproducción Asistida, Endocrinología
Ginecológica
CERH Laguna Clínica para el Estudio
de la Reproducción Humana
México

Dr. Norberto Reyes Paredes (cap. 14)
Ginecología y Obstetricia,
Hospital Ángeles Lomas
México

Dr. Armando Miguel Roque Sánchez (cap. 5)
Biología de la Reproducción Humana,
Instituto Nacional de Perinatología,
Hospital Ángeles Lomas
Director regional de la red
latinoamericana de reproducción
asistida (REDLARA)
México

Dr. Alejandro Rosas Balan (cap. 17)
Biología de la Reproducción Humana,
Coordinador de la clínica de medicina
de la adolescente, Instituto Nacional de
Perinatología
México

Dr. José Rafael Sánchez Martínez (cap. 6)
Estudiante de la Licenciatura de Médico
Cirujano
Facultad de Medicina de la Universidad
Autónoma de Coahuila, unidad Torreón
México

Dra. Myrna Souraye Godines Enríquez (cap. 9)
Biología de la reproducción humana,
Subdirectora Académica, Instituto
Nacional de Perinatología
México

Dr. Pedro Armando Tadeo Rodríguez Suárez (cap. 16)
Urología, Hospital Juárez de Mexico
Diplomado de Andrología, Instituto
Nacional de Perinatología
México

Dr. Carlos Lauro Tercero Valdez Zúñiga (cap. 6)
Profesor titular de la especialidad
en Ginecología y Obstetricia
Hospital General Universitario
Joaquín del Valle Sánchez
Director General CERH Laguna,
Clínica para el Estudio
de la Reproducción Humana
México

Dr. Omar Alberto Tirado Aguilar (caps. 2, 7 y 10)
Ginecología y Obstetricia, Instituto
Nacional de Perinatología
México

Índice de contenidos

CAPÍTULO 1

Anticoncepción: estadísticas y visión general

Dra. Jessica Aideé Mora Galván
Dra. Josefina Lira Plascencia

PUNTOS CLAVE

- La mayoría de las usuarias de métodos anticonceptivos son mujeres en edad reproductiva de 15 a 49 años, casadas o en pareja.
- La elección entre los métodos anticonceptivos tradicionales o modernos varía ampliamente en todo el mundo de acuerdo con su accesibilidad, desarrollo de nuevas tecnologías y los modelos de cada sistema de salud.
- El sureste de Asia y Oceanía son las regiones con mayor uso de métodos anticonceptivos modernos, mientras que en África subsahariana continúa siendo la región con menor prevalencia de uso.
- La necesidad insatisfecha de métodos anticonceptivos continúa siendo alta, especialmente en países subdesarrollados y entre mujeres jóvenes.
- El uso de anticonceptivos modernos está en aumento, lo que reduce el uso de los métodos tradicionales.
- Según los objetivos de la Agenda 2030 para el Desarrollo Sostenible de la Organización Panamericana de la Salud (OPS), se busca «garantizar el acceso universal a los servicios de atención de la salud sexual y reproductiva, incluidos los de planificación familiar, información y educación, y la integración de la salud reproductiva en las estrategias y programas nacionales».

Introducción

El acceso a la información y a los servicios de anticoncepción seguros y de calidad, junto con la prevención y el tratamiento de la infertilidad, permite a las personas decidir el número de hijos y planear el momento para tenerlos. Garantizar el acceso a métodos anticonceptivos es fundamental para asegurar el bienestar y la autonomía. Satisfacer la demanda de anticonceptivos reduciría significativamente los embarazos no deseados, los partos no planificados y los abortos inducidos, así como la morbimortalidad materna.

La **prevalencia de uso de los métodos anticonceptivos** y la **necesidad insatisfecha de planificación familiar** son indicadores clave para medir las mejoras en el acceso a la salud reproductiva, como se menciona en la Agenda 2030 para el Desarrollo Sostenible de la Organización Panamericana de la Salud (OPS) en el objetivo 3.7:

> «Para 2030, garantizar el acceso universal a los servicios de atención de la salud sexual y reproductiva, incluidos los de planificación familiar, información y educación, y la integración de la salud reproductiva en las estrategias y programas nacionales». (1)

Tendencia global en la necesidad y utilización de la planificación familiar

En todo el mundo, el número de mujeres en edad reproductiva (entre 15 y 49 años) aumentó de 1 300 millones en 1990 a 1 900 millones en 2021, lo que representa un aumento del 46 %. En concreto, el número de mujeres con necesidad de planificación familiar aumentó de 700 millones en 1990 a 1 100 millones en 2021,

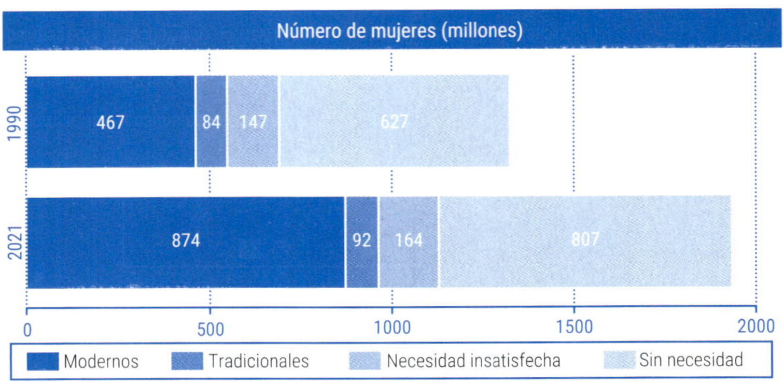

Figura 1-1 Número mundial de mujeres en edad reproductiva (15-49 años) que utilizan anticonceptivos modernos y tradicionales y que tienen necesidades insatisfechas o ninguna necesidad de planificación familiar (1990 y 2021).
Fuente: adaptado de United Nations, Department of Economic and Social Affairs, Population Division. World Contraceptive Use 2022. Estimates and Projections of Family Planning Indicators 2022. Methodology report. United Nations: New York; 2022. Con permiso.

un incremento del 62 % (**fig. 1-1**). Al mismo tiempo, la fertilidad total disminuyó en todo el mundo de 3.3 nacimientos por mujer en 1990 a 2.3 en 2021 (2).

El número de mujeres que utilizan anticonceptivos modernos casi se duplicó, de 467 millones en 1990 a 874 millones en 2021. El número de mujeres en edad reproductiva que utilizan métodos anticonceptivos tradicionales aumentó de 84 millones en 1990 a 92 millones en 2021, incluso cuando la proporción disminuyó del 6 al 5 % (2).

En todo el mundo, la satisfacción más baja para planificación familiar se registra en los grupos de edad de 15 a 19 años con un 64.8 % (62.9-66.7 %), y de 20 a 24 años con un 71.9 % (68.9-74.2 %). A pesar de que las mujeres de 15 a 24 años representan el 16.0 % de todos los solicitantes de anticoncepción, su necesidad insatisfecha alcanza hasta un 26.5 %, lo que equivale a un total de 43.2 millones de mujeres con alguna necesidad anticonceptiva no resuelta en este grupo de edad (**fig. 1-2**) (5).

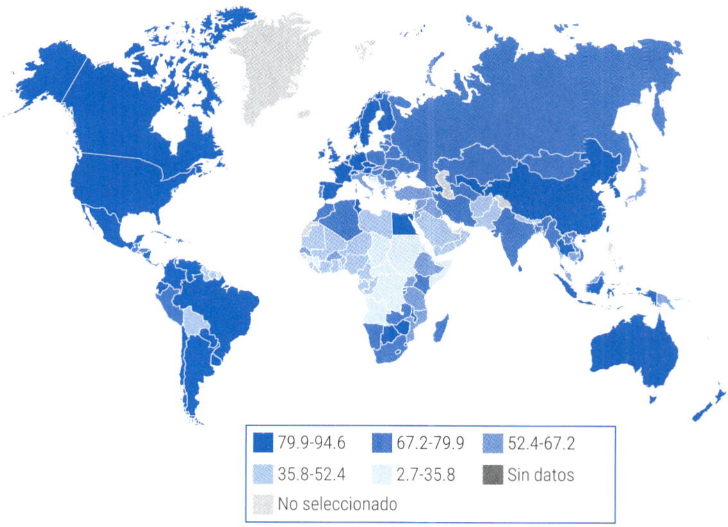

Figura 1-2 Demanda de planificación familiar satisfecha y métodos anticonceptivos modernos en mujeres de 1 a 49 años, 2021.
Fuente: adaptado de United Nations, Department of Economic and Social Affairs, Population Division.World Contraceptive Use 2022. Estimates and Projections of Family Planning Indicators 2022. Methodology report. United Nations: New York; 2022. Con permiso.

Los países con la mayor proporción (más del 80 %) de planificación familiar satisfecha con métodos modernos se encuentran en Australia y Nueva Zelanda, Asia oriental y suroriental, Europa y América del Norte, Latinoamérica y el Caribe (**fig. 1-3**). Entre los 41 países donde menos de la mitad de las mujeres que necesitan planificación familiar tienen sus necesidades satisfechas con el uso de métodos modernos (**fig. 1-3**), 22 se encuentran en África subsahariana (2).

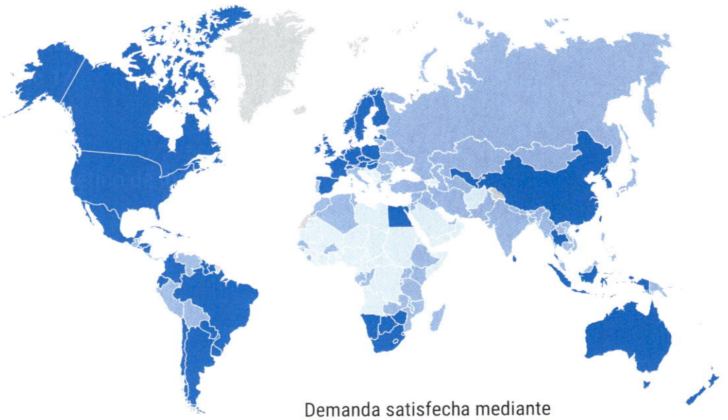

Figura 1-3 Demanda de planificación familiar satisfecha por métodos modernos. Fuente: adaptado de United Nations, Department of Economic and Social Affairs, Population Division. World Contraceptive Use 2022. Estimates and Projections of Family Planning Indicators 2022. Methodology report. United Nations: New York; 2022. Con permiso.

Prevalencia del uso de métodos anticonceptivos a lo largo del tiempo

El uso de métodos anticonceptivos ha aumentado en muchas partes del mundo, especialmente en Asia y Latinoamérica, pero sigue siendo bajo principalmente en África subsahariana (del 13 % en 1990 al 28 % en 2021). En 2019, la prevalencia de uso de métodos anticonceptivos era del 51.9 % (intervalo de incertidumbre [II] del 95 %, 51.0-52.8 %), con una prevalencia global de uso de métodos modernos del 47.7 % (II del 95 %, 46.9-48.6 %) y una demanda satisfecha del 79.1 % (II del 95 %, 78.5-79.8 %). Sin embargo, el rango de prevalencia de uso de métodos modernos varió entre el 1.9 % en Sudán al 87.9 % en Noruega. Los países del sureste de Asia y Oceanía tienen la tasa más alta de uso de métodos anticonceptivos modernos, con un 65.7 % (II del 95 %, 63.3-65.9 %) y una demanda de satisfacción superior al 90 % (II del 95 %, 89.5-91.2 %), mientras que las regiones de África subsahariana presentan la tasa más baja de uso de métodos modernos, con un 23.6 % (II del 95 %, 23.1-24.2 %), así como una demanda de satisfacción del 52 % (II del 95 %, 51.2-52.8 %) (4).

En el año 2021, en todo el mundo se estimó que 972 millones de mujeres en edad reproductiva (15-49 años) eran usuarias de algún método de anticoncepción, en contraste con 592 millones en 1990 (**fig. 1-4**) (5).

Entre los años 2000 y 2019, la prevalencia del uso de anticonceptivos modernos en mujeres en edad reproductiva casadas aumentó en todo el mundo 2.1 puntos porcentuales: del 55 % (II del 95 %, 53.7-56.3 %) al 57.1 % (II del 95 %, 54-6-59.5 %) (6).

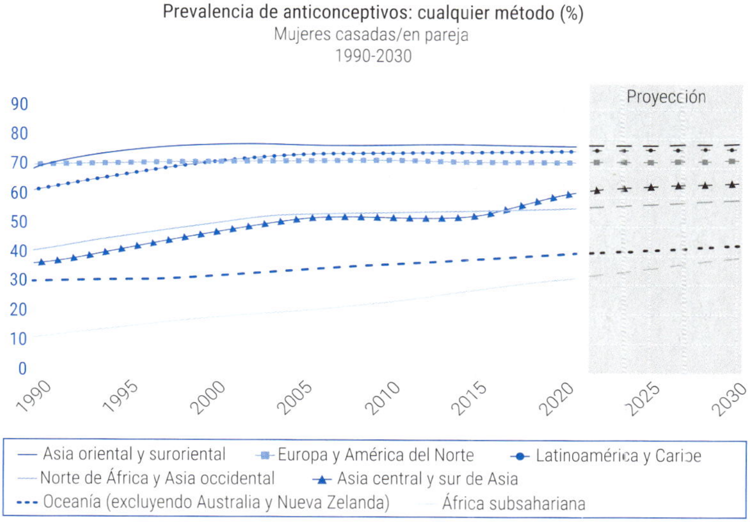

Figura 1-4 Prevalencia mundial del uso de anticonceptivos por parte de mujeres: cualquier método (porcentaje). Mujeres casadas o en pareja (1990-2030) (3).
Fuente: adaptado de United Nations, Department of Economic and Social Affairs. Contraceptive Use by Method 2019: Data Booklet. United Nations: New York; 2019. Con permiso.

Alrededor del mundo, la proporción de mujeres que quieren evitar el embarazo y las que utilizan algún método anticonceptivo es mayor entre aquellas de 25 a 44 años (**fig. 1-5**). Australia y Nueva Zelanda, Latinoamérica y el Caribe, Asia oriental y suroriental, y Europa y América del Norte destacan como las regiones donde una alta proporción de mujeres entre 25 y 44 años consumen cualquier método anticonceptivo.

Factores que influyen en la insatisfacción en el uso de anticonceptivos

Las mujeres jóvenes y adolescentes presentan las mayores discrepancias entre sus necesidades de planificación familiar y el uso moderno de anticonceptivos. En todo el mundo, la satisfacción de las necesidades de planificación familiar aumentó, para mujeres adolescentes de 15 a 19 años, del 45 % en 2000 a un 61 % en 2020, y para mujeres de 20 a 24 años, del 57 % a un 66 % más en el mismo período. A pesar de este progreso, la proporción de mujeres jóvenes y adolescentes con una necesidad de planificación familiar satisfecha mediante métodos modernos sigue siendo menor, en comparación con otras edades (p. ej., en las mujeres mayores de 30 años es de más del 75 %) (2).

En el ámbito de la necesidad insatisfecha de anticoncepción, es decir, mujeres que no desean quedar embarazadas, pero que no utilizan algún método anticonceptivo,

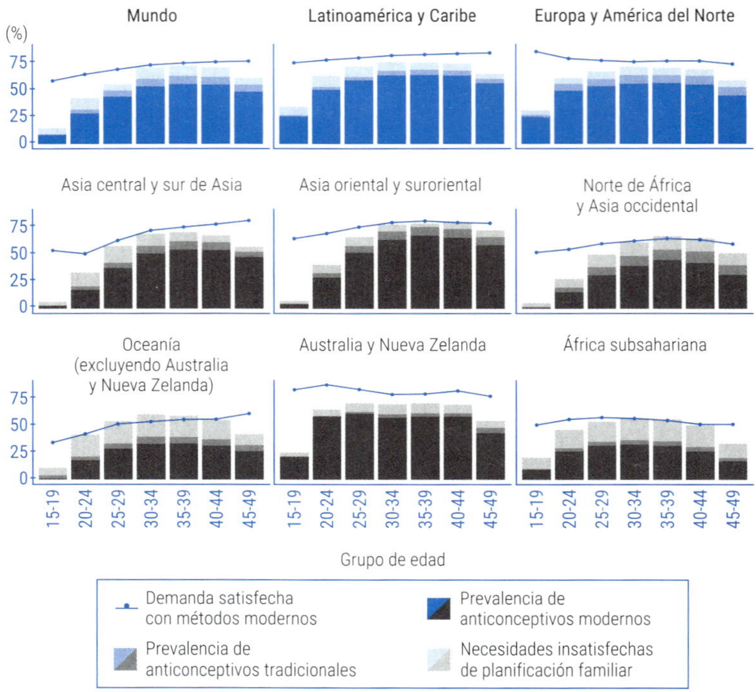

Figura 1-5 Estimaciones mundiales y regionales de prevalencia de anticonceptivos, necesidades insatisfechas de planificación familiar y proporción de mujeres en edad reproductiva cuyas necesidades de planificación familiar están satisfechas con los métodos modernos, por grupos de edad de 5 años, mundialmente y por región (2021). Fuente: adaptado de United Nations, Department of Economic and Social Affairs, Population Division. World Contraceptive Use 2022. Estimates and Projections of Family Planning Indicators 2022. Methodology report. United Nations: New York; 2022. Con permiso.

se observa un aumento persistente, atribuido principalmente al aumento de la población y a la escasez de servicios disponibles. En 2019 se estimó que 162.9 millones de mujeres (con un intervalo de 155.6 millones a 170.2 millones) experimentaron esta necesidad insatisfecha de anticoncepción. En comparación, Asia, Latinoamérica y el Caribe registran los niveles más bajos de necesidad insatisfecha de anticoncepción moderna, oscilando entre el 21 % y el 22 %, respectivamente, mientras que en África este porcentaje alcanzó hasta el 53 % de las mujeres en edad reproductiva (1).

Entre los factores que contribuyen al escaso aumento en el uso de anticonceptivos se encuentran: el acceso limitado a los servicios de planificación familiar, la escasa disponibilidad de los métodos anticonceptivos, el temor a los efectos secundarios, las consideraciones religiosas y/o sociales, la baja calidad de los servicios disponibles, la falta de información por parte del personal de salud y el desconocimiento de estos (7).

Tipos de métodos anticonceptivos

La esterilización femenina y el preservativo masculino son los métodos más utilizados en todo el mundo (2). La elección de métodos anticonceptivos modernos frente a los tradicionales varía ampliamente de acuerdo con los cambios en los sistemas de salud, el desarrollo de nuevas tecnologías y la disponibilidad de estos.

La **oclusión tubárica bilateral** (o **ligadura bilateral de las trompas**) continúa siendo el método más utilizado en todo el mundo con una prevalencia del 23 % de los anticonceptivos, seguido por el uso del preservativo masculino con un 22 %. De los 966 millones de mujeres en edad reproductiva que usan algún método anticonceptivo, el 46 % utiliza métodos de acción corta (condones masculinos, píldora, inyectables y otros métodos modernos). Con casi la misma proporción, los métodos permanentes y de acción prolongada (esterilización femenina y masculina, dispositivo intrauterino [DIU], implantes) representan el 44 %. Los métodos tradicionales (coito interrumpido, ritmo y otros métodos tradicionales) constituyen una menor proporción (menos del 10 %) (**fig. 1-6**).

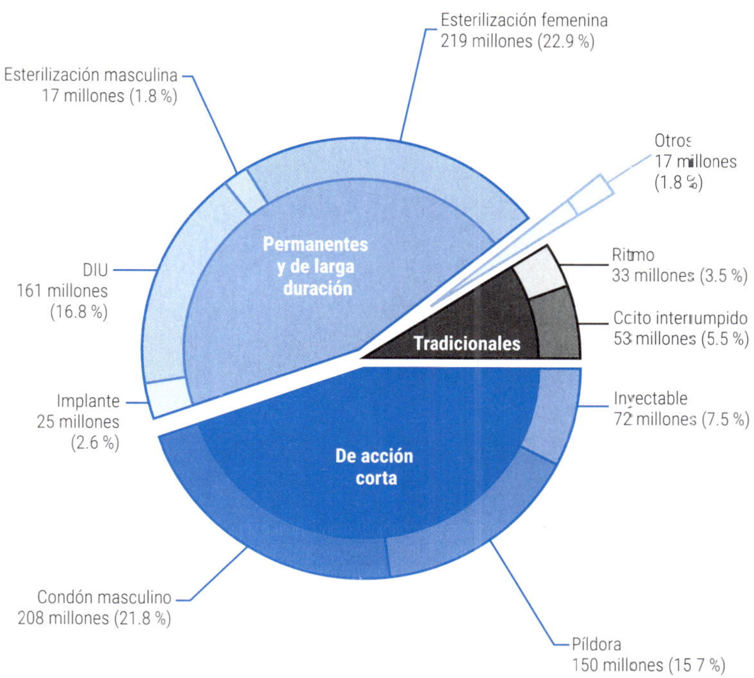

Figura 1-6 Número de mujeres en edad reproductiva (15-49 años) que utilizan diversos métodos anticonceptivos en el mundo (2020).
Fuente: adaptado de United Nations, Department of Economic and Social Affairs, Population Division. World Contraceptive Use 2022. Estimates and Projections of Family Planning Indicators 2022. Methodology report. United Nations: New York; 2022. Con permiso.

Correlación de factores sociales, regionales o idiosincráticos en la elección del método anticonceptivo

El uso de anticonceptivos modernos supera a los métodos tradicionales en todas las regiones del mundo (**fig. 1-7**) (2). La prevalencia de uso de los siguientes métodos más comúnmente utilizados varía según las diferentes regiones (2):

- **Métodos de acción corta**: el porcentaje más elevado de uso se encuentra en África subsahariana (63 %). Le siguen, en orden decreciente, Australia y Nueva Zelanda (61 %), Europa y América del Norte (57 %), Latinoamérica y el Caribe (55 %), y norte de África y Asia occidental (47 %).
- **Píldora**: es el método más utilizado en Australia y Nueva Zelanda (38 %), el norte de África y Asia occidental (31 %) y Latinoamérica y el Caribe (26 %). Su uso más generalizado se encuentra en el norte de África, donde supera el 70 % del uso total en Argelia y Marruecos.
- **Preservativos masculinos**: representan más del 30 % del uso en 27 países; se utilizan más en Japón (75 %), Gabón (61 %), Bielorrusia (49 %) y Ucrania (47 %).

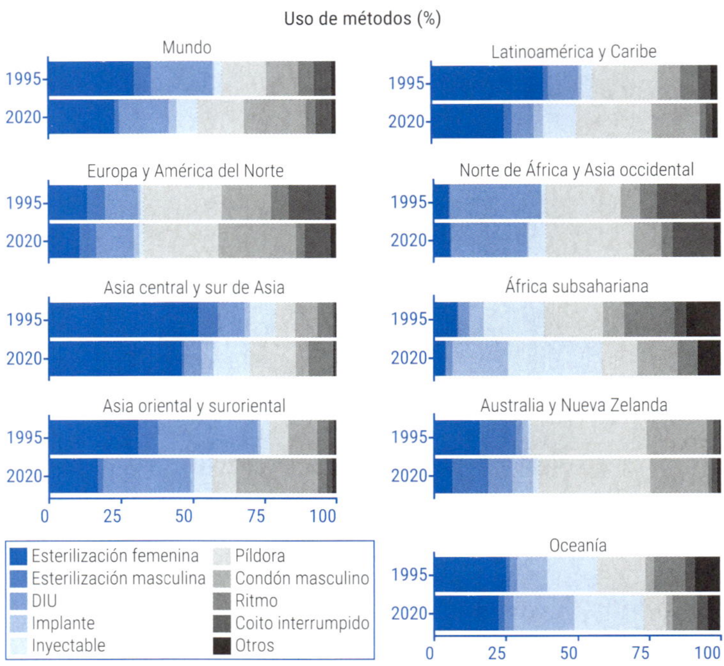

Figura 1-7 Métodos anticonceptivos utilizados por mujeres en edad reproductiva (15-49 años) en todo el mundo y por región (1995 y 2020).
Fuente: adaptado de United Nations, Department of Economic and Social Affairs, Population Division. World Contraceptive Use 2022. Estimates and Projections of Family Planning Indicators 2022. Methodology report. United Nations: New York; 2022. Con permiso.

- **Inyectables**: África subsahariana es la única región en la que los inyectables son el método dominante, donde representan el 33 % del uso de anticonceptivos.
- **DIU**: es el método más utilizado en 14 países, particularmente en Centroamérica, Asia y Asia oriental (2).

En el ámbito global y regional se observa cómo la prevalencia de algunos métodos anticonceptivos ha cambiado. En la **figura 1-8** pueden observarse varios detalles:

- **Disminución de la prevalencia**: la prevalencia de la esterilización femenina ha disminuido en todo el mundo, del 13.7 % en 1994 al 11.5 % en 2019, con excepción de Asia central y meridional, donde la prevalencia ha aumentado. Durante este mismo período también ha disminuido la esterilización masculina en todo el mundo, del 3.0 % al 0.8 %.
- **Mantenimiento de la prevalencia** global de la píldora, el DIU, los métodos de ritmo y la abstinencia.
- **Incremento de la prevalencia** de los condones masculinos, incluso mayor a su duplicación (del 4.5 % en 1994 al 10 % en 2019) (5).

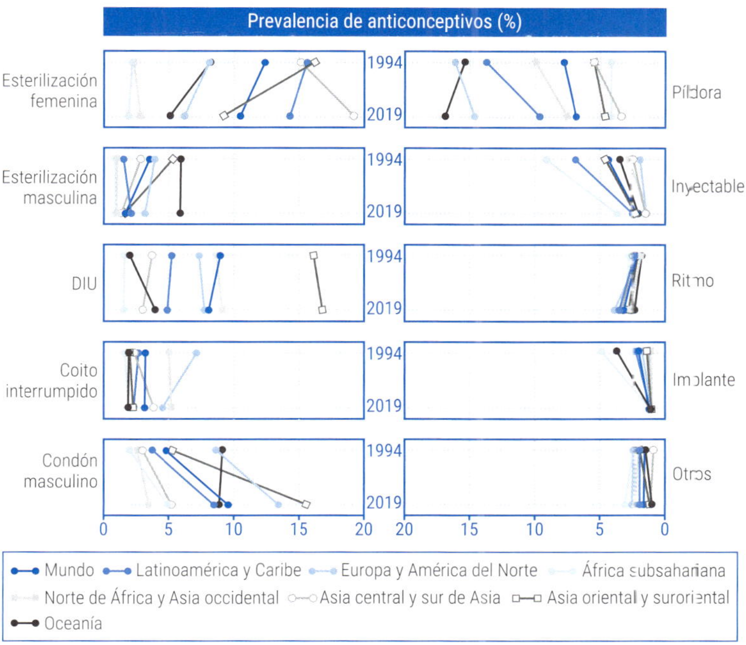

Figura 1-8 Tendencias en la prevalencia de anticonceptivos entre mujeres en edad reproductiva (15-49 años) según el método y la región (1994 y 2019) (3).
Fuente: adaptado de United Nations, Department of Economic and Social Affairs. Contraceptive Use by Method 2019: Data Booklet. United Nations: New York; 2019. Con permiso.

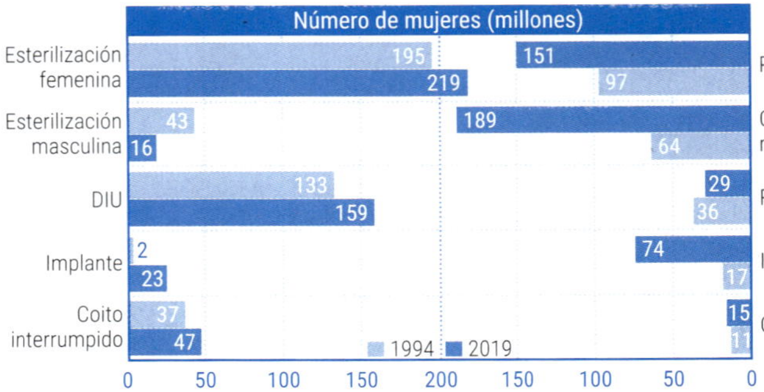

Figura 1-9 Número estimado de mujeres en edad reproductiva (15-49 años) que utilizan diversos métodos anticonceptivos (1994 y 2019).
Fuente: adaptado de United Nations, Department of Economic and Social Affairs. Contraceptive Use by Method 2019: Data Booklet. United Nations: New York; 2019. Con permiso.

A pesar de que la prevalencia de algunos métodos como la esterilización femenina y el DIU ha disminuido en todo el mundo, el uso de estos métodos ha aumentado debido al crecimiento de la población.

Solo dos métodos han presentado disminuciones en el número de usuarios durante el mismo período: la esterilización masculina (de 43 millones a 16 millones de usuarios) y los métodos de ritmo (de 36 millones a 29 millones) (**fig. 1-9**) (5).

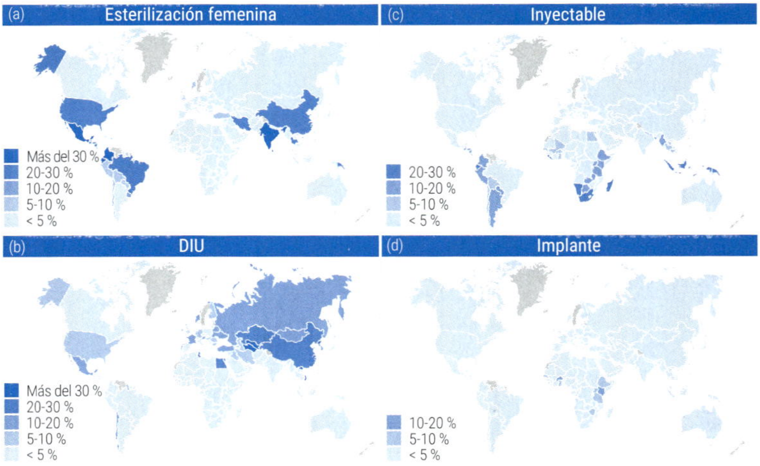

Figura 1-10 Prevalencia estimada de métodos anticonceptivos individuales entre mujeres en edad reproductiva (15-49 años) por país (2019) (3).
Fuente: adaptado de United Nations, Department of Economic and Social Affairs. Contraceptive Use by Method 2019: Data Booklet. United Nations: New York; 2019. Con permiso.

La elección de los métodos anticonceptivos varía de acuerdo con cada región. En la República Dominicana, la oclusión tubárica bilateral representa el 30.6 % de la anticoncepción, mientras que en la India la prevalencia es del 29 %. Por otra parte, la prevalencia de uso de los dispositivos intrauterinos es del 46.9 % en la República de Corea y del 36.9 % en Uzbekistán. Los hormonales inyectables son utilizados principalmente en África subsahariana y Asia, donde la prevalencia alcanza cerca del 20 %, mientras que el uso de implantes subdérmicos únicamente alcanza el 14.9 % en algunos países (**fig. 1-10**) (5).

Respecto a las pastillas anticonceptivas, su prevalencia es del 20 % en todo el mundo en mujeres en edad reproductiva, si bien se utilizan principalmente en países europeos. El uso del preservativo masculino es más prevalente en Japón (34.9 %) y en China (32.1 %). Los métodos tradicionales más utilizados son el coito interrumpido en Albania (24.5 %) y el método del ritmo en el Congo (9.5 %) (**fig. 1-11**) (5).

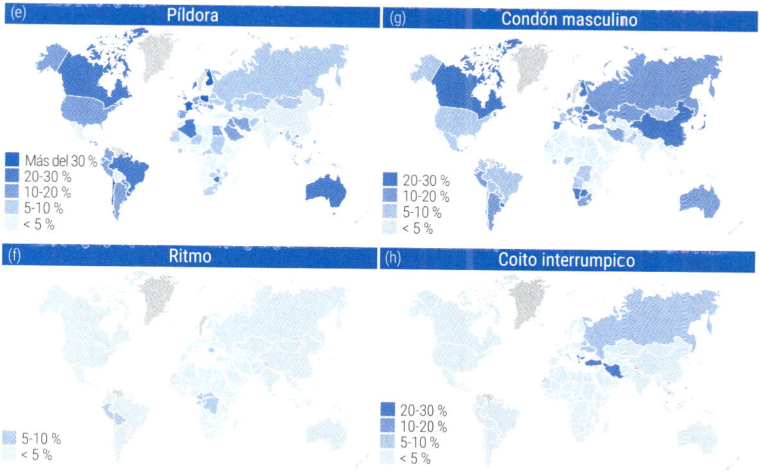

Figura 1-11 Prevalencia estimada de métodos anticonceptivos individuales entre mujeres en edad reproductiva (15-49 años) por país (2019).
Fuente: adaptado de United Nations, Department of Economic and Social Affairs. Contraceptive Use by Method 2019: Data Booklet. United Nations: New York; 2019. Con permiso.

En Asia, Latinoamérica y el Caribe, los métodos permanentes y los reversibles de larga duración se suelen utilizar más, donde llegan a representar hasta el 50 % de la anticoncepción en más de 20 países de estas regiones. En contraste, en Europa y América del Norte, se suelen utilizar más los métodos de corta duración, con la excepción de los Estados Unidos, donde los más empleados son los de larga duración (**fig. 1-12**) (5).

Además, el estado civil de las usuarias también influye en la elección del método anticonceptivo. De los 779 millones de usuarias de métodos anticonceptivos en edad reproductiva que están casadas, casi la mitad (49.3 %) opta por

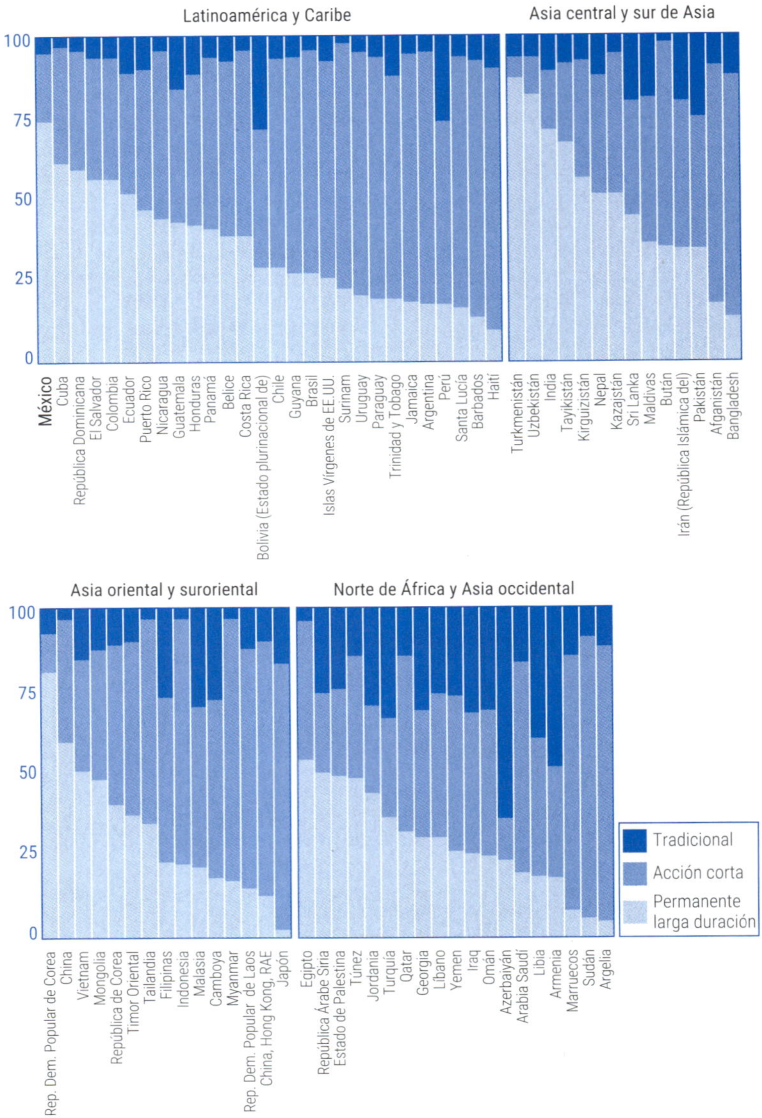

Figura 1-12 Proporciones estimadas de usuarias de anticonceptivos en edad reproductiva (15-49 años) que utilizan métodos modernos permanentes o de acción prolongada, métodos modernos de acción corta y métodos tradicionales por país y región (2019) (3). Fuente: adaptado de United Nations, Department of Economic and Social Affairs. Contraceptive Use by Method 2019: Data Booklet. United Nations: New York; 2019. Con permiso.

métodos permanentes o de larga duración, como la oclusión tubárica bilateral (25.5 %) y el uso del DIU (19.4 %).

Por el contrario, de los 143 millones de usuarias solteras, solo el 22.8 % utiliza métodos permanentes o de larga duración, con el preservativo masculino y las píldoras como los métodos más utilizados (33.1 % y 26.1 %, respectivamente) (**fig. 1-13**) (5).

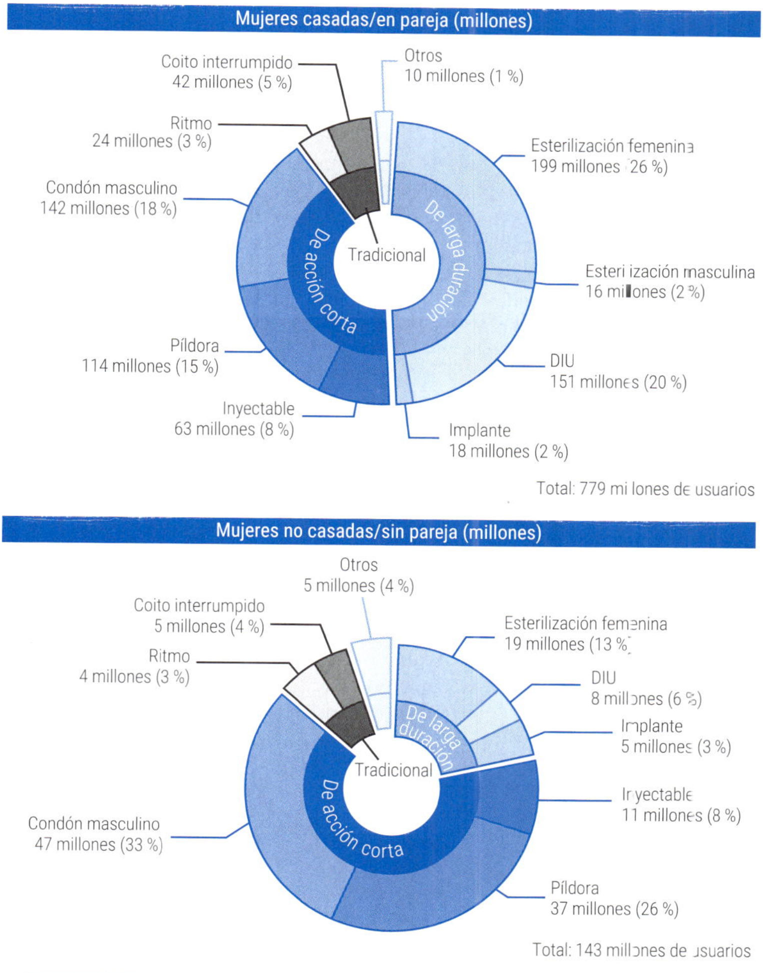

Figura 1-13 Número estimado de mujeres en edad reproductiva (15-49 años) que utilizan diversos métodos anticonceptivos según el estado civil (2019) (3).
Fuente: adaptado de United Nations, Department of Economic and Social Affairs. Contraceptive Use by Method 2019: Data Booklet. United Nations: New York; 2019. Con permiso.

Conclusión

La situación actual en el ámbito de la planificación familiar refleja una amalgama de avances notables y desafíos continuos. Si bien en muchos lugares se ha alcanzado un mayor acceso a métodos anticonceptivos, educación sexual y servicios de salud reproductiva, lo que ha fortalecido la autonomía en la toma de decisiones sobre la vida reproductiva, persisten disparidades geográficas y socioeconómicas en el acceso a estos servicios.

Al analizar los patrones de uso de métodos anticonceptivos y las necesidades desglosadas por estado civil, edad y tipo de método, se revela que existen subpoblaciones de mujeres cuyas necesidades de planificación familiar no están siendo satisfechas al mismo grado que otras. A pesar del aumento en el uso de métodos anticonceptivos en las últimas cinco décadas, la demanda insatisfecha de estos continúa siendo elevada, especialmente en países en desarrollo y entre mujeres jóvenes de 15 a 24 años. Estos hallazgos deben tenerse en cuenta al establecer nuevas estrategias para reducir esta brecha y brindar la atención adecuada a todos los grupos vulnerables.

A pesar de los avances, persisten desafíos significativos, como la falta de información adecuada, el estigma en torno a la anticoncepción y las barreras culturales y religiosas. Además, algunas comunidades todavía afrontan tasas elevadas de crecimiento poblacional, lo que subraya la continua importancia de programas efectivos en planificación familiar para abordar problemas como la superpoblación y la presión sobre los recursos.

Referencias bibliográficas

(1) Organización Panamericana de la Salud (OPS). Agenda de salud sostenible para las Américas 2018-2030: un llamado a la acción para la salud y el bienestar en la Región. OPS; 2017. Disponible en: https://iris.paho.org/handle/10665.2/49169.

(2) United Nations, Department of Economic and Social Affairs, Population Division. World Family Planning 2022: Meeting the changing needs for family planning: Contraceptive use by age and method. United Nations: New York; 2022. Disponible en: https://www.un.org/development/desa/pd/sites/www.un.org.development.desa.pd/files/files/documents/2023/Feb/undesa_pd_2022_world-family-planning.pdf.

(3) Division UNP. Home Page | Data Portal [Internet]. Population Division Data Portal. Disponible en: https://population.un.org/dataportal.

(4) Haakenstad A, Angelino O, Irvine CMS, Bhutta ZA, Bienhoff K, Bintz C, et al. Measuring contraceptive method mix, prevalence, and demand satisfied by age and marital status in 204 countries and territories, 1970-2019: a systematic analysis for the Global Burden of Disease Study 2019. The Lancet [Internet] 2022;400(10348):295-327. Disponible en: https://www.thelancet.com/journals/lancet/article/PIIS0140-6736(22)00936-9/fulltext.

(5) United Nations. Contraceptive Use by Method 2019 Data Booklet. 2019. Disponible en: https://www.un.org/development/desa/pd/sites/www.un.org.development.desa.pd/files/files/documents/2020/Jan/un_2019_contraceptiveusebymethod_databooklet.pdf.

(6) Kantorová V, Wheldon MC, Ueffing P, Dasgupta ANZ. Estimating progress towards meeting women's contraceptive needs in 185 countries: A Bayesian hierarchical modelling study. Drake AL, editor. PLOS Medicine 2020;17(2):e1003026.

(7) Departamento de Salud Reproductiva e Investigaciones Conexas de la Organización Mundial de la Salud (OMS/SSR) y Escuela de Salud Pública Bloomberg de la Universidad Johns Hopkins/Centro para Programas de Comunicación (CCP), Knowledge SUCCESS (2022). Planificación familiar: Un manual mundial para proveedores, Edición 2022. Disponible en: https://fphandbook.org/sites/default/files/JHU-Handbook22_Spanish.pdf.

CAPÍTULO 2

Generalidades de la anticoncepción

Dr. Omar Alberto Tirado Aguilar

PUNTOS CLAVE

- La historia de la planificación familiar moderna se remonta a figuras de principios del siglo XIX, quienes sentaron las bases para la promoción de métodos anticonceptivos.
- El desarrollo de la píldora anticonceptiva marcó un hito en la historia de la anticoncepción y transformó radicalmente la práctica y la percepción de la planificación familiar.
- Los científicos lograron avances significativos en la síntesis de hormonas anticonceptivas, lo que contribuyó al desarrollo de métodos más efectivos y seguros.
- La introducción de nuevos métodos anticonceptivos, como la minipíldora y la anticoncepción de emergencia, amplió las opciones disponibles para las personas que buscan controlar su fertilidad.
- El asesoramiento personalizado desempeña un papel fundamental en la elección adecuada de métodos anticonceptivos, brindando información detallada y adaptada a las necesidades individuales.
- Los métodos anticonceptivos se clasifican según su eficacia y mecanismo de acción, lo que permite a las personas seleccionar la opción más adecuada para su situación.
- Los criterios médicos de elegibilidad proporcionan una guía para evaluar la seguridad y adecuación de los métodos anticonceptivos según las condiciones médicas individuales, lo que garantiza una atención personalizada y segura para cada persona.
- La mejora continua de los métodos anticonceptivos es esencial para garantizar su eficacia y aceptabilidad a largo plazo, lo que implica tanto el desarrollo de nuevos métodos como la optimización de los existentes.

Historia de la planificación familiar moderna

La **anticoncepción** se define como el uso de métodos anticonceptivos por parte de una mujer, un hombre, o ambos, antes del embarazo, durante el período intergenésico o en el puerperio (1). Los **métodos anticonceptivos**, por otro lado, se definen como aquellos utilizados para limitar la capacidad reproductiva de un individuo o de una pareja con el fin de prevenir embarazos no deseados (1).

La historia de la anticoncepción es un relato asombroso de innovación y descubrimiento científico, que ha ido evolucionando a lo largo del tiempo para ir perfeccionando los métodos anticonceptivos de tal forma que sean más prácticos y cómodos de usar, con una mejor eficacia anticonceptiva y con mejor aceptación de la persona usuaria.

Desde la antigüedad, en la Biblia se registra el uso del coito interrumpido (*coitus interruptus*) como forma de anticoncepción. En civilizaciones ancestrales como el antiguo Egipto se empleaban métodos anticonceptivos sencillos de barrera (2). La historia nos relata cómo la Iglesia católica condenó la anticoncepción como un pecado, lo que contribuyó a que durante cientos de años la sociedad adoptara una postura conservadora y la planificación familiar no formara parte de la cultura general, lo que a su vez obstaculizó el desarrollo de nuevos métodos anticonceptivos. Por este motivo, la historia de la planificación familiar moderna tuvo sus inicios a principios del siglo XIX con líderes como Francis Place, Robert Dale Owen y John Stuart Mill en Gran Bretaña, así como Charles Knowlton en Estados Unidos. Mediante la promoción de la anticoncepción, la publicidad y la publicación de obras como el libro *The Fruits of Philosophy* (1832), de Charles Knowlton, las clases medias empezaron a adoptar métodos de planificación familiar (2), entendiendo como **planificación familiar** el derecho de toda persona a decidir de manera libre, responsable e informada sobre el número y espaciamiento de sus hijos (3). No obstante, en 1873, Anthony Comstock en Estados Unidos promulgó la Ley Comstock, que prohibía la circulación y distribución de información y dispositivos anticonceptivos, lo que representó un obstáculo significativo para la difusión de la planificación familiar (2,4).

Margaret Sanger (1879-1966) fue una destacada activista y enfermera estadounidense que jugó un papel fundamental en la promoción de la anticoncepción y los derechos reproductivos de las mujeres. Destacó por su lucha incansable por el acceso de las mujeres a la información y los métodos anticonceptivos, así como por su defensa del derecho de las mujeres a tomar decisiones autónomas sobre su cuerpo (5). Sanger fundó la Liga Estadounidense de Control de la Natalidad en 1920 (que luego se convirtió en la Federación Estadounidense de Planificación Familiar en 1942) y contribuyó al desarrollo de la anticoncepción oral, así como a la fundación del Population Council en 1952 (4).

Desarrollo de la píldora anticonceptiva y la anticoncepción hormonal: la era moderna de la anticoncepción

La introducción de la píldora anticonceptiva marcó el comienzo de la era moderna de la anticoncepción (6). Es por este motivo que puede afirmarse que la anticoncepción moderna empieza en México, junto al mexicano Luis Ernesto Miramontes, así como Carl Djerassi y George Rosenkranz, colaboradores del primer anticonceptivo oral (síntesis en 1951 de la noretisterona) (7).

Estas son las fechas y personajes importantes en la historia química de la anticoncepción:

- **1920:** Ludwig Haberlandt (Austria) demostró que los extractos de ovario administrados por vía oral podían prevenir la fertilidad en ratones. Además, Haberlandt es reconocido como el primero en realizar experimentos con el objetivo de producir un método anticonceptivo hormonal, al que le llamó «esterilización hormonal».
- **1932:** Haberlandt propuso el uso de hormonas como método anticonceptivo y colaboró con la compañía farmacéutica húngara Gideon Richter para crear un extracto conocido como Infecundin. En aquel entonces, la extracción y el aislamiento de unos pocos miligramos de esteroides sexuales requerían grandes cantidades de orina o miles de libras de órganos. Edward Doisy procesó 80 000 ovarios de cerda para producir 12 mg de estradiol.
- **1951:** Margaret Sanger presentó a Gregory Pincus, biólogo reproductivo del Instituto Worcester, y a Katharine McCormick, la primera mujer graduada del Instituto Tecnológico de Massachusetts. Fue una de las mujeres más ricas del mundo y quien proporcionó fondos para desarrollar una píldora anticonceptiva. Sin embargo, para poder desarrollarla eran necesarios agonistas potentes por vía oral de receptores de progesterona.
- **1939:** Russell E. Marker proporcionó estos agonistas (esteroides sexuales) al convertir una molécula de sapogenina en una progestina, utilizando el método de degradación de Marker. Para obtener sapogenina utilizó la planta *Dioscorea mexicana*, un tubérculo originario de Veracruz (México).
- **Década de 1930:** Gregory Pincus y Oscar Hechter desarrollaron un método para la obtención de hidrocortisona o esteroides sexuales a través de glándulas endocrinas, con lo que consiguieron cantidades comerciales de productos con cortisona.
- **1938:** químicos de Schering A.G. en Berlín lograron obtener etinilestradiol (EE) al sustituir un grupo acetileno en la posición 17, lo que permitió la creación de versiones activas de estradiol y testosterona que podían ser administradas por vía oral. Además, Djerassi y otros investigadores de Syntex descubrieron que la eliminación del carbono 19 de la progesterona incrementaba la actividad progestacional de la molécula.
- **1943:** Marker y Norman Applezweig utilizaron la diosgenina, extraída de la raíz de la especie mexicana *Dioscorea macrostachya*, para sintetizar 3 kg de progesterona, y establecieron un récord en la producción de esta hormona en ese momento.
- **1944:** en México, Marker conoció a Emeric Somlo (Hungría) y a Frederick A. Lehman (Alemania). Los tres hombres acordaron formar una empresa mexi-

cana para la producción de hormonas, y así formaron Syntex (de Synthesis y México) en marzo de 1944.

- **1951:** el 15 de octubre de 1951, en los laboratorios Syntex, el ingeniero químico Luis Miramontes junto con los doctores Carl Djerassi y Jorge Rosenkranz lograron sintetizar la noretisterona. Este hito fue presentado durante la reunión anual de la American Chemical Society y posteriormente publicado en 1954.
- **1953:** se disponía de progestágenos sintéticos con capacidad para inhibir la ovulación. Entre estos se encontraban la noretisterona de Syntex, así como el noretinodrel y la noretandrolona de Searle. En 1957, estos compuestos fueron aprobados para el tratamiento de trastornos menstruales bajo los nombres comerciales de Norlutin, Enovid y Nilevar, respectivamente.
- **1955:** los doctores Gregory Pincus y John Rock lograron inhibir la ovulación mediante la administración de progesterona, primero en dosis de gramos y luego en dosis de miligramos.
- **1956:** en un esfuerzo conjunto liderado por Rock, Pincus, Celso-Ramon García y Edris Rice-Wray se llevó a cabo el primer ensayo anticonceptivo en humanos en Puerto Rico.
- **1957:** la Food and Drug Administration (FDA) aprobó Enovid® (mestranol 150 µg/noretinodrel 9.85 mg) para el tratamiento de abortos espontáneos y trastornos menstruales y, el 23 de junio de 1960, para la anticoncepción.
- **1960:** se comercializó el primer anticonceptivo oral y, de esta manera empezó la época de «la píldora de Pincus».
- **1962-1966:** Chang y Pincus, con financiamiento de McCormick, investigaron un fármaco que pudiera prevenir el embarazo con una sola administración al cabo de uno o dos días después de la relación sexual. Este método, posteriormente conocido como la «píldora del día después», representó un avance significativo en la contracepción de emergencia.
- **1966:** Martínez Manautou, Cotés, Ginger, Aznar, Cassasola y Rudel descubrieron en México un progestágeno con capacidad anticonceptiva, administrado en dosis de µg, que actúa principalmente a nivel del moco cervical. Esta forma de anticonceptivo se conoció como la minipíldora.
- **1968:** los laboratorios Wyeth introdujeron en el mercado anticonceptivos con norgestrel. Además, continuaron introduciéndose anticonceptivos con menor dosis de estrógeno, como Ortho-Novum® (mestranol 60 µg/noretindrona 10 mg), aprobado en 1962, y Ovral® (EE 50 µg/norgestrel 500 µg), aprobado en 1968.
- **1994:** Roche Holdings adquirió Syntex por 5 300 millones de dólares (8).
- **2001:** se introdujo un nuevo anticonceptivo oral, Yasmin®, que contiene drospirenona (DRSP), una progestina estructuralmente relacionada con la espironolactona con actividad progestágena, antimineralocorticoide y antiandrogénica. Este mismo año también se aprobó Ortho Evra®, un método de anticoncepción transdérmica que libera norelgestronomina (el metabolito activo del norgestimato) y EE.
- **2002:** se comenzó la comercialización del anillo vaginal anticonceptivo (NuvaRing®), que libera diariamente 120 µg de etonogestrel (metabolito activo del desogestrel) y 15 µg de EE.
- **2003:** la FDA aprobó Seasonale®, un anticonceptivo oral que contiene 30 µg de EE y 150 mg de levonorgestrel.

Debido a que el estrógeno administrado por vía oral aumenta el riesgo de trombosis arterial y venosa de manera dependiente de la dosis, a lo largo del tiempo se han conseguido formulaciones con dosis reducidas de EE (actualmente se conocen como formulaciones de dosis bajas aquellas con menos de 35 μg de EE [1]). También se ha reducido la dosis de progestina y se han obtenido compuestos con mayor potencia. Las progestinas introducidas en el mercado más recientemente (norgestimato, desogestrel y gestodeno) son derivados de la testosterona, pero son más selectivas y tienen menos actividad androgénica. El antiprogestágeno mifepristona se obtuvo mediante la manipulación de la molécula de noretinodrel, y la tibolona es un derivado del noretinodrel.

Actualmente se están desarrollando nuevos anticonceptivos orales con el objetivo de implementar regímenes prolongados con una dosis más baja de EE, además de promover o potencializar el apego en las usuarias.

Elementos clave en la prestación de servicios

Cualquier persona que esté considerando la elección de un método anticonceptivo para una planificación familiar adecuada debe recibir asesoramiento de personal de salud capacitado. Este personal debe ser capaz de proporcionar información relevante de forma sencilla, clara y basada en la evidencia científica para ayudar a tomar la mejor decisión de manera libre y autónoma. Para lograr esto, cuando se proporcione asesoramiento sobre anticoncepción y planificación familiar es fundamental seguir las siguientes recomendaciones:

1. Siempre que se presenta la oportunidad y como complemento a la consulta médica debe brindarse información y orientación de los servicios de planificación familiar y anticoncepción a cualquier persona en edad reproductiva a pesar de no ser el motivo de consulta.
2. Debe proporcionarse orientación y asesoramiento (consejería) personalizados sobre métodos anticonceptivos, adaptados a las necesidades individuales y condiciones de salud de cada persona. Esto implica detallar la eficacia, duración, forma de uso y posibles efectos secundarios de cada método, así como también informar sobre el retorno a la fertilidad. El objetivo es que la persona pueda tomar una decisión libre y fundamentada.
3. Se requiere explicar a los pacientes en edad fértil y que padecen enfermedades concurrentes, como sobrepeso, obesidad, diabetes mellitus o hipertensión arterial, los beneficios de evitar un embarazo que podría conllevar una elevada morbimortalidad.
4. Se necesita obtener el consentimiento informado cuando una persona elige un método anticonceptivo que requiera la intervención del personal de salud para su aplicación, como el dispositivo intrauterino, el implante subdérmico, la oclusión tubárica bilateral (o ligadura bilateral de trompas) o la vasectomía.
5. Debe proporcionarse un método anticonceptivo en el momento en que la mujer lo solicita, utilizando el enfoque de inicio rápido o *quick starting*, sin esperar a la siguiente menstruación, siempre y cuando se tenga la certeza de que no está embarazada. Para ello, la mujer debe responder afirmativamente alguna de las seis preguntas de la **tabla 2-1** (9). Para saber si es necesaria la protección anticonceptiva adicional después del inicio rápido o *quick*

starting del método anticonceptivo, es crucial entender cuándo se establece la efectividad del método empleado, así como el momento del ciclo menstrual en el que se empieza su uso.

6. Si un método anticonceptivo se inicia en el primer al quinto día de la menstruación, no se requerirá protección anticonceptiva adicional (inicio de manera tradicional). Si se inicia después de este período, para ciertos métodos se requerirá protección anticonceptiva adicional, como se señala en **tabla 2-2** (9):

Tabla 2-1 **Cuestionario para saber si una mujer está embarazada**

No		Sí
	1. ¿Su última menstruación comenzó hace menos de 7 días?*	
	2. ¿Se ha abstenido de tener un coito vaginal sin protección desde su última menstruación, o desde el último parto o aborto espontáneo o inducido?	
	3. ¿Ha estado utilizando algún método anticonceptivo confiable de manera sistemática y correcta desde su última menstruación, o desde su último parto o aborto espontáneo o inducido?	
	4. ¿Ha tenido un bebé en las últimas 4 semanas?	
	5. ¿Ha tenido un bebé hace menos de 6 meses, está alimentándolo con lactancia natural exclusiva o casi exclusiva y no ha vuelto a menstruar desde entonces?	
	6. ¿Ha tenido un aborto espontáneo o inducido en los últimos 7 días?*	

Si la persona contesta que NO a todas las preguntas, no se puede descartar el embarazo usando la lista de verificación. Es necesario esperar el sangrado siguiente o realizar una prueba de embarazo **al menos 21 días después de la última relación coital para que la prueba tenga validez diagnóstica.**

Si la persona responde que SÍ al menos a una de las preguntas, se puede tener la **certeza razonable de que la mujer no está embarazada.**

*Si la mujer prevé usar un dispositivo intrauterino de cobre, el período de 7 días se amplía hasta los 12 días.

Fuente: Organización Panamericana de la Salud y Facultad de Salud Pública Bloomberg de Johns Hopkins/Centro para Programas de Comunicación, Proyecto de Conocimientos sobre la Salud. Planificación familiar: Un manual mundial para proveedores. Baltimore y Washington: CCP y OPS; 2019. Con permiso.

Tabla 2-2 **Protección anticonceptiva adicional en el inicio rápido o *quick starting***

Tipo de anticonceptivo	Efecto anticonceptivo	Requiere protección anticonceptiva adicional
Hormonales combinados (orales, inyectables, parches y anillo vaginal)	Se alcanza hasta 7 días después de su inicio	Sí
Hormonales orales con progestágeno solo	Se alcanza hasta 2 días después (48 h)	Sí
Hormonales inyectables con progestágeno solo	Se alcanza hasta 7 días después de su inicio	Sí

(Continúa)

(Continuación)

Tipo de anticonceptivo	Efecto anticonceptivo	Requiere protección anticonceptiva adicional
Implante subdérmico	Se alcanza hasta 7 días después de su inicio	Sí
DIU hormonal	Se alcanza hasta 7 días después de su inicio	Sí
DIU no hormonal	Inmediato	No
Métodos de barrera	Inmediato	No

Fuente: Secretaría de Salud, Subsecretaría de Prevención y Promoción de la Salud, Centro Nacional de Equidad de Género y Salud Reproductiva. Lineamientos técnicos para la prescripción y uso de métodos anticonceptivos en México. México; 2022. Referencia completa en (9).

Clasificación de los métodos anticonceptivos

Los anticonceptivos comprenden una variedad de métodos, fármacos (ya sean hormonales o no), dispositivos y procedimientos quirúrgicos destinados a prevenir temporal o permanentemente un embarazo. Pueden clasificarse según su mecanismo de acción, duración anticonceptiva y vía de administración, entre otros criterios. En la **tabla 2-3** se presentan los distintos tipos de anticonceptivos disponibles en la actualidad, organizados según su efecto anticonceptivo (temporal o permanente), así como por su mecanismo de acción y la vía de administración (9).

Conceptos importantes para la selección de un método anticonceptivo

Eficacia de los métodos anticonceptivos (tabla 2-4)

Según el diccionario Merriam-Webster, la **eficacia** se define como la capacidad de generar un efecto, en contraste con la **efectividad**, que es el producto del efecto deseado (8). La **eficacia típica** de un método anticonceptivo específico depende de su eficacia intrínseca y de su uso correcto y consistente. Para algunos métodos, el uso correcto y consistente se ve afectado por su facilidad de uso correcto y por la prevalencia de efectos secundarios (10). La tasa de **efectividad del uso perfecto** refleja la eficacia inherente del método, es decir, qué tan efectivo es el método si se usa de manera constante y adecuada en cada acto sexual. El término **uso perfecto** se refiere a la probabilidad de fallo estimada en condiciones ideales de uso constante y correcto. Esta estimación se basa en un escenario teórico de uso perfecto, considerando diversos factores específicos de cada método anticonceptivo (10).

La **eficacia anticonceptiva** suele evaluarse midiendo el número de embarazos no planificados que se producen durante un período específico de exposición con respecto al uso de un método anticonceptivo. Los dos métodos utilizados para medir la eficacia anticonceptiva son el índice de Pearl y el análisis de tablas de vida. El **índice de Pearl (IP)**, creado por Raymond Pearl en 1933, expresa el número de fracasos por cada 100 mujeres que utilizan un método

Tabla 2-3 Clasificación de los métodos anticonceptivos

<table>
<tr><td rowspan="7">Métodos temporales</td><td rowspan="2">Anticonceptivos hormonales</td><td>Anticonceptivos hormonales combinados (formulados con estrógeno y progestágeno)
• Hormonales orales
• Hormonales inyectables de aplicación mensual
• Parche dérmico
• Anillos vaginales</td></tr>
<tr><td>Anticonceptivos de progestágeno solo (formulados únicamente con progestágeno)
• Hormonales orales
• Hormonales inyectables de aplicación bimestral o trimestral
• Implantes subdérmicos</td></tr>
<tr><td rowspan="2">Dispositivos intrauterinos</td><td>Hormonales
Liberadores de levonorgestrel</td></tr>
<tr><td>No hormonales
Fabricados con cobre, cobre con plata o cobre con oro</td></tr>
<tr><td>Métodos anticonceptivos de barrera</td><td>Condón externo o condón masculino
Condón interno o condón femenino
Espermicidas
Diafragma y capuchón cervical*</td></tr>
<tr><td>Métodos basados en el conocimiento de la fertilidad</td><td>Basados en los síntomas
Método de los 2 días
Método de la temperatura basal
Método de la ovulación (del moco cervical o billings)
Método sintotérmico
Basados en el calendario
Método de ritmo o calendario
Método de los días fijos (8 a 19 del ciclo)</td></tr>
<tr><td colspan="2">Método de la lactancia y amenorrea</td></tr>
<tr><td rowspan="2">Métodos temporales</td><td rowspan="2">Anticoncepción de emergencia</td><td>Hormonales
Hormonales orales combinados
Hormonales de progestágeno solo
Anti progestágeno</td></tr>
<tr><td>No hormonal
Dispositivo intrauterino T de cobre</td></tr>
<tr><td rowspan="2">Métodos atemporales</td><td colspan="2">Oclusión tubárica bilateral</td></tr>
<tr><td colspan="2">Vasectomía</td></tr>
</table>

*El diafragma y el capuchón cervical no están disponibles en México, pero existen en el mercado internacional.

Fuente: Secretaría de Salud, Subsecretaría de Prevención y Promoción de la Salud, Centro Nacional de Equidad de Género y Salud Reproductiva. Lineamientos técnicos para la prescripción y uso de métodos anticonceptivos en México. México; 2022. Referencia completa en (9).

Tabla 2-4 Efectividad de los métodos anticonceptivos

Métodos anticonceptivos		Índice de Pearl		Efectividad (%)	
		Uso perfecto	Uso típico	Uso perfecto	Uso típico
Anticonceptivos hormonales combinados	Orales	0.3	7	99.7	93
	Inyectables	0.05	3	99.95	97
	Parche anticonceptivo combinado	0.3	7	99.7	93
	Anillo vaginal combinado	0.3	7	99.7	93
Anticonceptivos hormonales con progestágeno solo	Orales	0.3	7	99.7	93
	Inyectables	0.2	4	99.8	96
	Implante subdérmico	0.1	0.1	99.9	99.9
Dispositivos intrauterinos	DIU hormonal	0.5	0.7	99.5	99.3
	DIU no hormonal	0.6	0.8	99.4	99.2
Métodos anticonceptivos de barrera	Condón externo o masculino	2	13	98	87
	Condón interno o femenino	5	21	95	79
	Espermicida	16	21	84	79
	Diafragma[a]	16	17	84	83
	Capuchón cervical	26[b], 9[c]	32[b], 16[c]	74[b], 91[c]	68[b], 84[c]
Métodos basados en el conocimiento de la fertilidad según los síntomas	Dos días fijos	4	14	96	86
	Temperatura[d]	1	ND	99	ND
	Ovulación	3	23	97	77
	Sintotérmico	0.4	2	99.6	98
Métodos basados en el conocimiento de la fertilidad según el calendario	Días fijos	5	12	95	88
	Calendario[d]	9	ND	91	ND
Métodos permanentes	Oclusión tubárica bilateral	0.5	0.5	99.5	99.5
	Vasectomía	0.1	0.15	99.9	99.85

[a] Diafragma con espermicida.
[b] Tasa de embarazo en mujeres con paridad (primípara y multípara).
[c] Tasa de embarazo en mujeres nulíparas.
[d] *Planificación familiar: un manual mundial para proveedores de la OMS* (2011).
ND, no disponible.

Fuente: Secretaría de Salud, Subsecretaría de Prevención y Promoción de la Salud, Centro Nacional de Equidad de Género y Salud Reproductiva. Lineamientos técnicos para la prescripción y uso de métodos anticonceptivos en México. México; 2022. Referencia completa en (9).

anticonceptivo durante 1 año (11). El numerador es el número total de embarazos que ocurren mientras se utiliza un método anticonceptivo específico durante 1 año (desde el inicio hasta los 7 días posteriores a la interrupción del producto), mientras que el denominador solo incluye ciclos de cumplimiento con exposición a actividad sexual y sin uso de condones u otros anticonceptivos (8). El denominador se expresa en el total de meses o ciclos de exposición desde el inicio de un método hasta la finalización del estudio, un embarazo no deseado o la interrupción del método. El cociente se multiplica por 1 200 si el denominador consta de meses o por 1 300 si el denominador consta de ciclos de 28 días. Un menor índice de Pearl (porcentaje de fallo del método) se corresponde con mayor eficacia. A continuación se demuestra gráficamente cómo obtener el índice de Pearl (10):

$$\text{Tasa de fracaso} = \frac{\text{Número de embarazos no planificados} \times 1\,200^{*}}{\text{Número de pacientes observadas} \times \text{meses de uso}}$$

1 200* = Número de meses en 100 años
1 300* = Número de ciclos de 28 días en 100 años

Índice de Pearl < 10: alta efectividad anticonceptiva
Índice de Pearl > 20: baja efectividad anticonceptiva

Una desventaja del IP es que no puede comparar métodos con diferentes duraciones de exposición. Por ejemplo, el IP de un estudio con una menor duración de utilización del método anticonceptivo excederá al observado en otro con mayor tiempo. También se producirá un aumento en el IP debido a acontecimientos tales como abandonos o pérdidas del seguimiento (8).

En los casos en que se quiere conocer la eficacia anticonceptiva de métodos con diferentes duraciones de exposición, se puede recurrir a las **tablas de vida**. Se utilizan para comparar con precisión métodos con distintas duraciones de exposición. El análisis de la tabla de vida calcula una **tasa de fallo para cada mes de uso**, lo que permite hacer comparaciones directas de las tasas de fallo acumulado hasta el momento de uso del anticonceptivo. Las mujeres que abandonan un estudio por cualquier motivo que no sea un embarazo no deseado son eliminadas del análisis, de modo que contribuyen con su exposición solo hasta el momento de la salida (8).

Fracaso anticonceptivo

El fracaso anticonceptivo se clasifica dependiendo si se tuvo un «uso perfecto» o un «uso típico» del método anticonceptivo (8). El fallo de «uso perfecto» es una estimación que refleja la efectividad del método en términos de condiciones óptimas de uso correcto y consistente. El fallo de «uso típico» refleja la efectividad del método bajo las circunstancias habituales de la vida diaria de las mujeres, que hacen que se interfiera con el adecuado uso del método anticonceptivo (8). Ambos conceptos se ilustran en la **tabla 2-5**.

Tabla 2-5 Tasa de fracaso perfecto y típico de los métodos anticonceptivos

Método	Porcentaje de mujeres que se quedan embarazadas en el primer año de uso	
	Más bajo esperado (uso perfecto)	Uso típico
Sin método	85	85
Métodos basados en el conocimiento de la fertilidad		15
Días estándar	5	12
Método de 2 días	4	14
Método de ovulación	3	23
Ciclos naturales	1	8
Postovulación sintotérmica	0.4	2
Métodos relacionados con el coito*		
Espermicidas	16	21
Condón masculino	2	13
Condón femenino	5	21
Coito interrumpido	4	20
Esponja (mujer unípara o multípara)	20	27
Esponja (mujer nulípara)	9	14
Diafragma	16	17
Métodos hormonales de acción corta		
Píldora combinada	0.3	7
Parche	0.3	7
Anillo vaginal/sistema de anticoncepción vaginal	0.3	7
Píldora con progestina sola	0.3	7
Acetato de medroxiprogesterona de depósito (AMPD)	0.2	4
Métodos hormonales de acción prolongada		
DIU de cobre T380A	0.6	0.8
DIU de levonorgestrel (13.5 mg)	0.3	0.4
DIU de levonorgestrel (19.5 mg)	0.2	0.2
DIU de levonorgestrel (52 mg)	0.1	0.1
Implante de etonogestrel	0.1	0.1
Métodos permanentes		
Oclusión femenina, salpingectomía parcial	0.5	0.5
Salpingectomía bilateral femenina	0*	0.1*
Masculinos	0.1	0.15

*Salpingectomía: solo existen informes de casos raros de concepción sin trompas de Falopio, lo que da como resultado una estimación tan cercana a cero que se asigna un valor de cero a este resultado (8).

Fuente: Trussell J. Contraceptive failure in the United States. Contraception 2011;83(5):397-404.

Comparación de la eficacia de los distintos métodos anticonceptivos

En la **figura 2-1** se proporciona una herramienta útil para brindar un adecuado asesoramiento anticonceptivo, al clasificar los métodos anticonceptivos según su efectividad. Los anticonceptivos reversibles de larga duración y los métodos permanentes son los «más eficaces», mientras que los métodos coitales son los «menos eficaces» (8).

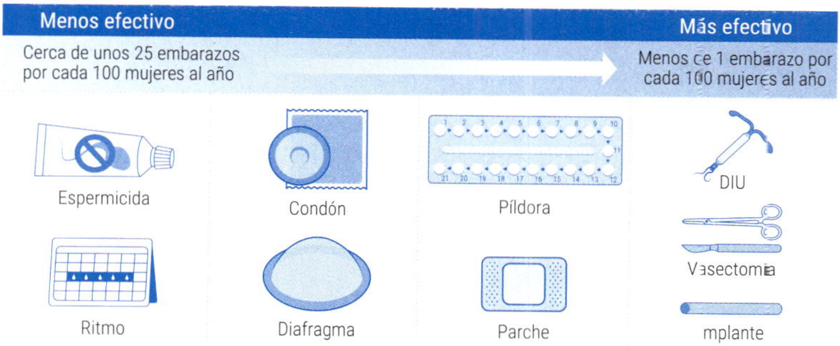

Figura 2-1 Métodos anticonceptivos.
Fuente: adaptado de World Health Organization/Department of Reproductive Health and Research (WHO/RHR), Johns Hopkins Bloomberg School of Public Health (JHSPH)/Center for Communication Programs (CCP). Family planning: a global handbook for providers, CCP, Baltimore; 2007. Co-published by WHO. Disponible en: https://www.fphandbook.org. Con permiso.

Retorno a la fertilidad/reversibilidad

A excepción de la esterilización masculina y femenina, que se consideran permanentes (sin posibilidad de fecundación), el resto no ocasiona un cambio irreversible en la fertilidad (3). Por lo general, el retorno a la fertilidad es inmediato después de suspender el método anticonceptivo utilizado, excepto en el caso del acetato de medroxiprogesterona de depósito (AMPD) y del enantato de noretisterona (EN-NET). Con estos métodos se observa que el retorno a la fertilidad tarda un promedio de 10 meses para el AMPD y 6 meses para el EN-NET, contados desde la fecha de la última inyección, independientemente de la duración previa de su uso (3).

Aceptabilidad

El asesoramiento individualizado de la mujer implica tener en cuenta las prioridades y preocupaciones específicas de cada una. El método más adecuado para una mujer será aquel que utilice de manera constante y correcta, e incluso los beneficios no anticonceptivos de dicho método pueden servir como motivación adicional para su uso (3).

La visita de planificación familiar ofrece una oportunidad clave para la interacción entre médico y paciente, lo que garantiza una buena salud sexual. Durante este proceso se emplean estrategias de detección y asesoramiento para la prevención de infecciones de transmisión sexual (ITS), incluidas las pruebas para su detección. Se enfatiza que el uso de condones masculinos es la única protección comprobada contra las ITS, incluyendo el virus de la inmunodeficiencia humana (VIH) (3). Los detalles completos y actualizados sobre las recomendaciones para la detección y el tratamiento están disponibles en el sitio web de los CDC (https://www.cdc.gov/std/treatment).

Criterios médicos de elegibilidad

El personal de salud debe emplear los criterios médicos de elegibilidad para el uso de anticonceptivos de la Organización Mundial de la Salud (OMS). Estos criterios permiten evaluar la seguridad de un método anticonceptivo específico, teniendo en cuenta las condiciones médicas individuales, así como las características y necesidades particulares de cada persona (9). Estos se clasifican en las siguientes cuatro categorías:

- **Categoría 1.** Situación para la que no existen restricciones en el uso del método anticonceptivo.
- **Categoría 2.** Situación en la que las ventajas de utilizar el método superan a los riesgos teóricos o demostrados.
- **Categoría 3.** Situación en la que los riesgos teóricos o demostrados superan a las ventajas de utilizar el método.
- **Categoría 4.** Situación en la que el uso del método anticonceptivo en cuestión constituye un riesgo inaceptable para la salud.

Estas categorías pueden simplificarse según se describe en la **tabla 2-6**, en situaciones o lugares donde los recursos para llevar a cabo una evaluación clínica completa sean limitados (9).

Tabla 2-6 Interpretación y aplicación en la práctica de los criterios médicos de elegibilidad para el uso de anticonceptivos

Categoría	Con elementos de diagnóstico clínico suficientes	Con diagnóstico clínico limitado
1	Se puede usar el método en cualquier circunstancia	**Sí** se puede usar el método
2	Se puede usar el método. Las ventajas generalmente exceden los riesgos demostrados o teóricos	
3	No se suele recomendar el uso del método, a menos que otros métodos más apropiados no estén disponibles o no sean aceptables	**No** se puede usar el método
4	No se debe usar el método. Si se usa, es un riesgo inaceptable para la salud	

Fuente: Secretaría de Salud, Subsecretaría de Prevención y Promoción de la Salud, Centro Nacional de Equidad de Género y Salud Reproductiva. Lineamientos técnicos para la prescripción y uso de métodos anticonceptivos en México. México; 2022. Referencia completa en (9).

Desarrollo de nuevos anticonceptivos

El desarrollo de nuevos métodos anticonceptivos es un proceso largo, lento, costoso e incierto (**fig. 2-2**), y muy pocos son lo suficientemente seguros como para ser probados en humanos (11).

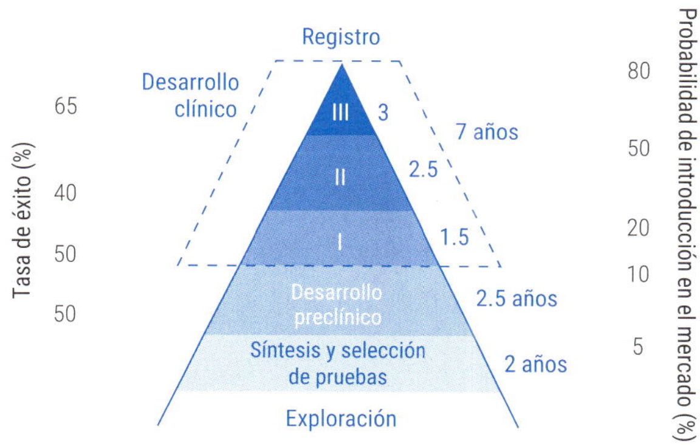

Figura 2-2 Tiempo y riesgos relacionados con la investigación y el desarrollo farmacéutico.

A continuación se describen las diferentes fases de los ensayos clínicos para el desarrollo de nuevos anticonceptivos:

- **Fase I:** decenas de individuos en situaciones cuidadosamente controladas reciben el medicamento o dispositivo para un uso a corto plazo.
- **Fase II:** cientos de personas voluntarias pueden utilizar el método, principalmente para descubrir cualquier peligro a corto plazo.
- **Fase III:** se logra un total de al menos 600 años-mujer de exposición y el objetivo es medir la eficacia y recopilar información adicional sobre los efectos secundarios a corto plazo.
- **Fase IV:** vigilancia poscomercialización una vez se ha aprobado el anticonceptivo. Se miden los efectos adversos y el riesgo del método (2).

El viaje de un medicamento desde el laboratorio al mercado puede costar 200 millones de dólares o más (**fig. 2-3**). En el pasado, las empresas farmacéuticas estaban altamente involucradas en investigación y desarrollo. Sin embargo, hoy en día, los altos costos y la complejidad asociados con el desarrollo y la aprobación de nuevas formulaciones anticonceptivas han llevado a una disminución en esta actividad (2).

Mejora de los métodos existentes

El avance en la anticoncepción en los últimos años se ha centrado principalmente en el perfeccionamiento y la realización de mejoras de los ya existentes.

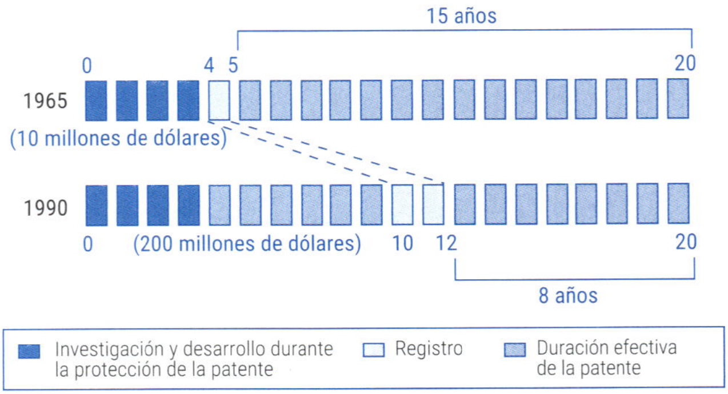

Figura 2-3 Vida efectiva de la patente de los medicamentos (1965-1990).

Por ejemplo, en los anticonceptivos hormonales orales, se ha trabajado en reducir las dosis al mínimo posible sin comprometer su eficacia, además de introducir nuevas formulaciones. Los dispositivos anticonceptivos, por otro lado, han evolucionado hacia diseños más compactos y sencillos, ofreciendo diversas vías de administración. Sin embargo, en la actualidad, incluso pequeñas mejoras requieren inversiones significativas y deben superar regulaciones estrictas para su implementación (2). Es por este motivo que, como personal que proporciona planificación familiar, es imperativo familiarizarse con los métodos existentes, ya que la mayoría del personal cuenta con una amplia experiencia en su uso, al mismo tiempo que hay que ir adaptándose a las nuevas formulaciones, que son escasas.

MITOS

«Los anticonceptivos modernos son peligrosos y tienen muchos efectos secundarios»
Los métodos anticonceptivos modernos han sido rigurosamente estudiados y mejorados para ser seguros y efectivos, con menores dosis de hormonas y menos efectos secundarios que en el pasado.

«La anticoncepción de emergencia es lo mismo que el aborto»
La anticoncepción de emergencia previene el embarazo antes de que ocurra y no tiene efecto si ya estás embarazada, por lo que no es un método abortivo.

«Todos los métodos anticonceptivos son igual de efectivos»
Los métodos anticonceptivos varían en eficacia. Los dispositivos intrauterinos (DIU) y los implantes subdérmicos son algunos de los más efectivos, mientras que los métodos basados en el conocimiento de la fertilidad y algunos métodos de barrera tienen tasas de fallo más altas.

«Los anticonceptivos solo son necesarios para las mujeres»
La planificación familiar es responsabilidad de ambos géneros. Existen métodos anticonceptivos para hombres, como los preservativos y la vasectomía.

«La elección del método anticonceptivo no necesita asesoramiento médico»
El asesoramiento personalizado es crucial para seleccionar el método anticonceptivo más adecuado según las necesidades y condiciones médicas individuales.

Referencias bibliográficas

(1) Briggs P, Kersey N. Contraception. Cambridge University Press; 2023.
(2) Senanayake P, Potts M. Atlas of contraception. Boca Raton: Crc Press; 2019.
(3) Organización Mundial de la salud (OMS). Recomendaciones sobre prácticas seleccionadas para el uso de anticonceptivos, 3.ª edición. Ginebra: OMS; 2018. Disponible en: https://www.who.int/es/publications/i/item/9789241565400.
(4) Cushman C. Supreme Court Decisions and Women's Rights. CQ Press; 2001.
(5) Sanger M. Family Limitation [CreateSpace Independent Publishing Platform; 2017. [Consultado el 17 de junio de 2024]. Disponible en: https://books.google.com/books?id=Z3AzswEACAAJ.
(6) Huber SC, Piotrow PT, Orlans FB, Kommer G. Population Reports. *Series B* 1975;2.
(7) Martínez M, Kasis D. Conceptos básicos en anticoncepción. Facultad de Medicina de la Universidad Autónoma de San Luís Potosí; 2016.
(8) Jensen J, Creinin M. Speroff & Darney's Clinical Guide to Contraception Lippincott Williams & Wilkins; 2019.
(9) Secretaría de Salud, Subsecretaría de Prevención y Promoción de la Salud, Centro Nacional de Equidad de Género y Salud Reproductiva. Lineamientos técnicos para la prescripción y uso de métodos anticonceptivos en México. México; 2022. Disponible en: https://www.incmnsz.mx/2023/Lineamiento_TPUMAM_2022.pdf.
(10) Bitzer J, Mahmood TA. Handbook of Contraception and Sexual Reproductive Healthcare. Cambridge University Press; 2022.
(11) Pearl R. Factors in human fertility and their statistical evaluation. The Lancet 1933; 222(5741):607-11.

CAPÍTULO 3

Mecanismo de acción de los métodos anticonceptivos: de la fisiología a la práctica diaria

Dra. Silvia Inés Ciarmatori

PUNTOS CLAVE

- El ciclo menstrual comprende una serie de acontecimientos que se producen de forma cíclica a diferentes niveles.
- Uno de los aspectos más notables es la precisa regulación, coordinación y sincronización de estos procesos, con el fin de producir un óvulo maduro que, tras ser fecundado por un espermatozoide, permita que el embrión resultante se implante exitosamente en un endometrio receptivo.
- El principal objetivo de los métodos anticonceptivos (MAC) es prevenir la fertilización. De hecho, la mayoría de los MAC modernos actúan en etapas previas, interfiriendo con los mecanismos hormonales que regulan la ovulación y provocando anovulación. Esto incluye la inhibición de la formación de folículos en el eje hipotálamo-hipofisario, la inhibición del pico de la hormona luteinizante (LH) y la prevención de la ruptura folicular.
- Los avances en endocrinología ovárica, biología molecular y tecnología transgénica han enriquecido de manera significativa la comprensión del mecanismo de acción de los actuales MAC. No obstante, resulta un desafío muy estimulante pensar y desarrollar alternativas anticonceptivas que actúen en etapas posteriores a la ovulación y más cercanas al momento de la fertilización. Estas incluirán procesos como la capacitación espermática, la regulación del transporte del espermatozoide en la tuba uterina (trompa de Falopio), la interacción espermatozoide-cumulus, la unión espermatozoide-zona pelúcida (ZP), la reacción acrosomal, la penetración de la ZP y la fusión de los gametos. Un mayor conocimiento de estos acontecimientos puede llevar al desarrollo de MAC más específicos, eficaces y potencialmente más seguros.

Introducción

En 1960, la aparición de la «píldora anticonceptiva» dio nacimiento a la anticoncepción moderna, y con ella, las mujeres tuvieron la posibilidad de evitar de forma efectiva y segura el embarazo (v. cap. 2). El conocimiento detallado de la fisiología del ciclo sexual resulta imprescindible no solo para comprender en qué momento actúa cada una de las opciones anticonceptivas modernas, sino también para imaginar en qué etapas del proceso reproductivo puede llegar a intervenirse en un futuro, con el objetivo de desarrollar nuevas formas de anticoncepción.

Fisiología del ciclo menstrual

El principal objetivo del ciclo menstrual es la liberación de un ovocito maduro, preparado para ser fertilizado, con el fin de generar un embrión que sea capaz de implantarse en un útero con un endometrio receptivo. Para alcanzar este fin, el ciclo menstrual está regulado en tres niveles distintos (**fig. 3-1**).

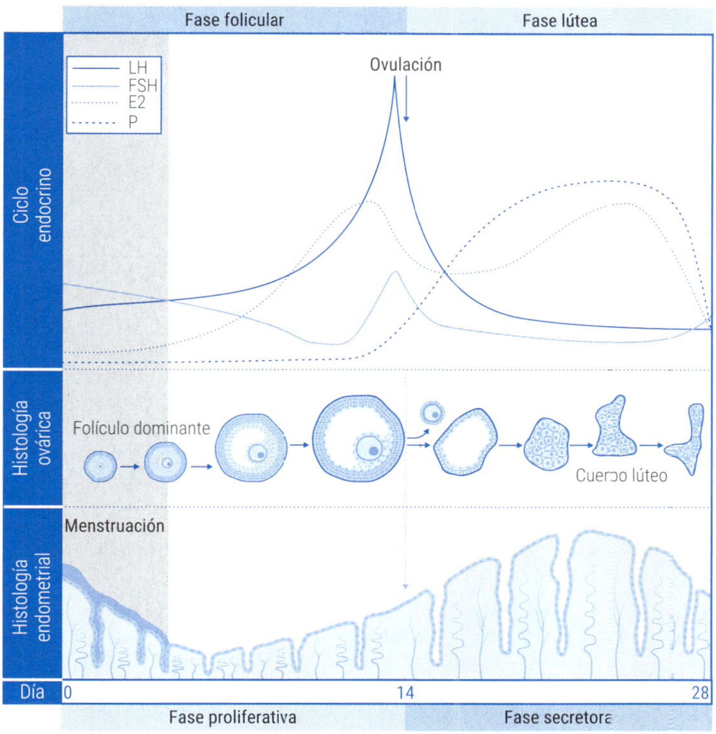

Figura 3-1 Fisiología del ciclo sexual femenino. E2, estradiol; FSH, hormona foliculoestimulante; LH, hormona luteinizante; P, progesterona.

1. Hipotalámico: mediante la liberación pulsátil de la gonadoliberina (GnRH).
2. Hipofisario: a través de las gonadotropinas, la hormona foliculoestimulante (FSH) y la hormona luteinizante (LH).
3. Ovárico: mediante las hormonas ováricas, es decir, el estrógeno y la progesterona.

Estos tres niveles de regulación están inmersos en una compleja red de información en la que intervienen neurotransmisores, neuropéptidos, hormonas y péptidos. Este sistema se conoce como eje hipotálamo-hipófiso-gonadal (HHG) (1).

La **ovulación** (salida del ovario de un óvulo maduro) constituye el acontecimiento más importante y divide el ciclo femenino en dos fases. Desde el punto de vista de los sucesos que ocurren en el ovario, la primera fase se denomina **fase folicular** y la segunda, **fase lútea**; desde el punto de vista del endometrio, se denominan **fase proliferativa** y **fase secretora**, respectivamente. Finalmente, desde el punto de vista hormonal, la primera fase se denomina **fase estrogénica** (por el predominio del estrógeno) y, la segunda, **fase progestacional** (por el predominio de la progesterona) (**fig. 3-1**).

Históricamente se consideró que la regulación del ciclo se iniciaba en el hipotálamo. Sin embargo, en la actualidad se sabe que en realidad son los esteroides y los péptidos producidos por el/los folículo/s dominante/s los que controlan la compleja secuencia de acontecimientos conocidos como **ciclo menstrual**. Tanto el hipotálamo como la hipófisis son fundamentales para el normal funcionamiento de todo el sistema, pero es en realidad la retroalimentación endocrina sobre la adenohipófisis (producida por el estradiol [E2] y la progesterona) lo que permite que la función endocrina desencadene la ovulación. Para los fines didácticos, se describirá el ciclo comenzando por el hipotálamo.

Regulación neuroendocrina: hipotálamo e hipófisis

El **hipotálamo** es una zona en el cerebro ubicada por debajo del tálamo óptico que recubre la pared lateral y el borde inferior del tercer ventrículo. En su parte posteromedial se encuentra el núcleo arqueado, una unidad neuroendocrina central que sintetiza y secreta una serie de neurotransmisores y neurohormonas hipofisotrópicas que son transportadas directamente a la adenohipófisis por una red de vasos portales. Este núcleo responde, a su vez, a mensajes que provienen tanto del sistema nervioso periférico (SNP) como del sistema nervioso central (SNC). Una de las neurohormonas que libera el núcleo arqueado es la GnRH, péptido que estimula en la hipófisis la síntesis y secreción de las gonadotropinas, FSH y LH uniéndose a su receptor de membrana (RcGnRH) en las células gonadotropas (1).

La GnRH se libera de forma pulsátil a lo largo del ciclo menstrual, con cambios en la amplitud y frecuencia de estos pulsos en función de la fase del ciclo. Si bien la neurona productora de GnRH tiene una actividad pulsátil y rítmica intrínseca, esa actividad está regulada por las gonadotropinas, los esteroides ováricos y la propia GnRH, en un juego de relaciones positivas y negativas, conocidos como mecanismos de retroalimentación largos, cortos y ultracortos (**fig. 3-2**).

La pulsatilidad de la GnRH está influenciada por estímulos del SNC (olfatorios, visuales o auditivos) que pueden incrementar o disminuir su producción

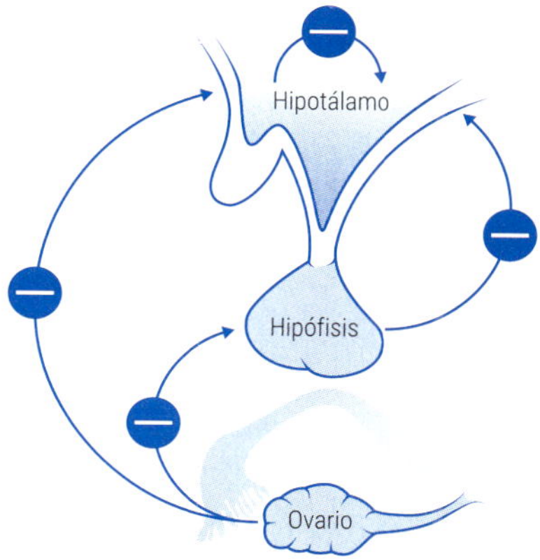

Figura 3-2 Regulación de la síntesis y secreción de GnRH.

a través de diversos neurotransmisores. Estos neurotransmisores incluyen estimuladores como el neuropéptido Y, la galanina, la endotelina, la oxitocina, el polipéptido hipofisario activador de la adenilato-ciclasa (PACAP) y el factor de crecimiento epidérmico, así como inhibidores como la dopamina, la endorfina, la serotonina, el ácido γ-aminobutírico (GABA) y la melatonina, entre otros (1).

Al llegar a la hipófisis, la GnRH se une a su receptor en las células gonadotropas para regular la síntesis y la secreción de FSH y LH. Por efecto de esta unión, se produce una *respuesta inmediata*, que será la secreción de gonadotropinas, y una *respuesta diferida*, que estimula la síntesis y el almacenamiento de gonadotropinas en las vacuolas del citoplasma de la célula gonadotropa, a modo de preparación para la siguiente secreción de gonadotropinas. Es importante destacar que las dos gonadotropinas son producidas en la misma célula gonadotropa.

La secreción de gonadotropinas tiene una variación muy importante a lo largo del ciclo. Una vez liberadas a la circulación general, la FSH y la LH llegan al ovario donde, uniéndose a sus receptores, inducen el desarrollo folicular y estimulan la síntesis y la secreción de los esteroides sexuales (andrógenos, estrógenos y progesterona).

Las hormonas ováricas son el principal mecanismo de regulación de la secreción de gonadotropinas: una vez liberadas al torrente circulatorio, llegan a la hipófisis y, de manera directa e indirecta, ejercen durante la mayor parte del ciclo un efecto de retroalimentación negativa (1).

Las concentraciones de FSH y LH suelen ser bajas al inicio de la fase folicular y aumentan gradualmente, pero hacia el final de esta primera fase del ciclo experimentan un incremento brusco. El objetivo de este aumento, especialmente de la LH, tiene como objetivo producir la ovulación (**pico de LH**). Después de este pico de mitad de ciclo, las concentraciones de FSH y LH descienden rápidamente a valores bajos, y la FSH comienza a elevarse muy lentamente solo hacia el final de la fase lútea (**fig. 3-1**). No obstante, estas fluctuaciones no surgen de la propia hipófisis, sino que son producto fundamentalmente de la regulación de los esteroides ováricos mediante los mecanismos de retroalimentación ya mencionados.

¿Cómo se produce esta regulación?

Además de ser reguladas por la secreción pulsátil de GnRH, que varía en frecuencia y amplitud, las gonadotropinas también están controladas por las concentraciones séricas de esteroides sexuales. Cuando estas concentraciones son bajas, como ocurre en la primera fase del ciclo, inhiben la secreción de FSH y LH a nivel de la hipófisis mediante una retroalimentación negativa corta, y la secreción de GnRH a nivel hipotalámico mediante una retroalimentación negativa larga (**fig. 3-2**).

Conforme avanza el ciclo y se va produciendo la maduración de una cohorte de folículos, la mayor cantidad de E2 producida por las células de la granulosa (CG) de cada uno de esos folículos conduce a un incremento en las concentraciones séricas de E2. Cuando dichas concentraciones alcanzan ≥ 300 pg/ml y se mantienen durante más de 36 h, la retroalimentación negativa sobre la hipófisis pasa a ser positiva, y se produce un aumento brusco de la liberación de ambas gonadotropinas, pero especialmente de la LH. El aumento de las concentraciones de E2 también actúa en el hipotálamo, lo que incrementa la secreción de GnRH (**fig. 3-3**).

Una serie de péptidos sintetizados en la hipófisis y en las CG del ovario (folistatina, activina e inhibina) modulan también (mediante la inhibición o la activación selectiva) la síntesis y secreción de cada una de las gonadotropinas. Estos mecanismos se conocen como **regulación autocrina** y **regulación paracrina**.

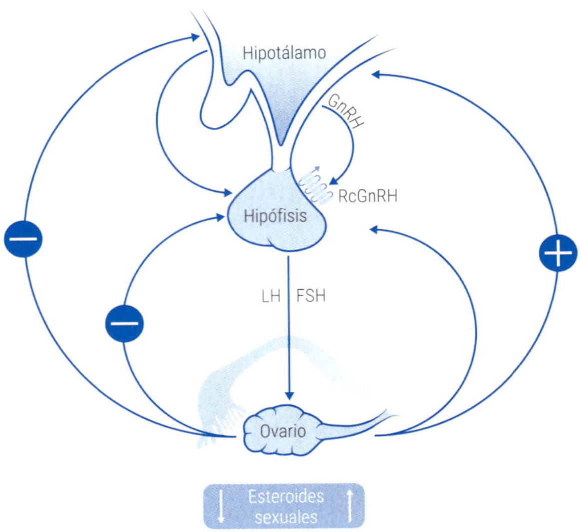

Figura 3-3 Regulación de la liberación de las gonadotropinas (GnRH). La hipófisis se encuentra la mayor parte del tiempo inhibida por los esteroides de origen ovárico. FSH, hormona foliculoestimulante; LH, hormona foliculoestimulante. Cuando las concentraciones de estradiol (E2) aumentan, la retroalimentación negativa sobre la hipófisis pasa a ser positiva, lo que produce un aumento brusco de la liberación de ambas gonadotropinas. El aumento de las concentraciones de E2 también actúa en el hipotálamo, lo que incrementa la secreción de GnRH.

Una vez alcanzada la ovulación, las concentraciones de progesterona se incrementan rápidamente. Estos altos valores secretados por el cuerpo lúteo en el ovario inhiben la secreción de gonadotropinas hipofisarias y, a su vez, inhiben los pulsos de GnRH en el hipotálamo.

Acontecimientos en el ovario: foliculogénesis

Mientras suceden todos estos procesos de regulación neuroendocrina, ¿qué sucede en el ovario? La **foliculogénesis** es el proceso mediante el cual un folículo crece desde una cohorte folicular de reserva, constituida por folículos primordiales, hasta que alcanza la ovulación o muere por atresia. Este proceso es particularmente prolongado en las mujeres: se requiere casi un año (290 días) para que un folículo primordial madure hasta la fase ovulatoria. Los folículos que albergan los ovocitos están distribuidos a lo largo del ovario, especialmente en la zona subcortical y se encuentran en diversos estados de desarrollo.

Fases del desarrollo folicular

El desarrollo folicular puede dividirse en dos fases:

- **Fase preantral o gonadotropina independiente** (1.ª fase): abarca el crecimiento folicular desde el estadio de folículo primordial, pasando por el estadio de folículo primario hasta el de folículo secundario o preantral; tiene lugar incluso aun en ausencia de gonadotropinas. Es una fase prolongada, que se alarga más de 270 días, cuya característica principal es el crecimiento y la diferenciación del ovocito, que queda detenido en estadio de profase de la meiosis I (2). Las células que rodean al ovocito también sufren diferenciación, crecimiento y proliferación (**fig. 3-4**).
- **Fase antral o gonadotropina dependiente** (2.ª fase): en esta etapa, la característica morfológica más importante es la aparición del antro o cavidad (**fig. 3-5**). La estructura general del folículo no cambia; sin embargo, se observa un aumento dramático del tamaño del folículo, desde 2-3 mm hasta cerca de 20-25 mm, en el estadio preovulatorio. Este aumento del volumen y la capacidad de sintetizar los esteroides sexuales se producen en respuesta al estímulo de las gonadotropinas (3). Esta fase tiene una duración aproximada de 14 días, que corresponde al tiempo que transcurre durante la fase folicular.

Desde el nacimiento, un grupo de **folículos primordiales** son inicialmente reclutados para formar parte del conjunto de folículos en crecimiento, denominados **folículos primarios** (2). La duración exacta de esta fase inicial se desconoce. El proceso de maduración desde un folículo primario hasta alcanzar la etapa de **folículo secundario** toma más de 120 días. Luego, para progresar desde el folículo secundario hasta la etapa antral temprana, se requieren aproximadamente 71 días.

Hacia el final del desarrollo del folículo secundario, las CG y las células de la teca (CT) han proliferado significativamente, comienzan a expresar receptores para FSH (RcFSH) y para LH (RcLH), respectivamente, y están preparadas para iniciar la síntesis de tres clases de esteroides sexuales: andrógenos, estrógenos

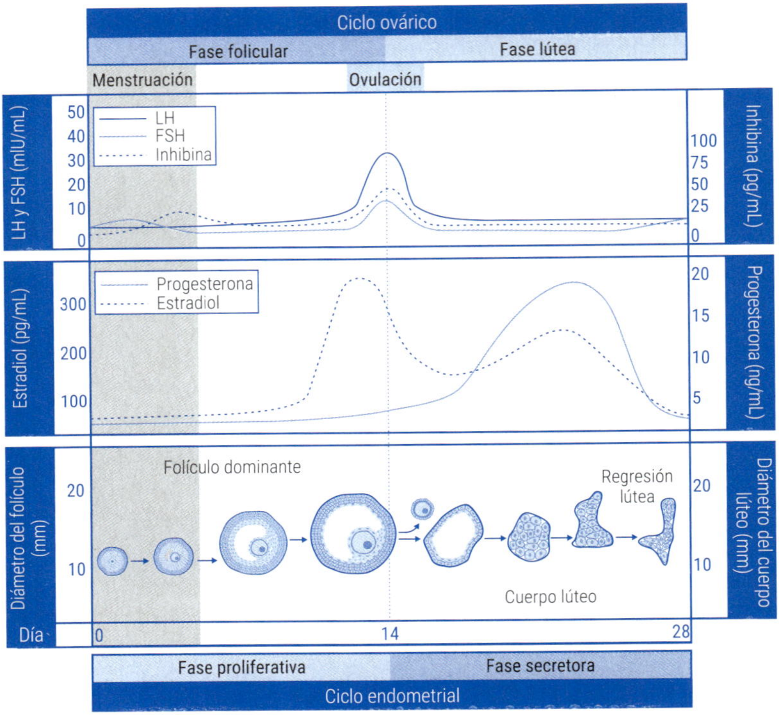

Figura 3-4 Ciclo vital de los folículos ováricos. La mujer nace con aproximadamente 6 a 7 millones de folículos primordiales. La mayoría de estos permanece en estado de reposo. El crecimiento de algunos de estos folículos inactivos comienza antes y durante la vida reproductiva, proceso conocido como reclutamiento inicial. Los folículos se desarrollan a través de las etapas primordial, primaria y secundaria antes de desarrollar una cavidad antral. En la fase antral, la mayoría de los folículos experimentan atresia; sin embargo, bajo la estimulación óptima de gonadotropinas que ocurre después de la pubertad, algunos de estos son rescatados (reclutamiento cíclico) para alcanzar la fase preovulatoria. Con el tiempo, el agotamiento del conjunto de folículos en reposo conduce al debilitamiento y la senescencia de los folículos ováricos. FSH, hormona foliculoestimulante; LH, hormona luteinizante.

y progesterona (4). A partir de la pubertad, los incrementos cíclicos en las concentraciones de FSH circulante permiten que una cohorte de pequeños folículos antrales (aproximadamente 10 folículos de 2-5 mm de diámetro en la mujer joven) sean seleccionados y escapen de la muerte por apoptosis (muerte celular programada). Estos folículos siguen creciendo y uno de ellos emergerá como folículo dominante.

El **folículo dominante** se caracteriza por expresar mayor número de RcFSH, por lo cual su umbral de respuesta es más bajo (5), lo que reduce su umbral de respuesta y le permite secretar altas concentraciones de estrógenos e inhibina. Estos últimos suprimen la liberación de FSH por la hipófisis (6). El resultado es una selección positiva del folículo dominante y una selección negativa del resto de los folículos antrales (7) que habían sido inicialmente seleccionados. Estos últimos folículos reducen su tasa de crecimiento y eventualmente desaparecen (8). Dicho de otra manera, el destino final de la mayoría de los folículos antrales es la muerte, excepto el dominante, que sobrevive y finalmente ovula.

Además de la competencia propia del folículo dominante, diversos factores de crecimiento intraováricos producidos por los folículos circundantes, como el factor insulínico de crecimiento (9), y el aumento de la vascularización, contribuyen a su selección positiva, asegurando así su crecimiento continuo y eventual ovulación (10-12). El tiempo necesario para que un folículo antral pequeño evolucione hasta convertirse en un folículo preovulatorio es de tan solo 2 semanas (**fig. 3-1**).

La expresión y actividad del RcFSH son fundamentales para determinar qué folículo completará su desarrollo y procederá a la ovulación. Diversos factores, incluyendo el óxido nítrico, las prostaglandinas (PG), la angiotensina II, el factor vasoactivo intestinal (VIP), el factor de necrosis tumoral α (TNF-α), la GnRH y la propia FSH, desempeñan un papel crucial en la regulación y modulación de la actividad del RcFSH.

Dinámica dentro del folículo: esteroidogénesis

El crecimiento y la diferenciación del ovocito se intensifican principalmente durante las fases de desarrollo del folículo primario y secundario. En este período, el ovocito incrementa su volumen en 50 veces, desarrolla la zona pelúcida (una membrana compuesta de material glucoproteico que envuelve completamente al ovocito) y experimenta un incremento significativo en el número de mitocondrias, ribosomas y otras organelas. Durante esta fase, el ovocito muestra una gran actividad transcripcional que le permite prepararse para una posible fecundación. Paralelamente, se observa el crecimiento y la proliferación de las CG, que son esenciales para nutrir y proteger al ovocito.

Cerca del final de la fase de folículo secundario, las CG expresan RcFSH. Al mismo tiempo se produce una migración de células mesenquimatosas desde el estroma ovárico que van a dar origen a las CT internas y externas. Estas células van a expresar RcLH. En paralelo, comienza a formarse la cavidad antral, producto de la acumulación de líquido folicular entre las CG. En este momento se forman uniones comunicantes (*gap junction*) entre las CT y las CG, de las CG con las células del cúmulo, y entre estas células y el ovocito (**fig. 3-5**). Este fenómeno indica que las CG y el ovocito están eléctrica y metabólicamente interconectados desde esta fase temprana del desarrollo. Esta integración les permite alcanzar una sincronización funcional que responde de manera coordinada a la estimulación por diversos factores biológicos (13).

En esta fase del desarrollo folicular, el folículo antral tiene la capacidad de producir y secretar esteroides sexuales a través de un proceso bien coordinado. Este proceso inicia cuando la LH se une a su receptor en las CT, lo que estimula la conversión del colesterol en andrógenos, específicamente en **Δ4-androstenodiona**. Esta molécula de andrógeno es transferida luego a las CG, donde la enzima aromatasa (inducida por la FSH y presente en las CG) la transforma en E2. Esto resulta en un aumento gradual de las concentraciones de 17β-estradiol en el suero.

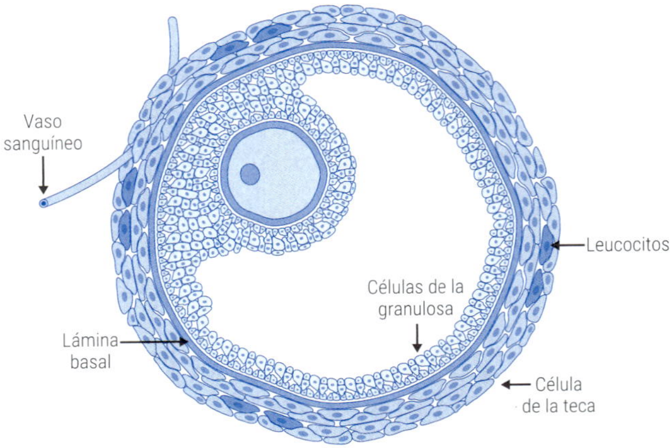

Figura 3-5 Folículo antral.

Esta coordinación entre las CT internas y las CG, impulsada por las acciones complementarias de la LH y la FSH, facilita la producción exitosa de E2, conforme a la teoría de las dos células-dos gonadotropinas (**fig. 3-6**). Además, esta interacción promueve el crecimiento folicular a través de un efecto mitogénico sobre las CG. Durante esta etapa también se desarrollan los receptores de estradiol (RcE2), un hito fundamental para el desarrollo folicular, ya que permite al folículo responder de manera específica a los efectos del estrógeno y aumentar su sensibilidad a la acción de la FSH.

El folículo que posea una mayor cantidad de CG y, consecuentemente, una mayor expresión de RcE2 demostrará más capacidad de respuesta. Esto le permite incrementar la síntesis y secreción de E2 a través de un aumento en la aromatización. Además, esta configuración aumenta la sensibilidad del folículo a las gonadotropinas, favoreciendo su crecimiento y permitiéndole convertirse en el folículo dominante, el cual estará listo para ovular. Este proceso es sumamente eficiente y lógico; el folículo dominante, al aumentar la producción y secreción de E2, «avisa» a la hipófisis de que está preparado para ovular.

Mientras tanto, los demás folículos antrales que exhiben menor sensibilidad a la acción de las gonadotropinas mostrarán, por consiguiente, una capacidad reducida para aromatizar andrógenos en las CG, dado que la enzima aromatasa es activada por la acción de la FSH. Como resultado, la concentración de andrógenos en estos folículos aumenta, creando un microambiente más androgénico, lo cual es uno de los factores que contribuyen a su atresia.

Por otro lado, el folículo dominante sigue respondiendo a las gonadotropinas, mantiene su crecimiento y aumenta rápidamente de tamaño (debido a la acumulación de líquido folicular en el antro y a la proliferación de las CG). Su tamaño varía de aproximadamente 3 mm a 6 mm en los primeros 6 días del ciclo, alcanza unos 14 mm entre los días 7 a 10, y llega a los 18 mm entre los días 11 a 14 (folículo dominante). En las CG que ya expresan RcFSH y RcE2 se desarrollan RcLH, inducidos por la FSH y el E2. La cantidad de RcLH aumenta justo antes

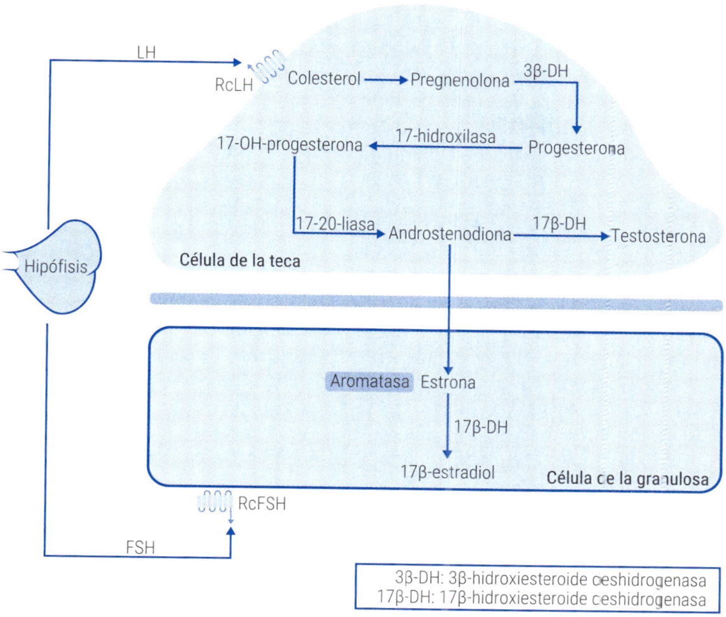

Figura 3-6 Teoría de las dos células-dos gonadotropinas. FSH, hormona foliculoestimulante; LH, hormona luteinizante.

del incremento preovulatorio de las concentraciones séricas de LH, preparando al folículo para la ovulación.

Pico de LH y desencadenamiento de la ovulación

Como se señaló anteriormente, mediante el aumento de la secreción de E2, el folículo dominante «avisa» a la hipófisis que está en condiciones de ovular. En ese momento, la retroalimentación negativa de E2 sobre la hipófisis pasa a ser positiva y las células gonadotropas liberan LH de manera masiva. El comienzo de este aumento se produce de 34 h a 36 h antes de la ovulación, y alcanza el pico 24 h antes.

El **pico de LH** produce numerosos cambios funcionales y estructurales dentro del folículo dominante y en el propio ovocito: las CG se hipertrofian, las CT y los vasos del estroma invaden las CG y la presión del líquido folicular aumenta. Las CG, tanto las que forman parte de la pared del folículo como las que rodean al ovocito (células del cúmulo), experimentan la pérdida de sus uniones intercelulares y comienzan a producir una matriz extracelular. Esta matriz es crucial porque facilita la separación del complejo cúmulo-ovocito de la pared del folículo. Durante este proceso, el ovocito reanuda la primera etapa de la meiosis, avanza hasta alcanzar el estadio de metafase II y luego se detiene en espera de ser fertilizado.

Una vez desprendido de la pared folicular, el ovocito migra hacia el ápex (vértice) del folículo. En este punto, la pared del folículo se adelgaza considerablemente, lo que genera una brecha en las CG, en el estroma circundante y en el epitelio de la superficie ovárica. Este adelgazamiento facilita la salida del ovocito.

El aumento de LH estimula un incremento intrafolicular de las concentraciones de prostaglandina E2 (PGE2). Esta actúa como un mediador paracrino de la LH en varios procesos clave de la ovulación, como la expansión del cúmulo, la ruptura folicular y la maduración y liberación del ovocito. Es importante destacar que solo las CT y CG en la pared folicular presentan RcLH; el ovocito, en cambio, no posee estos receptores.

Una vez producida la ovulación, comenzará la segunda fase del ciclo, denominada la **fase lútea**. Esta fase suele durar 14 días en la mayoría de las mujeres. Las células de la pared del folículo (CG y CT) experimentan un proceso de vacuolización y acumulan un pigmento amarillo denominado **luteína**. Este cambio las prepara para producir grandes cantidades de progesterona, esencial para acondicionar el endometrio, que fue previamente estimulado por el estrógeno, lo que facilita la implantación del embrión. Además, estas células secretan, aunque en menor cantidad, E2. Con estos cambios, el folículo ya ovulado se transforma en el cuerpo lúteo, que es una glándula endocrina transitoria. En el antro se forma un coágulo compuesto por fibrina, células de tejido conectivo y sangre que invade el interior del cuerpo lúteo.

El ciclo en el endometrio

Mientras se producen todos los cambios previamente mencionados a nivel ovárico, las hormonas esteroideas causan fluctuaciones que tienen efectos característicos en el endometrio. Por ello, pueden identificarse dos fases separadas por la ovulación: fase proliferativa y fase de secreción.

Fase proliferativa

El endometrio aumenta progresivamente su espesor conforme aumentan las concentraciones de E2 en la circulación y las de RcE2. Su espesor puede medirse mediante una ecografía: en los primeros días del ciclo mide entre 1 mm y 5 mm y alcanza los 16 mm a 18 mm en el período preovulatorio. Durante esta fase, las glándulas endometriales, tubulares, se estrechan y aumentan su longitud, así como su contenido de glucógeno. Se observa seudoestratificación y algunas mitosis. En el período preovulatorio, la ecografía revela un patrón característico conocido como **endometrio trilaminar**.

Con la ovulación, el incremento de la progesterona desencadena cambios distintivos día a día, los cuales pueden ser evaluados histológicamente mediante el denominado **fechado endometrial**. Las glándulas se tornan más tortuosas y dilatadas, se estimula la secreción eosinófila, rica en proteínas, en la luz glandular y se observa un aumento del edema y la vascularización en el estroma, junto con un incremento en el número de mitosis. Durante esta fase, la expresión del receptor de progesterona (RcP) en las células endometriales es inducida por el estrógeno durante la fase folicular.

Fase de secreción

Después de la ovulación, con el incremento de las concentraciones de progesterona, el moco cervical vuelve a ser espeso, viscoso y opaco, y la producción por parte de las células endocervicales disminuye de manera significativa. Todo ello marca el comienzo de la fase secretora.

Durante esta fase, que se produce en la segunda mitad del ciclo menstrual, las glándulas endometriales comienzan a secretar un líquido rico en nutrientes y factores de crecimiento. Esto proporciona un ambiente óptimo para la implantación del embrión, en caso de que se haya producido la fertilización.

En ausencia de la implantación del embrión se desencadenará la menstruación: la secreción glandular se detiene y la decidua funcional se desintegra debido a la falta de estrógenos y progesterona. Además, las fluctuaciones de las hormonas esteroides también tienen efectos en las glándulas del endocérvix.

Al comienzo de la fase folicular, tras la menstruación, el moco cervical es escaso y viscoso. Sin embargo, conforme aumentan las concentraciones de E2 hacia el período preovulatorio, el moco cervical se torna más abundante, transparente y elástico, y muestra una estructura similar a hojas de helecho al observarse bajo el microscopio. Además, el cuello uterino experimenta una notable dilatación del orificio cervical externo.

Puntos de intervención: ¿dónde actúan los métodos anticonceptivos?

La mayoría de los métodos anticonceptivos (MAC) hormonales modernos se centran en inhibir la producción de óvulos. Sin embargo, cualquier enfoque que afecte a la generación, maduración, captación, transporte y fusión de los gametos (tanto óvulos como espermatozoides), así como el transporte del cigoto hacia la cavidad uterina y su implantación, tiene el potencial de prevenir una gestación.

Estas etapas están reguladas por múltiples mecanismos (hormonales, génicos, moleculares) de gran complejidad. Cualquier MAC que tenga como objetivo interferir en algún punto de estas etapas debería hacerlo de manera sistemática en todos los individuos y en el 100 % de los ciclos (para lograr una alta **eficacia**), no debería interferir en otras funciones vitales (**seguridad**) y su efecto debería suspenderse en cualquier momento que la persona usuaria lo desee (**reversibilidad**).

Algunos MAC interfieren en más de un punto del ciclo reproductivo. El mecanismo de acción dependerá del momento del ciclo en que se administre, de la forma de uso (uso continuo como MAC regular frente a anticoncepción de emergencia [ACE]) e incluso de la dosis administrada. En los casos en que el MAC actúa en diferentes momentos del ciclo reproductivo, el mecanismo principal suele ser en el que actúe primero.

Actuar sobre la concepción es posible solo durante un período limitado del ciclo menstrual. Esto se debe a que la supervivencia de los espermatozoides en el aparato reproductor femenino es de hasta 120 h y la del ovocito después de la ovulación no supera las 12 h a 24 h (14). Por ello, el período del ciclo en el que una relación sexual sin protección, o el fallo de un MAC, puede resultar en un embarazo (**ventana fértil**) se extiende desde 5 días antes de la ovulación hasta 1 día después de la misma (14). La fertilización debe producirse dentro de un máximo de 24 h desde la ovulación (o incluso menos), ya que después de ese tiempo el ovocito se deteriora rápidamente y la fertilización falla. Por el contrario, los espermatozoides pueden sobrevivir en el aparato reproductor femenino durante 5-6 días después del coito.

Desde el punto de vista fisiológico, los métodos anticonceptivos pueden evitar un embarazo actuando principalmente en dos etapas (**tabla 3-1**):

1. Antes de la fertilización del ovocito.
2. Antes de la implantación del embrión.

Tabla 3-1 Etapas de actuación de los métodos anticonceptivos

Métodos que actúan antes de la fertilización
• Efecto de los gestágenos en el moco cervical como barrera anticonceptiva • Acción sobre los espermatozoides en el aparato genital femenino • Alteración de la motilidad tubárica y la peristalsis uterina • Oclusión tubárica para prevenir la fertilización • Inhibición de la foliculogénesis a nivel hipotálamo-hipofisario • Inhibición del pico de hormona luteinizante • Inhibición de la ruptura folicular • Alteración en la fertilización
Métodos que actúan antes de la implantación
• Modificación de las características del endometrio (endometrio no receptivo) – Modificaciones histológicas – Modificaciones moleculares (respuesta inflamatoria) – Modificaciones en la expresión génica

Métodos que actúan antes de la fertilización del óvulo

Los métodos que actúan antes de la fertilización del óvulo son los preferidos, ya que evitan el encuentro entre el óvulo y el espermatozoide, así como la fertilización. En este grupo se encuentran la gran mayoría de los MAC modernos. La principal estrategia consiste en la inhibición del desarrollo folicular y la ovulación, aunque también existen otros puntos en los cuales es posible interferir para evitar la fertilización.

Efecto de los gestágenos en el moco cervical como barrera anticonceptiva

La alteración en las características del moco cervical para prevenir la entrada de los espermatozoides a las vías genitales superiores es un efecto típico de los gestágenos. La administración continua de estos agentes hormonales, ya sea a través de pastillas o de inyectables, el **sistema intrauterino de levonorgestrel (SIU-LNG)** o el implante anticonceptivo subdérmico, modifica la secreción de las células mucosas del cuello uterino, generando un moco cervical tan escaso y viscoso que impide completamente el avance de los espermatozoides (15).

Aunque se ha sugerido un mecanismo similar para los gestágenos administrados como ACE, muchos argumentan que este efecto no se alcanza con una dosis única, sino con una administración prolongada. Además, se postula que este mismo efecto puede ser atribuido al **dispositivo intrauterino de cobre (DIU-Cu)**.

Acción sobre los espermatozoides en el aparato genital femenino

Aunque el mecanismo de acción del DIU-Cu no se conoce del todo, la alta concentración de iones de cobre afecta no solo al moco cervical, sino a todos los líquidos del aparato genital, especialmente a nivel de la cavidad uterina. Esta alteración repercute en la función y viabilidad de los espermatozoides al actuar directamente como un espermicida, reduciendo su motilidad y/o impidiendo que completen el proceso de «capacitación», esencial para alcanzar la capacidad fecundante (16). Más aún, incluso si algunos espermatozoides lograran sobrevivir y llegar al ovocito en la trompa, su capacidad de fertilización estaría comprometida (17). El propio óvulo podría verse afectado por los iones de cobre y no estar en condiciones de ser fertilizado. Varios estudios respaldan la idea de que en usuarias de DIU-Cu muy pocos o ningún espermatozoide llega a la trompa (18,19).

En un estudio en el que se comparó a mujeres con DIU-Cu y sin DIU-Cu que voluntariamente iban a recibir una oclusión tubárica (ligadura de trompas) en el período fértil, y que habían mantenido relaciones sexuales los 2 días previos (20), se recuperaron óvulos fertilizados en las trompas de la mitad de las mujeres sin DIU, mientras que entre las usuarias de DIU no se recuperaron óvulos fertilizados ni en la cavidad uterina ni en las trompas (20). Por lo tanto, según este estudio, el principal mecanismo de acción de los DIU no sería la destrucción de embriones vivos, sino el efecto sobre los espermatozoides.

Alteración de la motilidad tubárica y la peristalsis uterina

La fertilización se produce normalmente en la ampolla de la trompa de Falopio (o tuba uterina) dentro de las 24 h posteriores a la ovulación. Entre los días 3 y 4 (más o menos en el día 18 del ciclo, de un ciclo ideal de 28 días), el cigoto migra a través de las trompas hasta que alcanza la cavidad uterina en la etapa de mórula. Un transporte tubárico demasiado rápido o demasiado lento de los gametos puede provocar una desincronización en el encuentro de los mismos, o alterar el transporte del embrión, lo que interferirá en su llegada a la cavidad uterina en el momento en que el endometrio está receptivo (21). Por consiguiente, la motilidad de las trompas desempeña un papel crucial en facilitar la fertilización. En este transporte intervienen tanto las contracciones musculares de la capa muscular de la trompa como la actividad de los cilios del epitelio que tapizan su luz.

Se ha demostrado un aumento en la expresión de los RcP en la ampolla en los días +4 a +6 posteriores al pico de LH. El incremento de la progesterona a partir de la ovulación ralentiza de manera significativa el movimiento de los cilios y aumenta la contractilidad de la capa muscular, hecho que puede revertirse con la administración de un antiprogestágeno, como la mifepristona o el LNG (22,23). En consecuencia, esto afectaría al transporte y al encuentro de los gametos.

Asimismo, en el útero, conforme avanza la fase folicular del ciclo menstrual se produce un aumento gradual en la frecuencia e intensidad de ondas peristálticas subendometriales y miometriales desde el cuello hasta el fondo uterino. Esto se correlaciona con la mayor expresión de receptores a estrógeno (RcE) y RcP, que comienzan a aumentar en el período preovulatorio a nivel ístmico (24).

El objetivo de estas contracciones uterinas es ayudar al transporte rápido de espermatozoides a través del aparato genital femenino. Se ha propuesto que tanto los gestágenos en sus diferentes vías de administración (pastillas de solo gestágeno, SIU-LNG e implante anticonceptivo subdérmico) como el DIU-Cu limitan/inhiben este mecanismo, e impiden que los espermatozoides alcancen al óvulo en la luz de la trompa y lo fertilicen.

Oclusión tubárica para prevenir la fertilización

La **oclusión tubárica**, que impide que los espermatozoides alcancen al óvulo en la luz de la trompa y lo fertilicen, es el principal mecanismo de acción de la ligadura tubárica. Este procedimiento, de carácter permanente, asegura la interrupción definitiva del paso de los espermatozoides hacia el óvulo, de modo que ofrece una forma efectiva de anticoncepción a largo plazo.

Inhibición de la foliculogénesis a nivel hipotálamo-hipofisario

La inhibición de la foliculogénesis a nivel hipotálamo-hipofisario es el mecanismo que explica la acción anticonceptiva de la mayoría de los MAC hormonales (estrógenos, gestágenos y análogos de la GnRH).

- **Gestágeno**: la inhibición de la foliculogénesis y de la ovulación es provocada principalmente por el gestágeno mediante un mecanismo complejo que incluye no solo la alteración de la secreción de FSH y LH a nivel hipotalámico e hipofisario (inhibición de la foliculogénesis) y la inhibición del pico preovulatorio de LH (inhibición de la ovulación), sino también interacciones directas de los progestágenos con funciones ováricas.
  El componente estrogénico actúa de manera sinérgica con el gestágeno a nivel central para inhibir la ovulación, además de otorgar estabilidad endometrial para evitar sangrados irregulares. La capacidad para inhibir la foliculogénesis no es igual para todos los gestágenos, sino que es dependiente de la dosis y de la vía de administración.
- **Análogos de la GnRH**: son decapéptidos con una estructura molecular similar a la GnRH, si bien cambian algunos aminoácidos de la molécula original. Poseen capacidad tanto agonista (estimulan la secreción de gonadotropinas) como antagonista (inhiben la función gonadotropa de la hipófisis). Si bien la administración de un **análogo agonista de la GnRH** debe provocar un aumento en la síntesis y secreción de gonadotropinas, esto solo se cumple si la administración de este es pulsátil. En cambio, si la administración es tónica y sostenida (como cuando se administra un bolo intramuscular), inicialmente se produce un aumento en las concentraciones de gonadotropinas (efecto *flare up*), a lo que sigue un descenso sostenido de las mismas, que lleva a un hipogonadismo hipogonadotropo. Esto se debe a que, en el gonadotropo, la exposición continua a los análogos de la GnRH produce un agotamiento de los receptores de membrana y la internalización de los mismos hacia el núcleo, lo cual provoca una resistencia del gonadotropo a la GnRH endógena. La célula gonadotropa agota sus reservas de gonadotropinas, lo que se traduce en una falta de estímulo al ovario: no hay foliculogénesis (con el consecuente hipoestrogenismo) ni ovulación.
  Si bien inhiben de manera efectiva la ovulación, los análogos agonistas de la GnRH no se utilizan como MAC, dado que son fármacos costosos que, además, no pueden administrarse por vía oral (solo intramuscular, subcutánea o

nasal). Asimismo, presentan la desventaja de provocar las complicaciones y síntomas negativos asociados con el hipoestrogenismo.

Por otro lado, los **análogos antagonistas de la GnRH** producen el mismo efecto final que los agonistas: hipogonadismo hipogonadotropo, con la diferencia de que no presentan el efecto *flare up* inicial. Se administran de manera subcutánea, si bien recientemente se ha aprobado su uso por vía oral. Por los mismos motivos que los análogos agonistas (costes, efectos adversos), no se indican como MAC.

Inhibición del pico de LH

La inhibición del pico de LH puede lograrse tanto con la administración de un gestágeno como con un análogo de la GnRH. Con los primeros, puede lograrse este efecto por administración oral, intramuscular, subcutánea o mediante la liberación continua de un implante subdérmico. La capacidad para inhibir el pico de LH no es igual para todos los gestágenos. Además es dependiente de la dosis, de la vía de administración y del momento del ciclo en el que se administre. El uso de una dosis única de gestágeno o de un antiprogestágeno puede indicarse como ACE, con el objeto de inhibir o retrasar el pico de LH.

Inhibición de la ruptura folicular

La capacidad de inhibir la ruptura folicular la convierte en una excelente opción como ACE. Se han propuesto alternativas hormonales (LNG, mifepristona y acetato de ulipristal [UPA]) y no hormonales.

- El **LNG**: la administración de una dosis de LNG puede inhibir o retrasar el desarrollo folicular después de que se haya seleccionado el folículo dominante, pero antes de que comience el pico de LH. Esto permite que el folículo se luteinice sin romperse, convirtiéndose en un folículo luteinizado no roto (25). Si el LNG se administra cuando el aumento de los valores de LH ya comenzó, no podrá inhibirse la ovulación.
- La **mifepristona**, un antiprogestágeno, no bloquea el «aumento» de la progesterona, sino que bloquea la capacidad de esta de unirse a los RcP a nivel hipofisario, lo que impide el pico de LH (26).
- El **UPA**, un modulador selectivo del RcP, puede tener diferentes efectos (inhibir la ruptura folicular o retrasar la ovulación) según el momento de administración, en relación con el diámetro folicular e incluso cuando el pico de LH ya haya iniciado (27,28).

También existe la posibilidad de inhibir la ruptura folicular con **métodos no hormonales**, incluso hasta después del pico de LH. Como se explicó previamente, en el folículo ovulatorio, la LH actúa a través de la PGE2, un mediador paracrino indispensable que controla toda la cronología de los acontecimientos ovulatorios: la expansión del cúmulo, la rotura del folículo y la maduración y liberación del ovocito. El pico de LH produce una elevación de la PGE2 intrafolicular. Si se inhibe la formación de PGE2, por más que se produzca el pico de LH, la ruptura folicular no se producirá. Por este motivo se ha intentado la inhibición de la ovulación por medio de la limitación de la síntesis de PGE2. Esto puede lograrse con **antiinflamatorios no esteroideos** como el rofecoxib, el celecoxib o el meloxicam, dado que son inhibidores de la enzima prostaglandina-endoperóxido sintasa 2 (también conocida como ciclooxigenasa 2 o COX2), una enzima clave en la cascada de la síntesis de PGE2. Se ha demostrado que estos fármacos reducen las tasas de ovulación en las mujeres. El meloxicam es el inhibidor con mayor potencial como método de ACE, tanto solo o en combinación con LNG. Administrado en dosis de 15 mg a 30 mg durante 5 días entre los días 5 y 23, ha demostrado inhibir la ruptura folicular, retrasar la ovulación o disminuir la producción de progesterona por el cuerpo lúteo, sin afectar al pico de LH.

Alteración de la fertilización

El proceso de fertilización requiere de un paso clave en el espermatozoide, conocido como **reacción acrosomal**. Consiste en la fusión de la membrana citoplasmática externa con la membrana del acrosoma, una vesícula exocítica ubicada en la zona apical de la cabeza. Esto permite la liberación de enzimas que estaban almacenadas dentro de la vesícula para que el espermatozoide pueda abrirse paso a través de la ZP y fertilizar al óvulo. Algunos estudios *in vitro* han mostrado que el LNG, administrado como ACE, puede disminuir la velocidad curvilínea de los espermatozoides e inhibir la reacción acrosomal. Sin embargo, otros estudios concluyen que ese efecto solo se lograría a altas concentraciones y no con la dosis habitual administrada en la ACE (29-31).

Métodos que actúan antes de la implantación del embrión

Estos métodos se basan principalmente en generar condiciones adversas en el endometrio (**endometrio no receptivo**) para impedir que, una vez fecundado el ovocito, el embrión se implante. Para comprender el modo de acción de estos MAC es necesario tener en cuenta que la ventana de implantación abarca un período autolimitado del ciclo, en el que el endometrio adquiere la capacidad funcional para permitir la adhesión del blastocisto. Se ha comprobado que durante el período específico en el que el endometrio es receptivo se regulan una gran cantidad de genes, como se ha demostrado mediante tecnología de secuenciación masiva (32), lo cual proporciona una herramienta novedosa para comprender el mecanismo de acción de diferentes MAC.

Se ha debatido extensamente si el efecto anticonceptivo del DIU-Cu se debe a modificaciones endometriales que impiden la implantación del embrión. Aunque el uso continuo de un DIU-Cu no parece interferir en principio con el desarrollo del endometrio durante el ciclo menstrual, sí induce gradualmente un aumento en la cantidad de leucocitos en la luz glandular, lo que sugiere una reacción inflamatoria, conocida como **reacción de cuerpo extraño**.

El uso continuado de un DIU-Cu no interfiere en principio con el desarrollo del endometrio durante el ciclo menstrual, pero sí produce un aumento gradual de leucocitos en la luz glandular, lo que indica una reacción inflamatoria (reacción de cuerpo extraño) (33,34). Esta reacción inflamatoria presente en los líquidos a lo largo del aparato genital es tóxica para los gametos, lo que impide la formación de embriones viables, como se ha explicado antes, y eventualmente también podría impedir la implantación de un blastocito.

Sin embargo, años atrás se investigaron signos de implantación temprana mediante la medición de marcadores bioquímicos en el suero de mujeres con y sin DIU-Cu. Los resultados mostraron una incidencia significativamente menor de implantación en mujeres con DIU-Cu en comparación con aquellas sin DIU, lo que sugiere que la acción del DIU-Cu se basa sobre todo en evitar la fertilización, en lugar de interrumpir la implantación (35). Por otro lado, en estudios muy recientes que han evaluado el perfil de expresión génica en el período postovulatorio en usuarias de DIU-Cu y mujeres sin DIU no se han encontrado diferencias en la expresión de genes en el endometrio de fase lútea entre ambos grupos de mujeres (36). Los autores sostienen que estos hallazgos refutan la idea de que el mecanismo de acción de los DIU afecte a la implantación.

En cambio, las alteraciones endometriales inmediatas producidas tras la inserción de un DIU podrían explicar el efecto anticonceptivo del DIU-Cu cuando se utiliza como ACE. Según este concepto, varias sociedades internacionales sugieren la inserción de un DIU dentro de los 5 días después de una relación sexual sin protección, o más allá de los 5 días, siempre y cuando se pueda determinar razonablemente el momento de la ovulación y la inserción se realice como máximo en los 5 días posteriores (37).

La administración de una sola dosis de mifepristona (200 mg) en mujeres con ciclo normal, 2 días después de la ovulación, afecta a la expresión génica a nivel endometrial al unirse directamente a los RcP. Por lo tanto, una dosis de 200 mg de mifepristona transforma un endometrio receptivo en no receptivo, sin ocasionar variaciones significativas en las concentraciones séricas de progesterona (38,39).

Otros sitios potenciales de intervención anticonceptiva

La fertilización es un proceso extremadamente complejo, constituido por una serie acontecimientos regulados en una fina sintonía. La modificación/inhibición en cualquier punto de este proceso tiene la posibilidad de detener el proceso de la concepción. Desde este punto de vista, la anticoncepción basada en la alteración de algún acontecimiento de la fertilización resulta sumamente atractiva, dado que apunta a alterar solo algunas células libres, en lugar de cambiar el estado de un tejido organizado.

Teniendo en cuenta este concepto, existen múltiples sitios en los que puede actuarse para interferir en la concepción, desde la activación de los espermatozoides (tanto en el aparato genital masculino como femenino) hasta impedir que se inicie el proceso de fertilización cuando se produce el encuentro de los gametos.

Sitios de acción específica sobre los espermatozoides

- **Alteración de la espermatogénesis en el tracto genital masculino**: la interferencia en alguno de los numerosos acontecimientos que se producen durante el desarrollo de un espermatocito a partir de una espermatogonia puede, potencialmente, impedir la fertilización. A partir del conocimiento de la infertilidad de origen masculino se sabe que la alteración de la morfología espermática (p. ej., la forma de la cabeza), de la motilidad (alteración del flagelo) o del metabolismo espermático (por especies reactivas de oxígeno) puede afectar a la adquisición de la capacidad fecundante del espermatozoide. Así, es posible inducir de manera intencionada, mediante estrategias hormonales o no hormonales, la interferencia en alguno de los acontecimientos clave de la espermatogénesis.

- **Bloqueo de los receptores de progesterona**: en su tránsito por el aparato reproductor femenino, la progesterona secretada en altas concentraciones por las células del cúmulo y el cuerpo lúteo favorece el proceso de capacitación espermática. La progesterona se une en el espermatozoide a RcP de membrana, lo cual genera el ingreso masivo de Ca^{++} y la activación de diferentes cascadas de señalización que producen la aparición de quimiotaxis, hiperactivación y la reacción acrosomal. Aquellos compuestos sintéticos que presenten actividad antagonista pura o actividad agonistas/antagonistas sobre los RcP, como la mifepristona y el UPA, pueden afectar a la función espermática y ser así utilizados en anticoncepción.
- **Inhibición del ingreso de calcio extracelular en el espermatozoide**: la movilidad de los espermatozoides se desencadena por cambios en el medio iónico extracelular y por interacción con ligandos específicos que inducen la entrada de Ca^{++}. Estos ligandos específicos, entre los cuales está la progesterona, actúan mediante su unión a un receptor de membrana o por activación directa. Cualquier molécula que bloquee los canales de calcio o antagonice estos ligandos puede impedir la entrada Ca^{++} e inhibir los procesos de capacitación, hiperactivación espermática y reacción acrosomal.
- **Inhibición de la fosforilación de la tirosina**: al igual que la entrada de calcio, la fosforilación en los residuos de tirosina (a cargo de la tirosina cinasa) es un paso clave en la regulación de la motilidad, la capacitación y la reacción acrosomal del espermatozoide. La inhibición de la fosforilación (o la desfosforilación de esos residuos) puede impedir que dichos procesos se produzcan.
- **Acción sobre el transporte tubárico de los espermatozoides**: una vez que los espermatozoides alcanzan la porción caudal de la trompa (istmo tubárico), los espermatozoides móviles se encuentran con una secreción viscosa glucoproteica que disminuye su movilidad para facilitar su adhesión al epitelio tubárico durante el período preovulatorio y para mantenerse adheridos hasta la ovulación (reservorio espermático). Una o dos horas antes de la ovulación, solo algunos de los espermatozoides se reactivan y pueden desprenderse del epitelio, para alcanzar al óvulo en la ampolla tubárica y fecundarlo (40). La modificación de esta secreción y del microambiente tubárico en ese momento resulta un blanco atractivo para retener los espermatozoides e impedir que alcancen el sitio de la fecundación.

Inmunocontracepción

Desde hace muchos años se ha pensado en la posibilidad de bloquear los puntos de unión de los gametos en el momento de la fertilización para impedir la concepción. Se sabe que en los humanos y en otras especies existen anticuerpos que se unen a antígenos en la superficie de los espermatozoides y pueden causar infertilidad. Estos anticuerpos antiespermatozoides están presentes en el suero de mujeres y hombres infértiles, y han servido para identificar las proteínas que actúan como antígenos. De esta manera pueden prepararse **vacunas anticonceptivas** que reaccionen contra proteínas específicas en la membrana de los espermatozoides (p. ej., proteínas específicas que intervienen durante la fusión entre el óvulo y el espermatozoide), en el citoplasma del espermatozoide, en el plasma seminal o contra enzimas espermáticas como la hialuronidasa. El desarrollo de vacunas inmunocontraceptivas ya se ha probado en animales y se están llevando a cabo múltiples investigaciones en humanos.

Acción sobre el ovocito

El complejo cúmulo-ovocito ofrece distintos puntos en los que se puede intervenir para evitar con la concepción a través de diferentes modalidades. Como se explicó previamente, el ovocito está rodeado por la ZP, una matriz extracelular formada por glucoproteínas que posee receptores y activadores para los espermatozoides, los cuales contribuyen a inducir la reacción acrosomal. Alrededor de la ZP se encuentra el cúmulo o corona *radiata* (CR), que consiste en tres o cuatro capas de células inmersas en una matriz extracelular de proteínas y carbohidratos, fundamentalmente ácido hialurónico (**fig. 3-5**). Estas células producen sustancias quimiotácticas, entre las cuales está la progesterona, para atraer a los espermatozoides. Durante la fecundación, los espermatozoides liberan varias enzimas (fundamentalmente hialorunidasa) presentes en el acrosoma para separar las células de la CR y llegar hasta la ZP. Teniendo en cuenta esta descripción, es posible imaginar múltiples estrategias para interferir en la fertilización y que sirvan de base para el desarrollo de diferentes métodos anticonceptivos:

- Generar vacunas contra diferentes proteínas de la CR y de la ZP que funcionan como sitios de unión de los espermatozoides, contra las sustancias quimiotácticas que los atraen o contra las enzimas liberadas en la reacción acrosomal.
- Interferir en los procesos químicos que se desencadenan a partir de la fusión focal de las membranas del ovocito y del espermatozoide y permiten la fertilización. Por ejemplo, inhibir el factor activador espermático, una molécula ubicada en la superficie del espermatozoide, y que produce la liberación de Ca^{++} dentro del ovocito en forma de ondas, al fusionarse las membranas del ovocito y del espermatozoide. Las oscilaciones intracelulares de Ca^{++} son indispensables para la expulsión del segundo cuerpo polar, la formación del pronúcleo femenino, el reemplazo de las protaminas por histonas en el núcleo espermático, la formación del pronúcleo masculino y la ubicación del centríolo espermático para formar el **áster masculino**, necesario para la migración de su pronúcleo.
- Enmascarar una serie de moléculas en la superficie del espermatozoide y/o del óvulo que actúan como proteínas de anclaje para permitir la fusión de membranas entre el esperma y el ovocito.

Si bien todos estos puntos resultan interesantes para implementar como MAC, existen grandes desafíos y cuestiones por resolver. Entre estos desafíos se incluye, por ejemplo, cómo debería ser la administración de un agente específico al sitio de fertilización en la trompa de Falopio para lograr un nivel apropiado, o cómo evitar los efectos sistémicos que algunos de estos agentes posiblemente podrían provocar. En la **tabla 3-2** se resumen los diferentes métodos anticonceptivos y el punto de intervención y, en la **tabla 3-3**, su mecanismo de acción.

Tabla 3-2 **Puntos de intervención de los métodos anticonceptivos**

Mecanismo de acción	Método
Antes de la fertilización del óvulo	
Cambio en las características del moco cervical	Anticonceptivos de solo gestágenos (pastillas, implante subdérmico, AMPD inyectable, SIU-LNG), DIU-Cu
Acción espermicida en el tracto genital femenino	DIU-Cu
Alteración de la motilidad tubárica	Mifepristona, pastillas de solo gestágenos, SIU-LNG, DIU-Cu
Obstrucción de las trompas	Oclusión tubárica bilateral (ligadura de trompas)
Inhibición de la foliculogénesis a nivel hipotálamo-hipofisario	Anticonceptivos hormonales combinados (ACO, parches, anillos vaginales e inyectables), algunas pastillas de solo gestágenos (DRSP 4 mg, DSG 75 mg), AMPD inyectable e implante subdérmico
Inhibición del pico de hormona luteinizante	Anticonceptivos hormonales combinados, algunas pastillas de solo gestágenos (DRSP 4 mg, DSG 75 mg), AMPD inyectable, implante subdérmico y antiprogestágenos
Inhibición de la ruptura folicular	LNG 150 mg oral (como ACE), mifepristona, UPA, AINE (rofecoxib, celecoxib, meloxicam)
Alteración en la fertilización	LNG 150 mg oral
Antes de la implantación	
Modificación de las características del endometrio (endometrio no receptivo)	Mifepristona (dosis única de 200 mg)
Otros sitios potenciales de intervención	
Acción específica contra los espermatozoides	Bloqueo de receptor de progesterona: mifepristona y UPA Inhibición de la entrada de calcio extracelular: bloqueador o antagonista de los canales del calcio
Inmunocontracepción	Vacunas inmunocontraceptivas
Acción sobre el ovocito	Vacunas contra proteínas de la CR y la ZP

ACE, anticoncepción de emergencia; ACO, anticonceptivos orales combinados; AINE, antiinflamatorios no esteroideos; AMPD, acetato de medroxiprogesterona de depósito; CR, corona *radiata*; DIU-Cu, dispositivo intrauterino de cobre; DRSP, drospirena; DSG, desogestrel; LNG, levonorgestrel; SIU-LNG, sistema intrauterino liberador de LNG; UPA, acetato de ulipristal; ZP, zona pelúcida.

Tabla 3-3 Métodos anticonceptivos y su mecanismo de acción

Método anticonceptivo	Sitio de acción anticonceptiva						
	Moco cervical	Acción sobre los espermatozoides	Motilidad tubárica	Inhibición de la foliculogénesis	Inhibición del pico de LH	Acción sobre el ovocito	Modificación del endometrio
Pastillas de solo gestágeno	X		X	X	X		X
Hormonales combinados (anticonceptivos orales combinados, anillos vaginales, parches e inyectables)	X			X	X		X
Inyectables de progestina sola	X		X	X	X		X
Implante subdérmico	X		X	X	X		X
Dispositivo intrauterino (DIU) de cobre (T 380)	X	X	X			X	X
Sistema intrauterino liberador de levonorgestrel (SIU-LNG)	X		X				X
LNG 150 mg (como anticonceptivo de emergencia)	X				X		X
MELA (lactancia por amenorrea)				X	X		

Mecanismo de acción de los diferentes métodos anticonceptivos (MAC). Nótese que los MAC ejercen su acción anticonceptiva por más de un mecanismo, pero con diferente nivel de efectividad. Incluso en el caso de las formulaciones hormonales, un mismo fármaco puede alcanzar diferentes efectos dependiendo de la dosis y de la vía de administración. En el caso de las pastillas de solo gestágeno, la inhibición de la foliculogénesis varía según la formulación considerada. El levonorgestrel en dosis de 30 µg (conocido como la minipíldora) produce una inhibición de la ovulación entre el 60 % y el 70 % de los ciclos; por lo tanto, no puede considerarse que la anovulación sea el mecanismo de acción. En cambio, la drospirenona (DRSP) en dosis de 4 mg y el desogestrel (DSG) en dosis de 75 mg se asocian a una tasa de anovulación de ~ 98 %.

Referencias bibliográficas

(1) Taylor HS, Pal L, Sell E. Speroff. Endocrinología ginecológica clínica y esterilidad. 9.ª ed. Baltimore, MD, Madrid: Wolters Kluwer Health; 2020.

(2) McGee EA, Hsueh AJW. Initial and cyclic recruitment of ovarian follicles. Endocr Rev. 2000;21(2):200-14. Disponible en: http://dx.doi.org/10.1210/edrv.21.2.0394.

(3) Kumar TR, Wang Y, Lu N, Matzuk MM. Follicle stimulating hormone is required for ovarian follicle maturation but not male fertility. Nat Genet. 1997;15(2):201-4. Disponible en: http://dx.doi.org/10.1038/ng0297-201.

(4) Williams CJ, Erickson GF. Morphology and Physiology of the Ovary. En: Feingold KR, Anawalt B, Blackman MR, et al., eds. Endotext. South Dartmouth (MA): MDText.com, Inc.; January 30, 2012.

(5) Fauser BCJM, van Heusden AM. Manipulation of human ovarian function: Physiological concepts and clinical consequences. Endocr Rev. 1997;18(1):71-106. Disponible en: http://dx.doi.org/10.1210/edrv.18.1.0290.

(6) Zeleznik A, Pohl C. Control of follicular development, corpus luteum function, the maternal recognition of pregnancy, and the neuroendocrine regulation of the menstrual cycle in higher primates. En: Knobil and Neill's Physiology of Reproduction. Elsevier; 2006. p. 2449-510.

(7) Dizerega GS, Hodgen GD. Folliculogenesis in the primate ovarian cycle. Endocr Rev. 1981;2(1):27-49. Disponible en: http://dx.doi.org/10.1210/edrv-2-1-27.

(8) Hsueh AJW, Billig H, Tsafriri A. Ovarian follicle atresia: A hormonally controlled apoptotic process. Endocr Rev. 1994;15(6):707-24. Disponible en: http://dx.doi.org/ 10.1210/edrv-15-6-707.

(9) Adashi EY. Insulin-like growth factors as determinants of follicular fate. J Soc Gynecol Investig. 1995;2(6):721-6. Disponible en: http://dx.doi.org/10.1177/1071557695002 00601.

(10) Chun SY, Billig H, Tilly JL, Furuta I, Tsafriri A, Hsueh AJ. Gonadotropin suppression of apoptosis in cultured preovulatory follicles: mediatory role of endogenous insulin-like growth factor I. Endocrinology. 1994;135(5):1845-53. Disponible en: http://dx.doi.org/10.1210/endo.135.5.7525255.

(11) Chun SY, Eisenhauer KM, Kubo M, Hsueh AJ. Interleukin-1 beta suppresses apoptosis in rat ovarian follicles by increasing nitric oxide production. Endocrinology. 1995;136(7):3120-7. Disponible en: http://dx.doi.org/10.1210/endo.136.7.7540548.

(12) Eisenhauer KM, Chun S-Y, Billig H, Hsueh AJW. Growth hormone suppression of apoptosis in preovulatory rat follicles and partial neutralization by insulin-like growth factor binding Protein1. Biol Reprod. 1995;53(1):13-20. Disponible en: http://dx.doi.org/10.1095/biolreprod53.1.13.

(13) Amsterdam A, Rotmensch S. Structure-Function Relationships during Granulosa Cell Differentiation. Endocr Rev. 1987;8(3):309-37. Disponible en: http://dx.doi.org/ 10.1210/edrv-8-3-309.

(14) Wilcox AJ, Weinberg CR, Baird DD. Timing of sexual intercourse in relation to ovulation Effects on the probability of conception, survival of the pregnancy, and sex of the baby. N Engl J Med. 1995;333(23):1517-21. Disponible en: http://dx.doi.org/10.1056/nejm199512073332301.

(15) Kesserü E, Camacho-Ortega P, Laudahn G, Schöpflin G. In vitro action of progestogens on sperm migration in human cervical mucus. Fertil Steril. 1975;26(1):57-61. Disponible en: http://dx.doi.org/10.1016/s0015-0282(16)40875-7.

(16) Ortiz ME, Croxatto HB, Bardin CW. Mechanisms of action of intrauterine devices. Obstet Gynecol Surv. 1996;51(12):42S-51S. Disponible en: http://dx.doi.org/10.1097/ 00006254-199612000-00014.

(17) Roblero L, Guadarrama A, López T, Zegers-Hochschild F. Effect of copper ion on the motility, viability, acrosome reaction and fertilizing capacity of human spermatozoa in vitro. Reprod Fertil Dev. 1996;8(5):871. Disponible en: http://dx.doi.org/10.1071/rd9960871.
(18) Sağiroğlu N. Phagocytosis of spermatozoa in the uterine cavity of woman using intrauterine device. Int J Fertil 1971;16(1):1-14.
(19) Moyer DL, Rimdusit S, Mishell DR Jr. Sperm distribution and degradation in the human female reproductive tract. Obstet Gynecol 1970;35(6):831-40.
(20) Álvarez F, Brache V, Fernández E, Guerrero B, Guiloff E, Hess R, et al. New insights on the mode of action of intrauterine contraceptive devices in women. Fertil Steril. 1988;49(5):768-73. Disponible en: http://dx.doi.org/10.1016/s0015-0282(16)59881-1.
(21) Smotrich DB, Stillman RJ, Widra EA, Gindoff PR, Kaplan P, Graubert M, et al. Immunocytochemical localization of growth factors and their receptors in human pre-embryos and Fallopian tubes. Hum Reprod. 1996;11(1):184-90. Disponible en: http://dx.doi.org/10.1093/oxfordjournals.humrep.a019014.
(22) Christow A. Effect of mifepristone and levonorgestrel on expression of steroid receptors in the human Fallopian tube. Mol Hum Reprod. 2002;8(4):333-40. Disponible en: http://dx.doi.org/10.1093/molehr/8.4.333.
(23) Mahmood T, Saridogan E, Smutna S, Habib AM, Djahanbakhch O. The effect of ovarian steroids on epithelial ciliary beat frequency in the human Fallopian tube. Hum Reprod. 1998;13(11):2991-4. Disponible en: http://dx.doi.org/10.1093/humrep/13.11.2991.
(24) Kunz G, Beil D, Deininger H, Wildt L, Leyendecker G. The dynamics of rapid sperm transport through the female genital tract: evidence from vaginal sonography of uterine peristalsis and hysterosalpingoscintigraphy. Hum Reprod. 1996;11(3):627-32. Disponible en: http://dx.doi.org/10.1093/humrep/11.3.627.
(25) Gemzell-Danielsson K, Berger C, Lalitkumar. Emergency contraception — mechanisms of action. Contraception. 2013;87(3):300-8. Disponible en: http://dx.doi.org/10.1016/j.contraception.2012.08.021.
(26) Brache V, Cochon L, Jesam C, Maldonado R, Salvatierra AM, Levy DP, et al. Immediate pre-ovulatory administration of 30 mg ulipristal acetate significantly delays follicular rupture. Hum Reprod. 2010;25(9):2256-63. Disponible en: http://dx.doi.org/10.1093/humrep/deq157.
(27) Brache V, Cochon L, Jesam C, Maldonado R, Salvatierra AM, Levy DP, et al. Immediate pre-ovulatory administration of 30 mg ulipristal acetate significantly delays follicular rupture. Hum Reprod. 2010;25(9):2256-63. Disponible en: http://dx.doi.org/10.1093/humrep/deq157.
(28) Munuce MJ, Gómez-Elías MD, Caille AM, Bahamondes L, Cuasnicú PS, Cohen DJ. Mechanisms involved in the contraceptive effects of ulipristal acetate. J Reprod Fertil. 2020;159(3):R139-49. Disponible en: http://dx.doi.org/10.1530/rep-19-0355.
(29) Bahamondes L, Nascimento JAA, Munuce MJ, Fazano F, Faúndes A. The in vitro effect of levonorgestrel on the acrosome reaction of human spermatozoa from fertile men Contraception. 2003;68(1):55-9. Disponible en: http://dx.doi.org/10.1016/s0010-7824 (03)00105-7.
(30) Yeung WSB, Chiu PCN, Wang CH, Yao YQ, Ho P-C. The effects of levonorgestrel on various sperm functions. Contraception. 2002;66(6):453-7. Disponible en: http://dx.doi.org/10.1016/s0010-7824(02)00408-0.
(31) do Nascimento JAA, Seppala M, Perdigão A, Espejo-Arce X, Munuce MJ, Hautala L, et al. In vivo assessment of the human sperm acrosome reaction and the expression of glycodelin-A in human endometrium after levonorgestrel-emergency contraceptive pill administration. Hum Reprod. 2007;22(8):2190-5. Disponible en: http://dx.doi.org/10.1093/humrep/dem119.

(32) Horcajadas JA, Riesewijk A, Martín J, Cervero A, Mosselman S, Pellicer A, et al. Global gene expression profiling of human endometrial receptivity. J Reprod Immunol. 2004;63(1):41-9. Disponible en: http://dx.doi.org/10.1016/j.jri.2004.02.003.

(33) Hagenfeldt K, Johannisson E, Brenner P. Intrauterine contraception with the Copper-T device. Contraception. 1972;6(3):207-18. Disponible en: http://dx.doi.org/10.10 16/ 0010-7824(72)90061-3.

(34) Savaris R, Zettler CG, Ferrari AN. Expression of α4β1 and αvβ3 integrins in the endometrium of women using the T200 copper intrauterine device. Fertil Steril. 2000; 74(6):1102-7. Disponible en: http://dx.doi.org/10.1016/s0015-0282(00)01600-9.

(35) Videla-Rivero L, Etchepareborda JJ, Kesseru E. Early chorionic activity in women bearing inert IUD, copper IUD and levonorgestrel-releasing IUD. Contraception. 1987;36(2):217-26. Disponible en: http://dx.doi.org/10.1016/0010-7824(87)90017-5.

(36) Smith-McCune K, Thomas R, Averbach S, Seidman D, Takeda M, Houshdaran S, et al. Differential effects of the hormonal and copper intrauterine device on the endometrial transcriptome. Sci Rep. 2020;10(1). Disponible en: http://dx.doi.org/10.1038/s41598-020-63798-8.

(37) Practice bulletin no. 112: Emergency contraception. Obstet Gynecol. 2010;115(5): 1100-9. Disponible en: http://dx.doi.org/10.1097/aog.0b013e3181deff2a.

(38) Gemzell-Danielsson K, Svalander P, Swah M-L, Johannisson E, Bygdeman M. Implantation: Effects of a single post-ovulatory dose of RU486 on endometrial maturation in the implantation phase. Hum Reprod. 1994;9(12):2398-404. Disponible en: http://dx.doi.org/10.1093/oxfordjournals.humrep.a138458.

(39) Catalano RD. The effect of RU486 on the gene expression profile in an endometrial explant model. Mol Hum Reprod. 2003;9(8):465-73. Disponible en: http://dx.doi.org/10.1093/molehr/gag060.

(40) Hunter RHF. Sperm release from oviduct epithelial binding is controlled hormonally by peri-ovulatory graafian follicles. Mol Reprod Dev. 2008;75(1):167-74. Disponible en: http://dx.doi.org/10.1002/mrd.20776.

CAPÍTULO 4

Asesoramiento anticonceptivo

Dra. Milady Isabel Banegas Echeverría
Dra. Alba Myriam García Rodríguez

PUNTOS CLAVE

- El asesoramiento integral en anticoncepción tiene como objetivo proporcionar una experiencia de atención centrada en las necesidades individuales de cada paciente.
- La comunicación centrada en la paciente debe basarse en principios éticos y en un modelo que considere tanto la relación como las tareas a realizar, estableciendo una comunicación que respete y considere las necesidades individuales de cada paciente.
- Debe proporcionarse información relevante y respetuosa acorde con las preferencias de la paciente, priorizando los aspectos más importantes para ella.
- Es crucial garantizar que las pacientes tengan acceso a servicios de planificación familiar para mejorar su salud y la de su familia, y que les permita planificar el tamaño de la familia y espaciar los nacimientos.
- Se sugiere la participación activa de la paciente en la toma de decisiones relacionadas con la anticoncepción, asegurando un proceso transparente y respetuoso de los derechos humanos.
- Favorecer el seguimiento y un apoyo continuo para mejorar el uso efectivo, seguro y bien tolerado de los métodos anticonceptivos.
- Las necesidades y prioridades de la paciente pueden cambiar con el tiempo, por lo que el asesoramiento y los métodos anticonceptivos deben ajustarse según sea necesario.
- Deben evaluarse factores como la edad, raza, riesgo inicial de enfermedad, costo, disponibilidad y preferencias de la paciente al elegir un método anticonceptivo.
- Los servicios de planificación familiar deben adaptarse a adolescentes, a mujeres en el período posparto y a personas con discapacidades, considerando sus necesidades específicas y proporcionándoles un entorno de apoyo.
- Es crucial evaluar los estados de salud y posibles interacciones con métodos anticonceptivos en personas con enfermedades crónicas para garantizar la compatibilidad con su manejo médico y evitar embarazos no deseados.

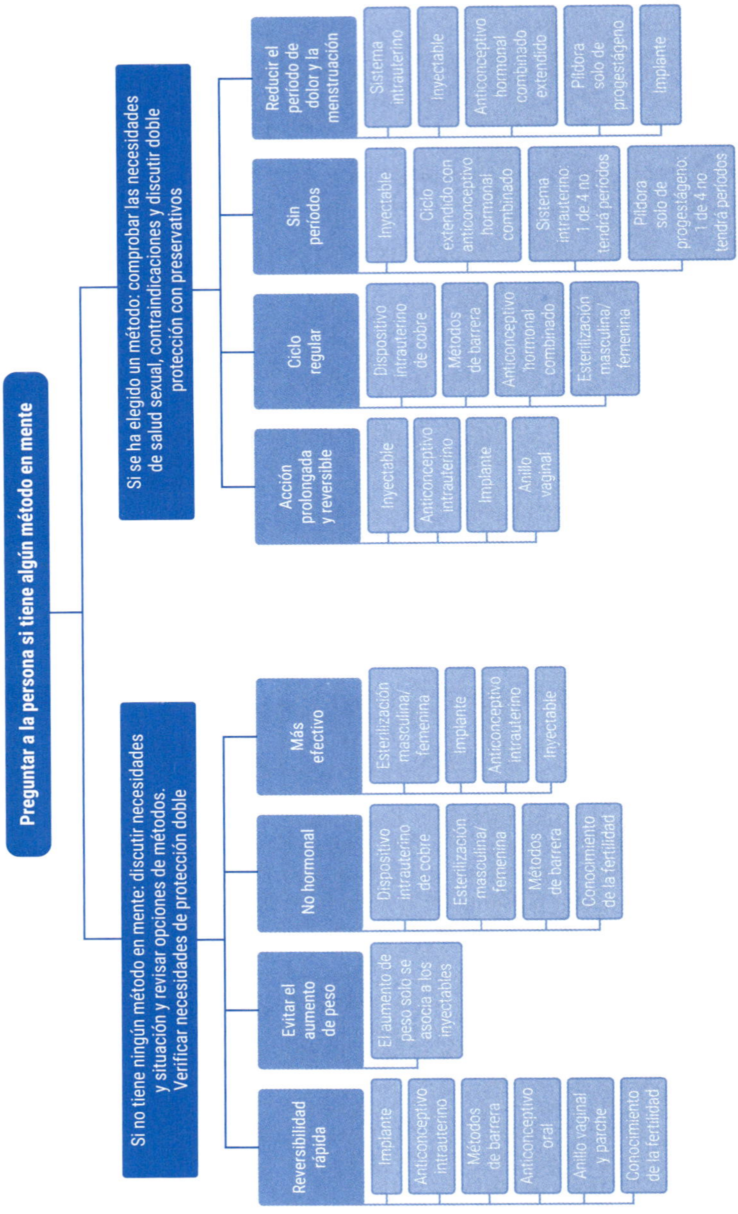

Preguntar a la persona si tiene algún método en mente
Si no tiene ningún método en mente: discutir necesidades y situación y revisar opciones de métodos. Verificar necesidades de protección doble
Reversibilidad rápida
Implante
Anticonceptivo intrauterino
Métodos de barrera
Anticonceptivo oral
Anillo vaginal y parche
Conocimiento de la fertilidad
Evitar el aumento de peso
El aumento de peso solo se asocia a los inyectables
No hormonal
Dispositivo intrauterino de cobre
Esterilización masculina/ femenina
Métodos de barrera
Conocimiento de la fertilidad
Más efectivo
Esterilización masculina/ femenina
Implante
Anticonceptivo intrauterino
Inyectable
Si se ha elegido un método: comprobar las necesidades de salud sexual, contraindicaciones y discutir doble protección con preservativos
Acción prolongada y reversible
Inyectable
Anticonceptivo intrauterino
Implante
Anillo vaginal
Ciclo regular
Dispositivo intrauterino de cobre
Métodos de barrera
Anticonceptivo hormonal combinado
Esterilización masculina/ femenina
Sin períodos
Inyectable
Ciclo extendido con anticonceptivo hormonal combinado
Sistema intrauterino: 1 de 4 no tendrá períodos
Píldora solo de progestágeno: 1 de 4 no tendrá períodos
Reducir el período de dolor y la menstruación
Sistema intrauterino
Inyectable
Anticonceptivo hormonal combinado extendido
Píldora solo de progestágeno
Implante

Introducción

La ayuda profesional brindada por el personal de salud en el proceso de toma de decisiones sobre métodos anticonceptivos se conoce como **asesoramiento anticonceptivo**. Uno de los principales objetivos de este asesoramiento es ayudar a la paciente a prevenir embarazos no deseados, mejorar su motivación, apoyarla en la elección del método que mejor se adapte a sus necesidades y a su perfil médico y psicosocial, y brindarle apoyo durante el uso de dicho método. Es importante destacar que este asesoramiento no se limita únicamente a la prevención de embarazos, sino que también busca capacitar a las personas para ejercer un control efectivo sobre su salud sexual y reproductiva.

El acceso a los servicios de **planificación familiar** es fundamental para mejorar la salud de la población. Con ellos se proporciona a las mujeres y a sus parejas la capacidad de planear el tamaño de su familia y espaciar los nacimientos (1).

En la atención médica pueden distinguirse dos tipos de decisiones (2):

1. **Decisiones efectivas**. Estas son situaciones clínicas en las que:
   - Existe una gran base de datos sobre beneficios y riesgos.
   - El beneficio supera ampliamente al riesgo.
   - La mayoría de los expertos y pacientes informados tomarán esta decisión.
   - Incluyen casos de medicina de emergencia.

2. **Decisiones sensibles a las preferencias**. Estas son situaciones clínicas en las que:
   - No hay datos suficientes disponibles respecto a los beneficios y riesgos.
   - Los datos están disponibles, pero la relación beneficio/riesgo depende en gran medida de los valores y prioridades individuales de cada paciente.

Existe una amplia variedad de opciones anticonceptivas. Al proporcionar un asesoramiento integral, los profesionales de la salud pueden ayudar a cada paciente a elegir el método anticonceptivo más apropiado, efectivo, seguro y tolerable. Entre estas opciones anticonceptivas se incluyen la abstinencia e interrupción del coito, los métodos basados en los conocimientos de la fertilidad, los métodos de barrera (condones masculinos y femeninos y diafragmas), los agentes espermicidas y esponjas, la anticoncepción hormonal combinada (AHC), los anticonceptivos de solo progestágeno, los dispositivos intrauterinos (DIU), la anticoncepción de emergencia y los métodos permanentes como la oclusión tubárica (ligadura de trompas) o la vasectomía (3).

El asesoramiento y la atención requiere un enfoque estructurado que integre los siguientes aspectos (2):

1. **Comunicación centrada en la paciente**:
   - Comunicación basada en principios éticos y en el modelo de comunicación orientado a la relación y a la tarea.
   - Establecimiento de una comunicación que respete y considere las necesidades individuales de cada paciente.

2. **Proceso transparente de toma de decisiones compartidas**:
   - Proceso de toma de decisiones compartidas en el contexto de un concepto de salud sexual y reproductiva basado en los derechos humanos.
   - Promoción de la participación activa del paciente en la toma de decisiones relacionadas con la anticoncepción.

3. **Provisión de apoyo y seguimiento**:
   - Ofrecimiento de apoyo continuo y seguimiento para mejorar el uso efectivo, seguro y bien tolerado de los métodos anticonceptivos.
   - Garantía de un ambiente de cuidado que promueva la confianza y la eficacia en la gestión de la anticoncepción.

Este enfoque integral tiene como objetivo proporcionar a las pacientes una experiencia de atención centrada en sus necesidades individuales mediante el fomento de la autonomía y el bienestar en el manejo de la salud sexual y reproductiva (2).

Inicio del asesoramiento anticonceptivo

Es importante reconocer que los objetivos y necesidades individuales cambian con el tiempo, y que el uso de anticonceptivos, las necesidades y las prioridades también cambiarán a lo largo de la vida. El **inicio**, la **interrupción** y/o el **cambio de anticonceptivos** pueden producirse con cambios en el deseo de embarazo, el estado de relación o de salud, o en respuesta a los efectos secundarios de los anticonceptivos. La capacidad para acceder a un método anticonceptivo, así como la atención clínica que pueda ser necesaria para interrumpir un método, también pueden afectar a cómo y cuándo una persona utiliza anticonceptivos (3).

La **comunicación positiva** entre la paciente y el proveedor de salud, así como la **toma de decisiones compartida**, son fundamentales para la toma de decisiones anticonceptivas y el uso consistente de los anticonceptivos (5). Idealmente, la toma de decisiones compartida debe ser la base en el asesoramiento anticonceptivo. Sin embargo, no es un concepto universal en todas las perspectivas y contextos (6).

Como personal de salud, es fundamental proporcionar a las pacientes la información adecuada y actualizada para que las usuarias puedan tomar una decisión informada y voluntaria. Esta información debe incluir el nivel de eficacia de cada método (**fig. 4-1**), su uso correcto, su mecanismo de acción, los efectos secundarios comunes, los riesgos y beneficios para la salud, el tiempo de retorno a la fertilidad después de suspender su uso y los métodos que ofrecen protección contra las infecciones de transmisión sexual.

Dado que la toma de decisiones sobre los métodos anticonceptivos generalmente requiere equilibrar las ventajas y desventajas de los diferentes métodos, es importante considerar las circunstancias, percepciones e interpretaciones individuales. Otros factores a tener en cuenta al ayudar a elegir un método anticonceptivo incluyen las características de la paciente (p. ej., edad, raza), el riesgo inicial de enfermedad, el costo, la disponibilidad y las preferencias de las y los pacientes en cuanto a la vía de administración (7,8).

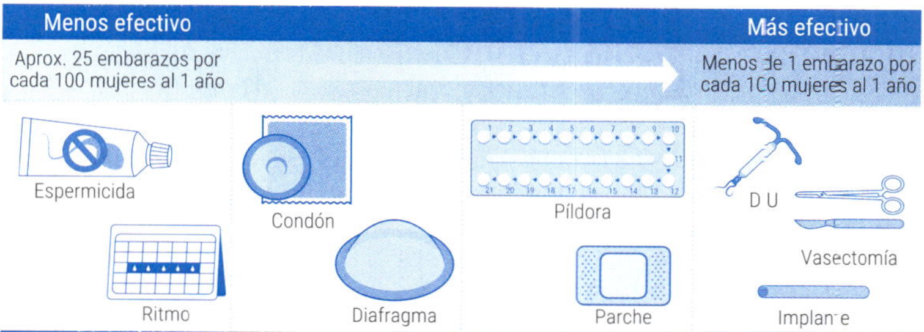

Cómo hacer que el método sea más efectivo			
Espermicida Usar correctamente cada vez que se practique sexo **Métodos basados en el conocimiento de la fertilidad** Abstenerse o usar condón en los días fértiles. Los métodos más recientes (días estándar y de los 2 días) pueden ser los más fáciles de usar	**Condón, diafragma, esponja, coito interrumpido** Usar correctamente cada vez que se practique sexo	**Inyecciones** Repetir las inyecciones en el momento correcto **MELA (6 meses) (método de la lactancia y amenorrea)** Amamantar a menudo, día y noche **Píldora (1 al día)** **Parche, anillo** Mantener en su sitio, cambiar en el momento correcto	Después del procedimiento, poco o nada que hacer o recordar **Vasectomía** Usar otro método durante al menos 3 meses

Figura 4-1 Asesoramiento sobre los métodos anticonceptivos según su eficacia. Fuente: adaptado de World Health Organization/Department of Reproductive Health and Research (WHO/RHR), Johns Hopkins Bloomberg School of Public Health (JHSPH)/Center for Communication Programs (CCP). Family planning: a global handbook for providers, CCP, Baltimore; 2007. Co-published by WHO. Disponible en: https://www.fphandbook.org. Con permiso.

La interrupción del uso de métodos anticonceptivos por parte de pacientes insatisfechas es un aspecto importante, ya que no solo las expone al riesgo de un embarazo no deseado, sino que también puede generar percepciones negativas en la comunidad sobre ese método o respecto a la anticoncepción en general. Castle y Askew analizaron la interrupción en países en desarrollo y encontraron que, entre las mujeres que aún necesitaban prevenir el embarazo, las razones más comunes para dejar un método fueron los efectos secundarios y las preocupaciones de salud (9).

Anticoncepción y planificación familiar para poblaciones especiales

El enfoque para la planificación familiar de las personas pertenecientes a poblaciones especiales requiere sensibilidad, competencia cultural y una comprensión integral de los desafíos específicos que cada grupo puede enfrentar. Adaptar los servicios para satisfacer las necesidades individuales puede contribuir a mejorar los resultados de la salud reproductiva y el bienestar general.

Adolescentes

Los servicios de planificación familiar deben adaptarse para satisfacer las necesidades específicas de las adolescentes, considerando su etapa de desarrollo, preocupaciones de confidencialidad y requisitos educativos.

La población adolescente, definida por la Organización Mundial de la Salud (OMS) como aquellas personas con edades comprendidas entre los 10 y 19 años, representa casi una quinta parte de la población mundial (10). **El embarazo en adolescentes es una causa significativa de morbimortalidad en todo el mundo**. Las adolescentes que se quedan embarazadas presentan un menor nivel educativo, tienen más probabilidades de vivir en la pobreza y experimentan un menor bienestar. Aumentar el acceso a anticonceptivos hormonales y anticonceptivos reversibles de larga duración es altamente efectivo para reducir estos embarazos (11). Por ello, es de vital importancia proporcionar un asesoramiento anticonceptivo adecuado en las mujeres adolescentes.

Con independencia de la edad o la actividad sexual previa de una paciente, el proveedor de salud debe abordar sus necesidades, expectativas e inquietudes anticonceptivas. No deben existir restricciones para que las adolescentes reciban servicios anticonceptivos completos y confidenciales. Aunque las pacientes sin actividad sexual previa pueden no necesitar anticoncepción de inmediato, el asesoramiento anticonceptivo debe realizarse idealmente antes de que inicien su vida sexual, facilitando el acceso a la anticoncepción. **La primera visita de salud reproductiva debe llevarse a cabo entre los 13 y 15 años**. Esta visita ha de incluir una discusión sobre anticoncepción e infecciones de transmisión sexual, así como servicios de medicina preventiva como la vacunación contra el virus del papiloma humano (12).

La **confidencialidad** y la **privacidad** son preocupaciones cruciales para las adolescentes que buscan atención en salud reproductiva (13). Garantizar la confidencialidad aumentará su disposición a divulgar información sensible sobre su salud y a buscar asesoramiento médico, mientras que la falta de esta puede impactar negativamente su participación en los servicios de salud sexual (10). Por ello, el personal de salud debe proporcionar un espacio seguro para las adolescentes que necesiten asesoramiento anticonceptivo. No es imprescindible la presencia de un familiar o tutor durante la consulta, pero se debe informar a la paciente que puede recurrir a ellos si lo considera necesario.

La primera opción para las adolescentes es el uso de condones, respaldado por la anticoncepción de emergencia cuando sea necesario. Los condones y la anticoncepción hormonal pueden recomendarse como una protección doble para los adolescentes. Los anticonceptivos reversibles de larga duración (LARC, *long-acting reversible contraceptives*), que incluyen tanto la anticoncepción intrauterina como los implantes, son seguros y altamente efectivos, por lo que son adecuados para las adolescentes (14). Es crucial recalcar en esta población la importancia del uso de métodos de barrera para la prevención de infecciones de transmisión sexual. sexual (v. Anticoncepción en la adolescencia en el cap. 17).

Mujeres en el período posparto

Deben proporcionarse opciones y asesoramiento sobre planificación familiar a las mujeres durante el período posparto, teniendo en cuenta factores como la lactancia, la recuperación de la salud reproductiva y el intervalo entre embarazos. **El embarazo y el posparto son momentos ideales para identificar las necesidades anticonceptivas de la pareja**. Además, el período posparto es considerado de alto riesgo para embarazos no planificados debido a la falta de conocimiento sobre la fertilidad en esta etapa.

Durante el embarazo, las altas concentraciones circulantes de estrógeno y progesterona procedentes de la placenta inhiben las concentraciones de gonadotropinas hasta el 1 % de los valores normales. El estrógeno estimula los lactotropos de la hipófisis, lo que resulta en concentraciones elevadas de prolactina. Sin lactancia después del parto, las concentraciones de prolactina disminuyen, mientras que las de la hormona luteinizante (LH) y hormona foliculoestimulante (FSH) aumentan durante 30 días, lo que lleva a la restauración de los ciclos menstruales. En mujeres no lactantes, la primera menstruación después del parto a menudo está precedida por anovulación, pero para la tercera menstruación, más del 80 % de las mujeres tienen ciclos ovulatorios normales (15).

Los embarazos con intervalos cortos tienen efectos perjudiciales para las mujeres y los lactantes. La OMS recomienda un período de 24 meses entre el parto y la concepción de un embarazo posterior. De manera similar, el American College of Obstetricians and Gynecologists (ACOG) aconseja un intervalo entre embarazos de 18 meses a 5 años (15,16). Los embarazos no deseados y/o con intervalos cortos podrían reducirse mediante el aumento del uso de anticoncepción efectiva en el posparto, que se discute de manera rutinaria en la visita posparto de 6 semanas. Sin embargo, algunas mujeres pueden estar en riesgo de embarazo antes de esta visita, ya que algunas parejas reanudan las relaciones sexuales antes de esas 6 semanas (17).

La evidencia de que las mujeres que no amamantan pueden ovular tan pronto como a los 25 días después del parto (un 40 % ovula a las 6 semanas posparto) y que el 57 % retoman la actividad sexual a las 6 semanas posparto, destaca la necesidad de que las conversaciones sobre anticoncepción se produzcan lo antes posible (18). Por esta razón, **se recomienda que todas las mujeres tengan un control con su ginecoobstetra u otros proveedores de atención obstétrica en las primeras 3 semanas posparto**.

Para optimizar la salud de mujeres y lactantes, la atención posparto debe convertirse en un proceso continuo, en lugar de un solo encuentro, con servicios y apoyo adaptados a las necesidades individuales de cada mujer. De hecho, en estudios cualitativos, las mujeres han señalado que hay un enfoque intenso en la salud de las mujeres durante el período prenatal, pero la atención durante el período posparto es poco frecuente y tardía (19).

El método anticonceptivo que se elegirá en el período posparto depende de las características individuales de la paciente, como el historial médico, las preferencias y si la paciente está lactando (20). El ACOG recomienda que las pacientes tengan acceso a anticoncepción LARC en este período. Hay dos métodos de anticoncepción LARC disponibles en Latinoamérica: el implante anticonceptivo colocado en el brazo y el DIU. El DIU está disponible en dos formas: un dispositivo de cobre no hormonal aprobado por la FDA para 10 años y un dispositivo intrauterino de levonorgestrel (DIU LNG) en diversas formulaciones, aprobado para 8 años. Estos métodos pueden iniciarse inmediatamente después del embarazo, como la colocación de un DIU posplacentario o la inserción de un implante anticonceptivo antes del alta hospitalaria después del parto (16,21).

Puerperio y riesgo de tromboembolia venosa

El riesgo relativo de tromboembolia venosa (TEV) aumenta unas 5 veces durante el embarazo y 60 veces en el puerperio, especialmente durante las primeras 3 semanas. En teoría, el riesgo incrementa con el uso de AHC. Por ello, se recomienda que las mujeres esperen al menos 3 semanas (y preferiblemente 6 semanas) antes de comenzar con AHC. **Las mujeres con factores de riesgo adicionales de TEV deben esperar 6 semanas**. Los métodos anticonceptivos de solo progestágeno de baja dosis no están asociados con un aumento del riesgo de TEV y se consideran seguros (categoría 1 de los *Criterios médicos de elegibilidad para el uso de anticonceptivos*, es decir, ninguna restricción) para mujeres posparto (15).

Además, pueden utilizarse métodos anticonceptivos no hormonales, que incluyen una variedad de opciones con diferentes mecanismos de acción, requisitos para el uso correcto y niveles de eficacia. Este grupo incluye el DIU de cobre, métodos de barrera (condones masculinos y femeninos, capuchón cervical, diafragma y esponja anticonceptiva), el método de la amenorrea de la lactancia (MELA), los métodos basados en el conocimiento de la fertilidad y el coito interrumpido. Estas opciones son particularmente favorables para personas con condiciones médicas que aumentan el riesgo de utilizar métodos hormonales (18).

Mujeres con enfermedades crónicas

Es esencial considerar los estados de salud y las posibles interacciones con los métodos anticonceptivos en mujeres con enfermedades crónicas, con el fin de garantizar su compatibilidad con el manejo médico. Un embarazo no planificado puede ser complicado para cualquier mujer, pero es particularmente peligroso para aquellas con enfermedades crónicas.

Las decisiones relacionadas con la anticoncepción en mujeres con enfermedades médicas concurrentes son críticas. La hipertensión, la cardiopatía isquémica, la valvulopatía cardíaca, la diabetes y la enfermedad cerebrovascular son algunas de las afecciones asociadas con un mayor riesgo de resultados adversos en el contexto de un embarazo no deseado. Los **medicamentos tomados para ciertas enfermedades crónicas pueden ser teratógenos o alterar la efectividad de la anticoncepción hormonal**. Por lo tanto, la planificación del embarazo es vital para la salud de estas pacientes, con el objetivo de optimizar sus condiciones médicas antes del embarazo para mejorar los resultados maternos y neonatales (22).

En los *Criterios médicos de elegibilidad para el uso de anticonceptivos* de la OMS, la seguridad del uso de los distintos métodos anticonceptivos se basa en cuatro categorías, tal como se muestra en la **tabla 4-1**.

El DIU LNG y el DIU de cobre están clasificados como categoría 1-2 para mujeres con cardiopatía. El DIU LNG y el implante subdérmico están clasificados como categoría 3 para continuar su uso en caso de cardiopatía isquémica debido a la preocupación teórica sobre los progestágenos y los lípidos. La anticoncepción intrauterina y el implante son categoría 1 para valvulopatía cardíaca complicada y no complicada, y categoría 1-2 en la diabetes y la hipertensión. El acetato de medroxiprogesterona de depósito (AMPD) es categoría 1 para valvulopatía

Tabla 4-1 Categorías de elegibilidad médica para el uso de anticonceptivos de la Organización Mundial de la Salud (OMS)

Categoría 1	Condición en la que no existe contraindicación para el uso de métodos anticonceptivos
Categoría 2	Condición en la que las ventajas de utilizar algún método sobrepasan los riesgos
Categoría 3	Condición en la que el riesgo real o teórico sobrepasa las ventajas de usarlos
Categoría 4	Condición en la que el riesgo por el uso de anticonceptivos es inaceptable

cardíaca y categoría 3 para enfermedad isquémica, y categoría 1-2 para diabetes e hipertensión, con categoría 3 en vasculopatía. La píldora solo con progestágeno es categoría 1 en valvulopatía, categoría 2-3 en cardiopatía isquémica y categoría 1-2 para diabetes e hipertensión (23).

Afecciones tiroideas

Las mujeres con **afecciones tiroideas** preexistentes (bocio simple, hipertiroidismo o hipotiroidismo) pueden utilizar cualquier método anticonceptivo, todos los cuales clasificados como categoría 1 según los criterios médicos de elegibilidad de los Centers for Disease Control and Prevention (CDC) de 2012.

Sin embargo, es importante saber que se presentan cambios significativos en las concentraciones de tiroxina (T_4) y tirotropina (TSH) después del uso de AHC. Esto indica un verdadero efecto de los AHC sobre las concentraciones séricas de hormonas tiroideas. El aumento de T_4 y T_3 parece estar relacionado con el incremento en la concentración de globulina de fijación a la T_4 (TBG, *thyroxine-binding globulin*) tras el uso de AHC. Aunque la T_4 libre (FT_4) y la triyodotironina libre (FT_3) también aumentan, el menor aclaramiento de TBG y el consiguiente aumento en la síntesis de hormona tiroidea podrían ser problemáticos, especialmente en pacientes con hipotiroidismo manifiesto o subclínico.

En este sentido, la prescripción de AHC debe estar asociada con una monitorización de la función tiroidea. Además, el hipotiroidismo requiere atención debido al riesgo cardiovascular, ya que el aumento de TBG sérica se correlaciona positivamente con la activación de la proteína C. Este aumento indica un estado de hipercoagulación y de proagregación plaquetaria.

Dado que el hipotiroidismo puede provocar alteraciones en los lípidos (como hipercolesterolemia o hipertrigliceridemia) y en la presión sistólica/diastólica, ambas afecciones promueven el estrés de cizallamiento endotelial y, por tanto, el riesgo de TEV profunda. Por ello, es fundamental evaluar la función tiroidea en pacientes en tratamiento con AHC (24).

Tromboembolia venosa

Las mujeres con ciertas afecciones asociadas a la **TEV** deben recibir asesoramiento sobre anticonceptivos no hormonales o aquellos que contienen solo progestágenos. Para mujeres con antecedentes de TEV, el riesgo de una recurrencia depende de si la trombosis inicial estuvo asociada con un factor de riesgo permanente (p. ej., factor V Leiden) o reversible (p. ej., cirugía) (22).

Enfermedades hepáticas

Las opciones anticonceptivas para mujeres con **enfermedad hepática** deben ser consideradas cuidadosamente, ya que el hígado desempeña un papel crucial en el metabolismo de las hormonas. En casos de enfermedad hepática grave, sobre todo cirrosis descompensada, adenoma hepatocelular o hepatoma maligno, los AHC (que contienen tanto estrógeno como progestágeno) suelen clasificarse como categoría 4. Los métodos solo con progestágeno se clasifican como categoría 3. Para condiciones benignas, como la hiperplasia nodular focal, los anticonceptivos hormonales generalmente se clasifican como categoría 1-2 y, en casos de cirrosis leve o compensada, los métodos hormonales, incluidos los AHC, suelen clasificarse como categoría 1. Por último, el caso de hepatitis aguda, los métodos solo con progestágeno se clasifican como categoría 1 (23).

Lupus eritematoso sistémico

Los AHC están contraindicados en mujeres con **lupus eritematoso sistémico** (LES) y anticuerpos antifosfolípidos positivos (categoría 4). En otras pacientes con LES, el uso de AHC se clasifica como categoría 2 en ausencia de otros factores de riesgo de enfermedad cardiovascular (p. ej., edad avanzada, tabaquismo, hipertensión, diabetes e hipercolesterolemia). El uso de AHC no parece empeorar la actividad de la enfermedad del LES en mujeres con enfermedad inactiva o estable. No obstante, los métodos solo con progestágeno se clasifican como categoría 3 para pacientes con LES y anticuerpos antifosfolípidos. En pacientes con LES sin anticuerpos antifosfolípidos, los métodos solo con progestágeno se clasifican como categoría 2 (22).

Virus de la inmunodeficiencia humana

Las mujeres con infección por el **virus de la inmunodeficiencia humana** (VIH) requieren métodos anticonceptivos altamente efectivos que sean compatibles con los tratamientos antirretrovirales, reduzcan el riesgo de adquirir infecciones de transmisión sexual y no incrementen el riesgo de transmitir el VIH a sus parejas (25). Ningún método anticonceptivo está contraindicado para estas pacientes. Sin embargo, es importante considerar que algunos AHC pueden interactuar con los antirretrovirales. Por lo tanto, la elección del método debe hacerse cuidadosamente, teniendo en cuenta estas posibles interacciones.

En todo el mundo existe una necesidad significativa no satisfecha de **tecnologías de prevención múltiple** que ofrezcan una prevención doble de embarazo y las infecciones de transmisión sexual, incluido el VIH, para mujeres en edad reproductiva (26) (v. Anticoncepción en mujeres con enfermedades crónicas en el cap. 17).

Personas con discapacidades

Deben ofrecerse servicios de planificación familiar accesibles e inclusivos que tengan en cuenta las necesidades y habilidades únicas de personas con discapacidades físicas, intelectuales o sensoriales.

El asesoramiento debe ser integral y adaptado a las necesidades y circunstancias individuales de cada persona. Factores como el tipo y grado de discapacidad, la capacidad para tomar decisiones informadas y las preferencias personales deben ser considerados. Es fundamental proporcionar educación y capacitación adecuadas sobre anticoncepción tanto a las personas con discapacidad como a sus cuidadoras. Además, debe involucrarse activamente a la persona con discapacidad, en la medida de lo posible, en el proceso de toma de decisiones. Esto implica respetar su autonomía y capacidad para expresar sus preferencias en términos de anticoncepción.

También deben considerarse cuestiones legales y éticas con el objetivo de asegurar que se respeten los derechos y la dignidad de las personas con discapacidades en el proceso de toma de decisiones relacionadas con la anticoncepción. El apoyo social y familiar es crucial; involucrar a familiares y personas cuidadoras en el proceso puede proporcionar un entorno de apoyo para la persona con discapacidad.

En resumen, **la anticoncepción en personas con discapacidades debe abordarse de manera integral, inclusiva y respetuosa**. La atención centrada en la persona, la accesibilidad y la participación activa son fundamentales para garantizar que las personas con discapacidad tengan opciones de anticoncepción que se adapten a sus necesidades y les permitan tomar decisiones informadas sobre su salud reproductiva.

Uso de anticonceptivos en la discapacidad intelectual

No hay un acuerdo unánime sobre la definición de discapacidad. El enfoque tradicional adopta un modelo médico en el que la discapacidad se define por el deterioro funcional de un individuo. La *Ley de estadounidenses con discapacidades* (ADA, *Americans with Disabilities Act*) define la discapacidad como «un deterioro físico o mental que limita sustancialmente una o más actividades importantes de la vida» (27).

De entre todas las discapacidades, la **discapacidad intelectual** representa uno de los mayores retos, ya que implica el deterioro de las funciones cognitivas de una persona antes de los 18 años (28). El uso de anticonceptivos en personas con discapacidades intelectuales es complejo debido a la amplia variedad de síntomas y circunstancias de las pacientes, así como a la falta de orientación basada en la evidencia aplicable. Sin embargo, el potencial para el uso efectivo de anticonceptivos en este grupo es significativo, tanto para la prevención de embarazos no deseados como para el tratamiento de afecciones ginecológicas. Este uso adecuado puede ser verdaderamente transformador para las pacientes y sus personas cuidadoras (29) (v. Anticoncepción en pacientes con discapacidad cognitiva en el cap. 17).

Perimenopausia

Es importante abordar las necesidades y preocupaciones de salud reproductiva de las personas mayores, teniendo en cuenta factores como la perimenopausia, la salud sexual y la prevención de embarazos no deseados. Después de los 40 años, el 75 % de los embarazos son no planificados y pueden tener un impacto físico y emocional profundo. La evaluación clínica debe basarse en el diagnóstico de la menopausia, ya que las concentraciones hormonales fluctúan ampliamente. Hasta que se confirme la menopausia, existe cierto potencial de embarazo. A los 45 años, la tasa de infertilidad en las mujeres es del 55 % (30).

El climaterio no es en sí mismo una contraindicación para una anticoncepción segura. Por el contrario, existen varias condiciones relacionadas con la perimenopausia que podrían beneficiarse del uso de anticonceptivos modernos, principalmente hormonales, con el objetivo de evitar embarazos no deseados y brindar posibles beneficios adicionales más allá de la anticoncepción (control del ciclo menstrual, reducción de los síntomas vasomotores y migrañas menstruales, protección contra la pérdida ósea, un equilibrio positivo en términos de riesgo/beneficio oncológico). Los anticonceptivos hormonales de acción corta y los condones son los métodos anticonceptivos más comunes hasta que las mujeres alcanzan la edad de 40-45 años, momento en el que los LARC y la anticoncepción permanente se vuelven más prevalentes (31).

En general, según los *Criterios médicos de elegibilidad para el uso de anticonceptivos*, no hay una única elección anticonceptiva contraindicada basada únicamente en la edad, ya que no hay evidencia que sugiera que la edad en sí misma sea un factor de riesgo para complicaciones relacionadas con anticonceptivos. Sin embargo, con la edad aumenta el riesgo de algunas afecciones médicas, como obesidad, hipertensión, diabetes, hiperlipidemia y cáncer, que deben considerarse como factores de riesgo independientes. La anticoncepción hormonal combinada puede ayudar a aliviar los síntomas vasomotores, disminuir el flujo menstrual y proporcionar anticoncepción (31,32). (v. Anticoncepción en mujeres en transición a la menopausia en el cap. 17).

MITOS

«El asesoramiento anticonceptivo solo se enfoca en prevenir embarazos no deseados»
El asesoramiento anticonceptivo busca no solo prevenir embarazos no deseados, sino también capacitar a las personas para ejercer un control efectivo sobre su salud sexual y reproductiva, adaptándose a las necesidades individuales de cada paciente.

«Todos los métodos anticonceptivos son igualmente adecuados para cualquier persona»
La elección del método anticonceptivo debe considerar factores como edad, raza, riesgo inicial de enfermedad, costo, disponibilidad y preferencias individuales de cada paciente.

«Las adolescentes no necesitan asesoramiento anticonceptivo hasta que sean sexualmente activas»
El asesoramiento anticonceptivo debe proporcionarse idealmente antes de que las adolescentes inicien su vida sexual, facilitando el acceso a la anticoncepción y reduciendo el riesgo de embarazos no deseados.

«Las mujeres en el período posparto no necesitan anticoncepción»
El período posparto es un momento crucial para identificar las necesidades anticonceptivas, ya que existe un alto riesgo de embarazos no planificados debido a la reanudación temprana de la actividad sexual y la ovulación.

«Las personas con enfermedades crónicas no deben usar anticonceptivos hormonales»
La planificación anticonceptiva en personas con enfermedades crónicas debe considerar los estados de salud y posibles interacciones con los métodos anticonceptivos para garantizar su compatibilidad con el manejo médico.

«La anticoncepción en personas con discapacidades no requiere consideraciones especiales»
Los servicios de planificación familiar para personas con discapacidades deben ser accesibles, inclusivos y adaptados a las necesidades y habilidades únicas de cada individuo, respetando su autonomía y capacidad para tomar decisiones informadas.

«Las mujeres mayores de 40 años no necesitan anticoncepción»
Aunque la fertilidad disminuye con la edad, las mujeres en perimenopausia aún pueden quedar embarazadas y, por lo tanto, necesitan asesoramiento anticonceptivo adecuado hasta que se confirme la menopausia.

«El uso de anticonceptivos hormonales no afecta a las personas con trastornos tiroideos»
Los anticonceptivos hormonales combinados pueden causar cambios significativos en las concentraciones de hormonas tiroideas, por lo que es necesario una monitorización adecuada de la función tiroidea en pacientes con trastornos tiroideos.

Referencias bibliográficas

(1) Madrigal JM, Stempinski-Metoyer K, McManus AE, Zimmerman L, Patel A. The family planning quotient and reproductive life index (FPQ/RepLI) tool: a solution for family planning, reproductive life planning and contraception counseling. Reprod Health 2019;16(1). Disponible en: http://dx.doi.org/10.1186/s12978-019-0787-5.

(2) Jannini EA, Foresta C, Lenzi A, Maggi M. Trends in Andrology and sexual medicine [Internet]. Springer. Disponible en: http://www.springer.com/series/13846.

(3) Truglio J, Lee RS, Warren BE, Soriano RP, editores. Sexual and reproductive health: A practical guide for primary care. 1.ª ed. Cham, Suiza: Springer Nature; 2023.

(4) American College of Obstetricians and Gynecologists' Committee on Health Care for Underserved Women, Contraceptive Equity Expert Work Group, and Committee on Ethics. Patient-centered contraceptive counseling: ACOG committee statement number 1. Obstet Gynecol 2022;139(2):350-3. Disponible en: http://dx.doi.org/10.1097/aog.0000000000004659.

(5) Carvajal DN, Klyushnenkova E, Barnet B. Latina contraceptive decision-making and use: The importance of provider communication and shared decision-making for patient-centered care. Patient Educ Couns 2021;104(9):2159-64. Disponible en: http://dx.doi.org/10.1016/j.pec.2021.03.006.

(6) Gerchow L, Squires A. Dimensional analysis of shared decision making in contraceptive counseling. J Obstet Gynecol Neonatal Nurs 2022;51(4):388-401. Disponible en: http://dx.doi.org/10.1016/j.jogn.2022.04.005.

(7) Organización Mundial de la salud (OMS). Recomendaciones sobre prácticas seleccionadas para el uso de anticonceptivos, 3.ª edición. Ginebra: OMS; 2018. Disponible en: https://www.who.int/es/publications/i/item/9789241565400.

(8) Teal S, Edelman A. Contraception selection, effectiveness, and adverse effects: A review. JAMA 2021;326(24):2507. Disponible en: http://dx.doi.org/10.1001/jama.2021.21392.

(9) Schivone GB, Glish LL. Contraceptive counseling for continuation and satisfaction. Curr Opin Obstet Gynecol 2017;29(6):443-8. Disponible en: http://dx.doi.org/10.1097/gco.0000 000000000408.

(10) Todd N, Black A. Contraception for Adolescents. J Clin Res Pediatr Endocrinol 2020;12(1): 28-40. Disponible en: http://dx.doi.org/10.4274/jcrpe.galenos.2019.2019.s0003.

(11) Robbins CL, Ott MA. Contraception options and provision to adolescents. Minerva Pediatr (Torino) 2017;69(5). Disponible en: http://dx.doi.org/10.23736/s0026-4946.

(12) American College of Obstetricians and Gynecologists' Committee on Adolescent Health Care, Geranche KR. Counseling Adolescents About Contraception Committee on Adolescent Health Care. American College of Obstetricians and Gynecologists; 2017. Disponible en: https://www.acog.org/clinical/clinical-guidance/committee-opinion/articles/2017/08/counseling-adolescents-about-contraception.

(13) Raidoo S, Kaneshiro B. Contraception counseling for adolescents. Curr Opin Obstet Gynecol 2017;29(5):310-5. Disponible en: http://dx.doi.org/10.1097/gco.0000000000000390.

(14) Apter D. Contraception options: Aspects unique to adolescent and young adult. Best Pract Res Clin Obstet Gynaecol 2018;48:115-27. Disponible en: http://dx.doi.org/10.1016/j.bpobgyn.2017.09.010.

(15) Glasier A, Bhattacharya S, Evers H, Gemzell-Danielsson K, Hardman S, Heikinheimo O, et al. Contraception after pregnancy. Acta Obstet Gynecol Scand 2019;98(11):1378-85. Disponible en: http://dx.doi.org/10.1111/aogs.13627.

(16) Stanton TA, Blumenthal PD. Postpartum hormonal contraception in breastfeeding women. Curr Opin Obstet Gynecol 2019;31(6):441-6. Disponible en: https://doi.org/10.1097/GCO.0000000000000571.

(17) Kumaraswami T, Rankin KM, Lunde B, Cowett A, Caskey R, Harwood B. Acceptability of Postpartum Contraception Counseling at the Well Baby Visit. Matern Child Health J 2018;22(11):1624-31. Disponible en: https://doi.org/10.1007/s10995-018-2558-2.

(18) Floyd S. Postpartum Contraception Options. Obstet Gynecol Clin North Am 2020;47(3): 463-75. Disponible en: https://doi.org/10.1016/j.ogc.2020.04.007.

(19) ACOG Committee Opinion No. 736: Optimizing Postpartum Care. Obstet Gynecol 2018; 131(5):e140-e150. Disponible en: https://doi.org/10.1097/AOG.0000000 000002633.

(20) Pearlman Shapiro M, Avila K, Levi EE. Breastfeeding and contraception counseling: a qualitative study. BMC Pregnancy Childbirth 2022;22(1):154. Disponible en: https://doi.org/10.1186/s12884-022-04451-2.

(21) Committee on Adolescent Health Care Long-Acting Reversible Contraception Working Group, The American College of Obstetricians and Gynecologists. Committee opinion no. 539: adolescents and long-acting reversible contraception: implants and intrauterine devices. Obstet Gynecol 2012;120(4):983-8. Disponible en: https://doi.org/10.1097/AOG.0b013e3182723b7d.

(22) ACOG Practice Bulletin No. 206: Use of Hormonal Contraception in Women With Coexisting Medical Conditions. Obstet Gynecol 2019;133(2):e128-e150. Disponible en: https://doi.org/10.1097/AOG.0000000000003072.

(23) Marnach ML, Gave CJ, Casey PM. Contraceptive Challenges in Women With Common Medical Conditions. Mayo Clin Proc 2020;95(11):2525-34. Disponible en: https://doi.org/10.1016/j.mayocp.2020.08.045.

(24) Torre F, Calogero AE, Condorelli RA, Cannarella R, Aversa A, La Vignera S. Effects of oral contraceptives on thyroid function and vice versa. J Endocrinol Invest 2020;43(9):1181-8. Disponible en: https://doi.org/10.1007/s40618-020-01230-8.

(25) American College of Obstetricians and Gynecologists' Committee on Practice Bulletins-Gynecology. Practice Bulletin No. 167: Gynecologic Care for Women and Adolescents With Human Immunodeficiency Virus. Obstet Gynecol 2016;128(4):e89-e110. Disponible en: https://doi.org/10.1097/AOG.0000000000001707.
(26) Krovi SA, Johnson LM, Luecke E, Achilles SL, van der Straten A. Advances in long-acting injectables, implants, and vaginal rings for contraception and HIV prevention. Adv Drug Deliv Rev 2021;176:113849. Disponible en: https://doi.org/10.1016/j.addr.2021.113849.
(27) D'Angelo A, Ceccanti M, Fiore M, Petrella C, Greco A, Porrari R, et al. Pregnancy in women with physical and intellectual disability: psychiatric implications. Riv Psichiatr 2020;55(6):331-6. Disponible en: https://doi.org/10.1708/3503.34890.
(28) Singh Shrestha P, Ishak A, Maskey U, Neupane P, Sarwar S, Desai S, et al. Challenges in Providing Reproductive and Gynecologic Care to Women With Intellectual Disabilities: A Review of Existing Literature. J Family Reprod Health 2022;16(1):9-15. Disponible en: https://doi.org/10.18502/jfrh.v16i1.8589.
(29) Dickson J, Thwaites A, Bacon L. Contraception for adolescents with disabilities: taking control of periods, cycles and conditions. BMJ Sex Reprod Health 2018;44(1):7-13. Disponible en: https://doi.org/10.1136/jfprhc-2017-101746.
(30) Long ME, Faubion SS, MacLaughlin KL, Pruthi S, Casey PM. Contraception and hormonal management in the perimenopause. J Womens Health (Larchmt) 2015;24(1):3-10. Disponible en: https://doi.org/10.1089/jwh.2013.4544.
(31) Grandi G, Di Vinci P, Sgandurra A, Feliciello L, Monari F, Facchinetti F. Contraception During Perimenopause: Practical Guidance. Int J Womens Health 2022;14:913-29. Disponible en: https://doi.org/10.2147/IJWH.S288070.
(32) Long ME, David PS, Casey PM. Contraception in perimenopause: when to discontinue. J Womens Health (Larchmt) 2015;24(5):409-10. Disponible en: https://doi.org/10.1089/jwh.2015.5243.

CAPÍTULO 5

Anticonceptivos orales combinados

Dr. Armando Miguel Roque Sánchez
Dra. Mónica Yazmín Olavarría Guadarrama

PUNTOS CLAVE

- La eficacia teórica de los anticonceptivos orales combinados (AOC) es muy alta, sin embargo, con el uso real, el índice de Pearl se calcula de 7-9 debido a un consumo irregular o fallo en la toma.
- Las progestinas utilizadas actualmente en los AOC no han demostrado tener un mayor riesgo de reacciones adversas en la salud de las mujeres sanas.
- Los AOC ofrecen beneficios adicionales a la anticoncepción, como la regulación del ciclo menstrual, corrección del sangrado uterino anómalo, mejoría de la dismenorrea, menor recurrencia de endometriomas, reducción del riesgo de cáncer endometrial y ovárico, y mejora de la salud ósea.
- Los AOC tienen contraindicaciones específicas relacionadas con enfermedades cardiovasculares, cáncer, trastornos de la coagulación, migraña y alteraciones hepáticas.
- El uso de AOC es seguro en los extremos de la vida reproductiva. En la adolescencia, no afecta al crecimiento ni a la estatura, y en la perimenopausia, sin tabaquismo concomitante, mejora la calidad de vida, reduce los síntomas vasomotores, previene la osteoporosis y regula el ciclo menstrual.

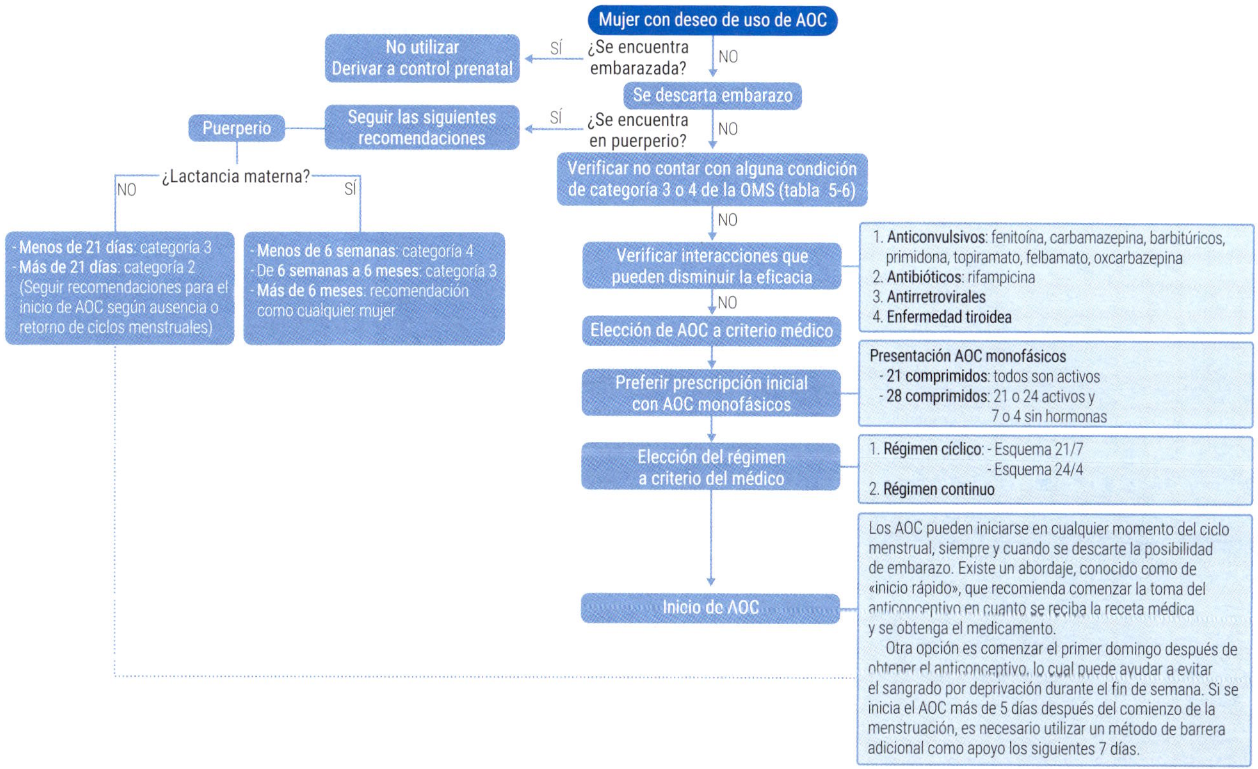
Mujer con deseo de uso de AOC
¿Se encuentra embarazada?
SÍ
No utilizar
Derivar a control prenatal
NO
Se descarta embarazo
¿Se encuentra en puerperio?
SÍ
Seguir las siguientes recomendaciones
Puerperio
¿Lactancia materna?
NO
- Menos de 21 días: categoría 3
- Más de 21 días: categoría 2
(Seguir recomendaciones para el inicio de AOC según ausencia o retorno de ciclos menstruales)
SÍ
- Menos de 6 semanas: categoría 4
- De 6 semanas a 6 meses: categoría 3
- Más de 6 meses: recomendación como cualquier mujer
NO
Verificar no contar con alguna condición de categoría 3 o 4 de la OMS (tabla 5-6)
NO
Verificar interacciones que pueden disminuir la eficacia
1. Anticonvulsivos: fenitoína, carbamazepina, barbitúricos, primidona, topiramato, felbamato, oxcarbazepina
2. Antibióticos: rifampicina
3. Antirretrovirales
4. Enfermedad tiroidea
NO
Elección de AOC a criterio médico
Preferir prescripción inicial con AOC monofásicos
Presentación AOC monofásicos
- 21 comprimidos: todos son activos
- 28 comprimidos: 21 o 24 activos y 7 o 4 sin hormonas
Elección del régimen a criterio del médico
1. Régimen cíclico: - Esquema 21/7
- Esquema 24/4
2. Régimen continuo
Inicio de AOC
Los AOC pueden iniciarse en cualquier momento del ciclo menstrual, siempre y cuando se descarte la posibilidad de embarazo. Existe un abordaje, conocido como de «inicio rápido», que recomienda comenzar la toma del anticonceptivo en cuanto se reciba la receta médica y se obtenga el medicamento.
Otra opción es comenzar el primer domingo después de obtener el anticonceptivo, lo cual puede ayudar a evitar el sangrado por deprivación durante el fin de semana. Si se inicia el AOC más de 5 días después del comienzo de la menstruación, es necesario utilizar un método de barrera adicional como apoyo los siguientes 7 días.

Introducción

Los **anticonceptivos orales combinados** (AOC) son el método más utilizado por las mujeres en edad reproductiva, con un 9 % de uso. Es el método más habitual en los países industrializados y el tercero en los países en desarrollo (1,2). Utilizados durante más de 60 años gracias a la tecnología, los AOC han experimentado durante todo este tiempo cambios significativos en la dosificación y la formulación. Estos cambios han permitido alcanzar una anticoncepción segura y amigable (3,4).

La historia de los AOC se remonta a inicios del siglo XX, cuando el Dr. Marker, al lado de Alberto Moreno, sintetizó hormonas esteroideas por primera vez en la década de 1930 (5). Desde la introducción del primer AOC en 1960, que contenía dosis de estradiol cinco veces superiores a las actuales, hasta las múltiples formulaciones disponibles en el mercado hoy en día, se han realizado numerosos avances. Estos cambios han mejorado de manera significativa la seguridad anticonceptiva, han reducido el riesgo de tromboembolia venosa (TEV) y han permitido ofrecer beneficios adicionales no anticonceptivos, como el aumento de la densidad ósea, la mejora del acné y la prevención del cáncer de endometrio y ovario, entre otros (6).

El objetivo de este capítulo es proporcionar una breve revisión de los diferentes tipos de progestinas y sus ventajas anticonceptivas y no anticonceptivas, así como los avances en la formulación del estradiol para disminuir el riesgo de TEV.

Características principales de los anticonceptivos orales combinados

Mecanismo de acción

Los AOC contienen una progestina, con o sin estrógeno. Las **progestinas** son compuestos sintetizados a partir de la testosterona (primera y segunda generación) o de la progesterona (tercera y cuarta generación). Estas progestinas proporcionan el efecto anticonceptivo a los AOC, y la adición de estrógeno mejora la eficacia y reduce el sangrado irregular (3).

Los **estrógenos** mejoran la eficacia anticonceptiva al inhibir la función del eje hipotálamo-hipófiso-ovárico mediante la supresión de las gonadotropinas, especialmente la hormona foliculoestimulante (FSH), lo que impide el desarrollo de un folículo dominante y genera una estabilidad cíclica. Además, los estrógenos en los AOC contribuyen a la reducción del sangrado irregular (3,5).

La **progesterona**, debido a sus propiedades antigonadotropas naturales, previene la ovulación al inhibir el funcionamiento del eje hipotálamo-hipófiso-ovárico. Además, desempeña un papel central en la transformación del endometrio en uno no receptivo, tiene efectos negativos directos sobre la permeabilidad del moco cervical e impide la supervivencia y el transporte de los espermatozoides hacia las trompas de Falopio (3).

Tipos de componentes hormonales

Estrógeno

Los estrógenos son derivados químicos del ciclopentanoperhidrofenantreno y son esteroides sexuales que contienen 18 átomos de carbono. El **estradiol** es el más potente de los estrógenos naturales y el principal producto de la secreción endocrina del ovario (7). En la **figura 5-1** se muestran las estructuras químicas y la esteroidogénesis (5).

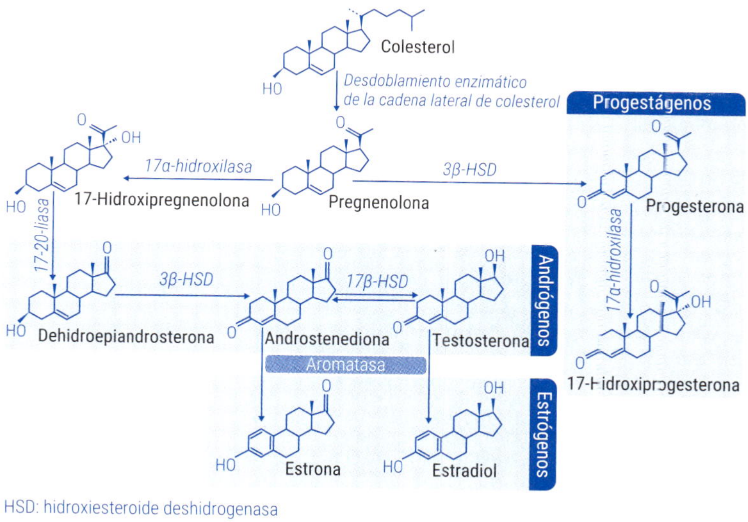

Figura 5-1 Estructuras moleculares y esteroidogénesis.

En 1938 se introdujo un grupo etinilo en la posición 17 del compuesto, lo que permitió que, al ser ingerido por vía oral, mantuviera su actividad y aumentara su potencia estrogénica. Este nuevo compuesto se denominó **mestranol** y su metabolismo hepático lo convierte en etinilestradiol (5,8).

Actualmente se comercializan AOC con diversas formulaciones de estrógeno:

- El **etinilestradiol** es un estrógeno sintético oral muy potente y presente en la mayoría de los AOC. Sus efectos metabólicos son similares al estradiol, pero no idénticos. Tiene una semivida larga y un metabolismo lento.
- El **valerato de estradiol** es una forma esterificada del estradiol que permite su administración oral con potencia significativa. Se hidroliza rápidamente en estradiol, y demuestra seguridad y eficacia anticonceptiva (5,9).
- El estradiol natural se ha combinado con **nomegestrol** en ciclos de 24/4 para disminuir las reacciones adversas de tipo cardiovascular. Estas formulaciones

recientes parecen tener un buen control del ciclo y un perfil de seguridad aceptable, aunque se requieren estudios a largo plazo para confirmar estos resultados (8).

- El **esterol** (E4) es un esteroide estrogénico natural; tiene cuatro grupos hidroxilo, dos más que el estradiol, lo que le otorga una semivida de 20 h a 28 h. Se metaboliza mínimamente y no se convierte en estradiol o estriol. Debido a su alta selectividad para los receptores de estrógeno, tiene menos efectos secundarios. Recientemente se ha unido con **levonorgestrel** y **drospirenona**, pero aún se requieren más estudios (10).

Progestinas

En 1951 se descubrió que la eliminación del carbono 19 de la etisterona (un derivado de la testosterona) formaba noretindrona, lo que cambiaba el efecto hormonal de un andrógeno a un agente progestacional (5). El término **progestina** se refiere a las versiones sintéticas de la progesterona (11).

Las progestinas tienen un origen estructural vinculado a la testosterona (**estranos** –noretindrona, noretinodrel, acetato de noretindrona, diacetato de etinodiol y dienogest– y **gonanos** –linestrenol, norgestrel, norgestimato, desogestrel y gestodeno–) (11) o a la progesterona (**pregnanos**). En función de su estructura, poseen una actividad específica sobre los receptores, que se resume en la **tabla 5-1**. La actividad se muestra con el símbolo de + y la ausencia de actividad con el símbolo de -.

Actualmente existen cuatro generaciones de progestinas, que se clasifican según el momento en que fueron introducidas en el mercado, y no por diferencias estructurales o fisiológicas. En la **tabla 5-2** se ilustran estas generaciones.

Progestinas de primera generación

Las progestinas de primera generación derivan de la eliminación del carbono 19 de la etisterona, que da lugar a las 19-nortestosteronas. Estas fueron las primeras progestinas comercializadas para AOC. Sin embargo, sus actividades androgénicas no se lograron eliminar por completo, manteniendo un mínimo de potencia anabólica y androgénica (5).

Progestinas de segunda generación

Se desarrolló un segundo grupo de progestinas cuando se descubrió que la acetilación del grupo 17-hidroxilo de la 17-hidroxiprogesterona producía una progestina oralmente activa, pero débil. Para corregir esta debilidad, se añadió un carbono en la posición 6, lo que dio origen al acetato de medroxiprogesterona, la primera progestina derivada de la progesterona (pregnanos). A esta le siguieron el acetato de megestrol y el acetato de clormadinona (13).

Dentro del grupo de los gonanos, que son derivados de las 19-nortestosteronas, encontramos el **levonorgestrel**, una progestina de segunda generación. Este compuesto se caracteriza por tener una actividad gestagénica potente y una actividad androgénica mínima, en comparación con los estranos.

Progestinas de tercera generación

Las progestinas de tercera generación incluyen compuestos del grupo de los gonanos, obtenidos mediante modificaciones del levonorgestrel. Estas modificaciones resultaron en la producción de desogestrel, gestodeno, norgestimato y etonogestrel. Sin embargo, se ha asociado el uso de estos compuestos con un

Tabla 5-1 Progesteronas de uso anticonceptivo y efectos extraprogestagénicos (13)

	Progesterona	Antigonadotropa	Antiestrógeno	Estrógeno	Andrógeno	Antiandrogénico	Glucocorticoides	Antimineralocorticoides	Procoagulación
Progesterona	+	+	+	–	–	+ / –	+	+	–
Didrogesterona	+	–	+	–	–	+ / –	–	+ / –	–
Medrogestona	+	+	+	–	–	+ / –	–	–	
Derivados de la 17α-hidroxiprogesterona									
Acetato de clormadinona	+	+	+	–	–	+	+	–	–
Acetato de ciproterona	+	+	+	–	–	+ +	+	–	–
Acetato de megestrol	+	+	+	–	+ / –	+	+	–	+
Acetato de medroxiprogesterona	+	+	+	–	+ / –	–	+	–	
Derivado de la 19-Norprogesterona									
Acetato de nomegestrol	+	+	+	–	–	+ / –	–	–	–
Promegestona	+	+	+	–	–	–	–	–	–
Trimegestona	+	+	+	–	–	+ / –	–	+ / –	–
Derivado de la 19-Nortestosterona									
Noretisterona	+	+	+	+	+	–	–	–	+
Linestrenol	+	+	+	–	–	+	+	–	–
Noretinodrel	+ / –	+	+	+	+	–	–	–	–
Levonorgestrel	+	+	+	–	+	–	–	–	–
Norgestimato	+	+	+	–	+	–		–	–
Desogestrel	+	+	+	–	+	–	+	–	–
Gestodeno	+	+	+	–	+	–	+	+	–
Dienogest	+	+	+ / –	+ / –	–	+	–	–	–
Derivados de Espironolactona									
Drospirenona	+	+	+	–	–	+	–	+	–

Tabla 5-2 Clasificación de las progestinas (5,15)

Primera generación	Segunda generación
• Acetato de noretindrona • Diacetato de etinodiol • Linestrenol • Noretinodrel	• Norgestrel • Levonorgestrel
Tercera generación	**Cuarta generación**
• Desogestrel • Gestodeno • Norgestimato	• Drospirenona • Ciproterona

mayor riesgo de TEV (4). Simultáneamente, se desarrollaron modificaciones en el grupo de los pregnanos, lo que dio lugar a la formación de ciproterona, clormadinona y nomegestrol.

Progestinas de cuarta generación

Las progestinas de cuarta generación incluyen compuestos como la drospirenona, un derivado de la espironolactona, y el dienogest, un derivado del estrano noretisterona que no tiene actividad androgénica y ejerce un efecto menor sobre los glucocorticoides (12). Además, se encuentran derivados de los pregnanos (19-norprogesterona), como el nomegestrol y la trimegestona (5). Estas progestinas se consideran las más potentes en términos de actividad antiandrogénica (4).

Dosis y regímenes

Los AOC están disponibles en formulaciones monofásicas y multifásicas. Estudios recientes han demostrado que no hay evidencia suficiente para concluir que uno de estos regímenes tenga ventajas clínicas sobre el otro en términos de seguridad y eficacia.

Anticonceptivos orales combinados monofásicos

Los AOC monofásicos son aquellos que tienen una dosis constante durante los 21 o 24 días de ingesta de hormonas sintéticas (estrógenos y progestinas) (16,17). El estrógeno de la mayoría de las formulaciones monofásicas es el etinilestradiol, en dosis que varían entre 35 µg y 15 µg. La progestina es variable tanto en el tipo como en la dosis, como se observa la **tabla 5-3** (19). Entre las ventajas de su uso se incluyen:

- La toma de una dosis uniforme de hormonas permite un mayor control en cada ciclo menstrual.
- Su facilidad de uso aumenta la adherencia y, por lo tanto, la efectividad.
- Tienen un menor riesgo de efectos secundarios, como cambios de humor, náusea y cefalea (18).
- Tienen una mayor versatilidad al encontrarse disponibles en diferentes formatos, lo que permite a las pacientes elegir un método que se adapte a sus necesidades. Por ello se prefieren como prescripción inicial (17).

Tabla 5-3 Planes terapéuticos de los anticonceptivos orales combinados (5,19)

Clasificación	Componente hormonal		Dosis	Marca comercial	Características	Actividad hormonal		
	Progesterona	Estrógenos				Estrógeno	Progesterona	Andrógeno
Monofásico	Noretisterona	Etinilestradiol	2 mg/0.01 mg	Primosiston®	Endometriosis sin suplementación de estrógeno	+	+	+
		Mestranol	1 mg/0.05 mg	Norinyl® 21/28		+	+	
			1 mg/0.035 mg	Ortho Novum®		+	+	+
	Levonorgestrel	Etinilestradiol	150/30 µg	Nordet Microgynon®		+	+	–
			100/20 µg	Alesse®/ Microgynon® CD	Aumentan el efecto de la globulina de fijación a las hormonas sexuales (SHBG)	+	+	–
			250/50 µg	Neogynon®/ Nordiol®		+	+	–
			500/50 µg	Ovral®		+	+	–
		Estradiol	0.5/0.03-0.01	Seasonique®	Uso extendido	+	+	–
	Linestrenol		0.5 mg	Exluton®	Mini-píldora	+	+	+
	Desogestrel	Etinilestradiol	150/30 µg	Marvelon®		+	+	–
			150/20 µg	Mercilon®		+	+	–
	Gestodeno	Etinilestradiol	75/20 µg	Gynovin® 20		+	+	–
			75/30 µg	Gynovin® 30		+	+	–
			60/15 µg	Minesse®		+	+	–
			70/30-20 µg	Minulet®		+	+	–

(Continúa)

(*Continuación*)

Clasificación	Componente hormonal		Dosis	Marca comercial	Características	Actividad hormonal		
	Progesterona	Estrógenos				Estrógeno	Progesterona	Andrógeno
Monofásico	Norgestimato	Etinilestradiol	250/35 μg	Cilest®		+	+	–
	Acetato de ciproterona	Etinilestradiol	2 mg/35 μg	Diane®/ Angie®		+	–	–
			2 mg/30 μg	Eunice® 35		+	–	–
	Nomegestrol	Estradiol	2.5/1.5 mg	Zoely®	Potente acción progestagénica con efecto antiandrogénico moderado	+	–	–
	Drospirenona	Etinilestradiol	3 mg/30 μg	Yasmin®/ Ilimit®/ Radiance®	Rápida absorción con biodisponibilidad del 76 % Acción antimineralocorticoide, lo que previene el edema y el aumento de peso, además de contribuir a la disminución de la presión arterial	+	–	–
			3 mg/20 μg	Yasmin® 24/4 /Radiance® 20		+	–	–
Multifásico	Dienogest	Valerato de estradiol	3 mg/3 mg	Qlaira®	Mejora el perfil lipídico	+	–	+/–
	Desogestrel	Etinilestradiol	Amarillas: 0.050/0.035 mg Rojas: 0.100/0.030 mg Blancas: 0.150/0.030 mg	Novial®		+	+	–

Anticonceptivos orales combinados multifásicos

En los AOC multifásicos, las dosis activas de hormonas varían conforme al ciclo menstrual. Pueden estar compuestos de estrógeno y progestina, como se observa en la **tabla 5-3**. Fueron introducidos como estrategia para reducir la dosis de hormonas y, por lo tanto, los efectos secundarios relacionados con el sangrado intermenstrual (*spotting*). Sin embargo, no hay evidencia que confirme su superioridad con respecto a los AOC monofásicos. Las **formulaciones bifásicas** se asocian con un mayor riesgo de sangrado intermenstrual que las **formulaciones trifásicas**, por lo que están en desuso (16,17). Entre las ventajas de su uso se incluyen:

- Algunos estudios indican que los AOC multifásicos pueden disminuir el riesgo de efectos secundarios graves, como la trombosis venosa profunda y la embolia pulmonar, en comparación con los monofásicos (20).

Entre las ventajas de su uso se incluyen:

- Requieren un mayor cuidado en la ingesta, ya que perder la secuencia disminuye su efectividad. Además, no pueden ser utilizados en regímenes continuos o extendidos.
- Existe preocupación de que los cambios hormonales en los AOC multifásicos puedan exacerbar los síntomas emocionales en mujeres susceptibles, como aquellas con síndrome premenstrual (19).

Regímenes

Los regímenes de AOC pueden ser **cíclicos**, con un intervalo de placebo para inducir un sangrado menstrual, o **continuos**, sin intervalo de placebo, lo que evita el sangrado.

- El **régimen cíclico** puede llevarse a cabo de dos formas:
  - **Esquema 21/7**: el régimen consiste en la toma diaria de píldoras activas durante 21 días, seguidas de 7 días de píldoras de placebo, lo cual induce un sangrado por abstinencia, como se muestra en la **figura 5-2**.
  - **Esquema 24/4**: este régimen combina dosis bajas de hormonas activas durante 24 días consecutivos, seguidos de 4 días de placebo o píldoras de estrógeno de baja dosis. Este enfoque elimina la necesidad de estar 7 días sin hormonas. Al acortar este período, se reduce la probabilidad de foliculogénesis

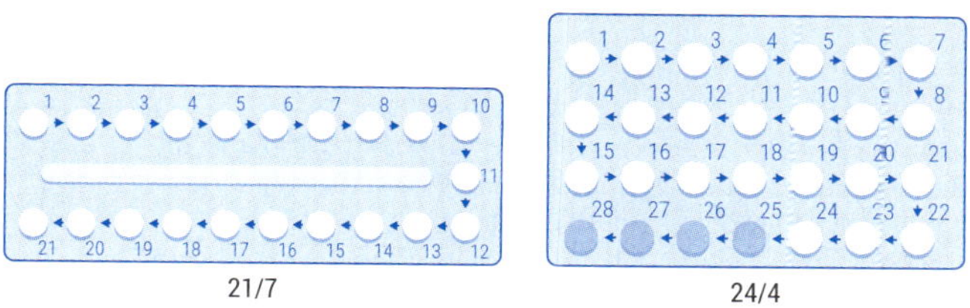

Figura 5-2 Esquemas de los regímenes cíclicos de administración de anticonceptivos orales combinados. El primero corresponde al esquema 21/7 y el segundo, al esquema 24/4.

y aumenta la de atrofia endometrial. Esto mejora la eficacia, en comparación con el régimen 21/7, y puede disminuir los efectos secundarios como el manchado intermenstrual (21).

- El **régimen continuo** es aquel en el que la paciente toma una píldora combinada de estrógeno y progestina todos los días, sin intervalos de placebo o suspensión.
  - La supresión menstrual es segura y el sangrado por abstinencia durante el intervalo libre de hormonas no es médicamente necesario. Es posible establecer 7 días de dosis más bajas o de placebos cada 3 meses (20).
  - Es un régimen útil en pacientes con endometriosis, síndrome premenstrual, hiperandrogenismo y dismenorrea (5).
  - En cuanto a la eficacia de este régimen, no se han encontrado diferencias significativas en la seguridad y satisfacción con respecto al régimen cíclico. Sin embargo, el régimen continuo presenta un mayor riesgo de sangrados impredecibles debido a la exposición continua a la progestina, que produce un endometrio delgado y atrófico (22).

Presentaciones

Las formulaciones monofásicas se presentan en paquetes de 21 o 28 comprimidos o grageas:

- En los paquetes de 21 días, todos los comprimidos o grageas son activos.
- En los paquetes de 28 días, pueden incluirse 21 o 24 comprimidos o grageas activos y 7 o 4 sin hormonas, respectivamente. Estas últimas son de diferente color.

Las formulaciones bifásicas, trifásicas o cuadrifásicas se presentan en paquetes con comprimidos o grageas activas de número variable. En estas formulaciones, los comprimidos o grageas se presentan con diferentes colores, para así indicar las distintas proporciones de hormonas que contienen y la secuencia en que deben tomarse (42).

Dosis

La dosis de etinilestradiol se ha ido reduciendo conforme los progestágenos han ido evolucionado a actividad antigonadotropa. Actualmente se encuentran disponibles dosis de 35, 30, 20, 15 y 10 µg. La dosis mínima efectiva se considera de 15 µg (1,5).

Inicio de anticonceptivos orales combinados

Los AOC pueden iniciarse en cualquier momento del ciclo menstrual, siempre y cuando se descarte la posibilidad de embarazo. Existe un enfoque, conocido como de «inicio rápido», que recomienda comenzar la toma del anticonceptivo en cuanto se recibe la receta médica y se obtiene el medicamento.

Otra opción es comenzar el primer domingo después de obtener el anticonceptivo, lo cual puede ayudar a evitar el sangrado por deprivación durante el fin de semana. Si se inicia el AOC más de 5 días después del comienzo de la menstruación, es necesario utilizar un método de barrera adicional como respaldo.

Tiempo de uso

La anticoncepción puede utilizarse hasta los 50-51 años, que es el promedio del inicio de la menopausia, en mujeres sanas, no fumadoras y con un peso normal. No se ha determinado un tiempo máximo de uso, y estudios que abarcan más de 8 años de ingesta no han mostrado un mayor riesgo de complicaciones metabólicas o cáncer en comparación con las mujeres no usuarias de la misma edad. El uso prolongado de anticonceptivos ofrece factores protectores contra el cáncer de endometrio y de ovario, y estos beneficios pueden persistir hasta 15 años después de su uso (44).

Eficacia

La eficacia teórica de los AOC, cuando se usan en condiciones óptimas, es muy alta, con un índice de Pearl (IP) de 0.12-0.34, lo que significa que solo el 0.3 % de las usuarias experimentan un fracaso. Sin embargo, la eficacia real, o uso típico, es menor, con un IP de 7-9 debido a olvidos o fallos en la toma correcta (15). En una cohorte de 2007 se encontró que el 42.2 % de los embarazos no planificados estaban asociados a un consumo irregular de los anticonceptivos (23).

La falta de adherencia a los métodos de acción corta se evidenció en una cohorte en Estados Unidos con 10000 pacientes, en la que la tasa de embarazo fue de 4.5 por 100 años-paciente en métodos de acción corta (píldoras anticonceptivas, parche y anillo) en comparación con 0.27 en métodos reversibles de acción prolongada (DIU e implante). Las usuarias de métodos de acción corta menores de 21 años tenían un riesgo 1.9 veces mayor de embarazo que las mayores de 21 años (24).

En una revisión Cochrane de 2011 no se observaron diferencias en la efectividad entre los distintos progestágenos, con una tasa de embarazo de un 0.2 % a un 1.8 %. No obstante, según los autores, no se tuvo el suficiente poder estadístico para encontrar diferencias potenciales entre las progestinas. Se constató que las progestinas de segunda generación tienen una menor tasa de abandono que las de primera o tercera generación (25).

Beneficios no anticonceptivos

Los anticonceptivos hormonales ofrecen una serie de beneficios no anticonceptivos que a menudo pasan desapercibidos. Estos beneficios abarcan una amplia variedad de aspectos de la salud reproductiva y general de la mujer. Desde el control de los síntomas menstruales hasta la reducción del riesgo de ciertas enfermedades crónicas, los AOC han demostrado ser una herramienta versátil y beneficiosa para la salud femenina. En la **tabla 5-4** se detallan y exploran estos beneficios adicionales, con hincapié en su importancia en la atención integral de la salud de las mujeres (5).

Criterios de elegibilidad

La Organización Mundial de la Salud (OMS) cuenta con «criterios de elegibilidad médica» como una guía para el uso de anticonceptivos en condiciones médicas específicas (35). Se divide en cuatro categorías, tal como se muestra en la

Tabla 5-4 Beneficios no anticonceptivos de los anticonceptivos orales combinados

Regulación del ciclo menstrual	Son parte habitual del tratamiento de trastornos del ciclo menstrual, como la oligoamenorrea por poliquistosis ovárica, síndrome premenstrual y metrorragia (5)
Sangrado uterino anómalo	Debido a su efecto anovulatorio y al mecanismo de acción de las progestinas sobre el endometrio, se han asociado a un menor sangrado menstrual. En una revisión de 2013 se encontró que los AOC eran efectivos, e incluso comparables, con la terapia de progestina a largo plazo y danazol, así como superiores a la terapia con ácido tranexámico y placebo (26)
Dismenorrea	Se produce en el 50-90 % de las adolescentes, pero solo el 17 % tienen dismenorrea grave. Los AOC se consideran una alternativa a la primera línea de tratamiento o un tratamiento adjunto a los antiinflamatorios no esteroideos (AINE) para la dismenorrea primaria (27). Los ciclos continuos o extendidos son más efectivos en esta población en comparación con el uso cíclico (5)
Endometriosis	En las mujeres con endometriosis, el uso recurrente continuo o cíclico de AOC se asocia con menor dolor durante el ciclo (28) En varias revisiones sistemáticas en pacientes tras cirugía de endometriosis, aquellas con uso continuo de AOC mostraron una reducción de la recurrencia de la dismenorrea y de endometriomas (29) En un ensayo clínico con 42 pacientes se encontró que el uso de AOC tras 12 meses de tratamiento mejoraba la calidad de vida y sexual en pacientes con endometriosis y adenomiosis, con una disminución del dolor en ambos grupos (30)
Quiste de ovario	Los AOC se han utilizado durante mucho tiempo para «acelerar» la resolución de los quistes simples de ovario, si bien no se ha comprobado dicha eficacia, en comparación con el manejo expectante. En consensos de expertos se ha recomendado su uso en pacientes con quistes ováricos recurrentes. Al prevenir la ovulación, estos anticonceptivos deberían reducir la aparición de quistes foliculares y lúteos (31)
Síndrome premenstrual	En mujeres con síndrome premenstrual o trastorno disfórico premenstrual, el uso de AOC, independientemente del tipo de preparación o progestinas, ha demostrado mejorar síntomas como mastalgia, náusea, irritabilidad, depresión, insomnio y cambios en el apetito. De hecho, estos efectos son superiores a los logrados con tratamientos como los inhibidores selectivos de la recaptación de serotonina (ISRS) (32)
Hiperandrogenismo	El uso de AOC ha demostrado reducir el acné y el hirsutismo causados por el exceso de andrógenos. Esto se logra al inhibir la secreción de gonadotropinas, lo que disminuye la producción ovárica de andrógenos. Además, aumenta la concentración de globulina transportadora de hormonas sexuales, lo que incrementa la unión de andrógenos y reduce su concentración sérica libre (31)

Prevención de cáncer	Se ha demostrado una reducción en el riesgo de cáncer endometrial y de ovario, incluso en mujeres con riesgo por ser portadoras de los genes *BRCA1* o *BRCA2* (33) Existe evidencia de que el uso de AOC puede reducir el riesgo de cáncer de endometrio hasta en un 50 % en las usuarias en comparación con las que nunca los han usado, incluso con una exposición menor a 5 años. Con un uso prolongado, el riesgo se disminuye hasta en un 0.2, y este efecto dura 20 años. Esta reducción del riesgo es independiente de la dosis y del tipo de progestina utilizada. Algunos estudios sugieren que el uso de progestinas con mayor efecto progestacional podría tener un efecto aún más beneficioso (5,31) El riesgo de cáncer de ovario se reduce en un 27 %, y esta reducción aumenta un 20 % adicional por cada 5 años de uso, incluso con formulaciones de dosis bajas (34)

tabla 4-1 del capítulo anterior. Es importante recordar que, además de valorar estos criterios, también deben tomarse en cuenta los deseos de la paciente.

Con respecto a la edad, en el caso de las pacientes menores de 40 años, el uso de AOC se considera de como categoría 1, mientras que en las pacientes de más de 40 años, de categoría 2. En las pacientes adolescentes, sobre todo en formulaciones con estradiol bajo, se ha observado una disminución en la densidad mineral ósea.

Afecciones pulmonares

La trombosis venosa profunda (TVP) es infrecuente entre las mujeres en edad reproductiva. Sin embargo, los AOC se han asociado a un aumento en el riesgo de presentarla. Aquellos que contienen levonorgestrel, noretisterona y norgestimato se relacionan con un menor riesgo de trombosis, pero la diferencia es muy pequeña.

Lactancia y posparto

Durante la lactancia, a pesar de no haber ningún estudio que demuestre de forma correcta que el uso de los AOC tengan un efecto negativo, estos se consideran de categoría 4 en las primeras 6 semanas posparto y categoría 3 de las 6 semanas hasta los 6 meses. Pasados los 6 meses, se consideran de categoría 2.

En el posparto, en las pacientes que no se encuentran lactando, los AOC en los primeros 21 días posparto se consideran de categoría 3 en las mujeres que no tienen riesgo de TVP, mientras que en aquellas con riesgo se consideran de categoría 4. A partir de los 21 días, las condiciones anteriores disminuyen una categoría.

Postaborto

Cuando se administran después de un aborto, los AOC se consideran de categoría 1, por lo que su administración puede iniciarse de inmediato.

Tabaquismo

En las pacientes fumadoras menores de 35 años, los AOC se consideran de categoría 2; en las mayores de 35 años se consideran de categoría 3, y se ha observado que aumentan el riesgo de enfermedad cardiovascular e infarto.

Obesidad

La obesidad predispone a las pacientes que utilizan AOC a presentar una TVP en comparación con las que presentan obesidad que no utilizan AOC.

Otras condiciones de salud

De acuerdo con la OMS, los AOC pueden utilizarse de manera segura por mujeres con las afecciones médicas o características personales que se enumeran en la **tabla 5-5** (36).

Tabla 5-5 Afecciones médicas (36)

Afecciones ginecológicas	• Alteraciones menstruales • Cáncer cervicouterino, en espera de tratamiento • Cáncer de endometrio • Cáncer de ovario • Dismenorrea • Ectropión cervical • Embarazo ectópico previo • Endometriosis • Enfermedad trofoblástica gestacional • Enfermedad pélvica inflamatoria • Antecedentes de cirugía pélvica, incluida la cesárea • Antecedentes familiares de cáncer mamario • Infecciones de transmisión sexual, incluyendo VIH/sida • Lactancia materna a partir de los 6 meses posparto • Mastopatía benigna • Miomas y otras anomalías uterinas • Neoplasia intraepitelial cervical (NIC) • Postaborto de primer o segundo trimestre, o séptico • Tumores ováricos benignos
Afecciones cardiovasculares	• Antecedentes familiares de trombosis venosa profunda o embolia pulmonar • Cefalea no migrañosa leve o grave • Cirugía sin inmovilización prolongada • Diabetes sin vasculopatía, de tipos 1 y 2 • Dislipidemias sin factores de riesgo cardiovascular asociados • Antecedentes de diabetes gestacional • Antecedentes de hipertensión arterial durante el embarazo • Migraña sin aura y edad < 35 años • Obesidad (índice de masa corporal > 30 kg/m^2) • Tabaquismo y edad < 35 años • Valvulopatía cardíaca sin complicaciones • Venas varicosas
Otras enfermedades	• Anemia ferropénica, drepanocitosis y talasemia • Cirrosis hepática compensada • Depresión • Enfermedad de la vesícula biliar (asintomática o tratada con colecistectomía) • Epilepsia • Esquistosomiasis • Hepatitis viral crónica • Hiperplasia nodular focal del hígado • Lupus eritematoso sistémico con anticuerpos antifosfolipídicos negativos

	• Infección por virus de la hepatitis • Paludismo • Trastornos tiroideos (bocio simple, hipertiroidismo e hipotiroidismo) • Tuberculosis
Administración simultánea con otros fármacos (no hay evidencia de interacción farmacológica que afecte a la efectividad de ambos fármacos)	• Antifúngicos • Antimicrobianos de amplio espectro, con excepción de la rifampicina o rifabutina • Antiparasitarios • Antirretrovirales inhibidores de la transcriptasa inversa análogos de nucleósidos (abacavir, tenofovir, zidovudina, lamivudina, didanosina, emtricitabina, estavudina) • Antirretrovirales inhibidores de la transcriptasa inversa no análogos de nucleósidos (efavirenz, etravirina, nevirapina, rilpivirina) • Antirretrovirales inhibidores de la proteasa (ritonavir, ritonavir con atazanavir, ritonavir con lopinavir, ritonavir con darunavir) • Antirretrovirales inhibidores de la integrasa (raltegravir)

Las pacientes con múltiples factores de riesgo para una enfermedad cardiovascular, el uso de AOC puede elevar el riesgo a niveles inaceptables, por lo que se consideran las categorías 3 o 4, en función de cada paciente. Existen otros padecimientos más específicos en los que el uso de AOC está contraindicado por el riesgo que suponen para la paciente (categorías 3 y 4). Estas afecciones están representadas en la **tabla 5-6** (35).

Contraindicaciones

Los Centers for Disease Control and Prevention (CDC) de Estados Unidos y la OMS han establecido criterios para el inicio de los AOC, en los que se sugiere que se realicen pruebas de detección de las contraindicaciones:

- Hipertensión arterial descontrolada.
- Cáncer de mama.
- Cardiopatía isquémica conocida.
- Enfermedad cardíaca valvular.
- Migrañas con aura.
- Cáncer de endometrio.
- Cirrosis hepática.
- Adenoma hepatocelular o hepatoma maligno.
- Antecedente de trombosis o enfermedad cerebrovascular.
- Mutaciones trombogénicas (protromobina, factor V de Leiden, proteína C y S).
- Mujeres con 2 o más factores de riesgo cardiovascular (edad, diabetes, hipertensión o tabaquismo).
- Fumadoras de más de 15 cigarrillos/día, con edad de más de 35 años, por riesgo elevado de episodios cardiovasculares y TEV (15,37).

En los criterios de elegibilidad para la anticoncepción de la OMS de 2015, las enfermedades se clasifican como categorías 3 y 4, según se muestra en la **tabla 5-6**.

Tabla 5-6 **Categorías 3 y 4 de la Organización Mundial de la Salud para el uso de anticonceptivos orales combinados (35)**

Categoría 3 (cautela en el manejo)	Categoría 4 (contraindicación de uso)
– Edad mayor de 35 años y menos de 15 cigarrillos/día – Hipertensión > 140/90 mm Hg o controlada – Antecedentes de cáncer de mama o alta hace más de 5 años – Enfermedad vesicular actual – Cirugía bariátrica – Insuficiencia venosa superficial (actual o antecedente) – Enfermedad inflamatoria intestinal con factores de riesgo (corticoesteroides, insuficiencia de vitaminas, enfermedad generalizada, cirugía)	– Edad mayor de 35 años y más de 15 cigarrillos/día – Múltiples factores de riesgo para enfermedad cardiovascular: edad, fumador, diabetes e hipertensión – Hipertensión > 160/100 mm Hg – Tromboembolia venosa – Enfermedad isquémica cardiovascular – Antecedentes de episodio cerebrovascular – Cáncer de mama actual – Cirrosis descompensada – Hepatoma maligno o adenoma hepatocelular – Migraña con aura – Diabetes de tipo 2 de más de 20 años con complicaciones – Nefropatía, retinopatía, neuropatía

Interacciones

El metabolismo de los AOC se ve acelerado por cualquier medicamento que aumente la actividad de las enzimas microsomales hepáticas, como el fenobarbital, la fenitoína, la griseofulvina y la rifampicina, lo que puede reducir su eficacia. A continuación se exponen las interacciones más habituales:

1. **Medicamentos anticonvulsivos**: en el caso de estos medicamentos, especialmente en las pacientes que toman fenitoína, carbamazepina, barbitúricos, primidona, topiramato, felbamato u oxcarbazepina, la efectividad de los AOC puede estar disminuida. Se recomienda el uso de preparados que contengan al menos 30 µg de etinilestradiol, ya sea bajo un régimen continuo o con un descanso de 4 días. Por otra parte, el uso de AOC puede afectar a la depuración de lamotrigina, lo que puede causar una disminución en su concentración desde un 45 % a un 60 %, por lo que para evitar fluctuaciones en su concentración se recomienda un régimen continuo (35,38).
2. **Antibióticos**: la rifampicina es el único antibiótico que ha demostrado disminuir las concentraciones de etinilestradiol y progestina, por lo que en estas pacientes se recomienda utilizar algún otro método anticonceptivo (4).
3. **Antirretrovirales**: la mayoría de los antirretrovirales tienen una interacción limitada con los métodos anticonceptivos hormonales, excepto el efavirenz. Este medicamento puede comprometer la efectividad de los AOC. Sin embargo, se ha visto que el acetato de medroxiprogesterona de depósito (AMPD) no se ve afectado, por lo que puede ser una opción anticonceptiva en pacientes que estén en tratamiento con efavirenz, así como los implantes subdérmicos. A las mujeres que toman antirretrovirales, ya sea para tratamiento o prevención, no debería negárseles el acceso a la variedad completa de opciones anticonceptivas hormonales, pero se les debe asesorar sobre las tasas esperadas de embarazo no planificado asociadas

con todos los métodos anticonceptivos, para que puedan tomar decisiones informadas (40).

4. **Función tiroidea**: la disfunción de la tiroides es una de las enfermedades epidemiológicamente más relevantes en las mujeres, y los AOC son prescritos en estas pacientes con frecuencia. La causa más común de un aumento en las concentraciones séricas de tiroglobulina (TGB) es el incremento en las de estrógenos, ya sea por producción endógena o administración exógena (AOC o protirrelina [TRH]). La dosis habitual de etinilestradiol es de 20 µg a 35 µg, lo que puede llegar a incrementar desde un 30 % a un 50 % las concentraciones de TGB y un 20 % a un 35 % las de T4. En consecuencia, se produce un aumento en la síntesis de hormonas tiroideas, lo que puede llegar a ser un problema en casos de hipotiroidismo clínico o síndrome de insuficiencia suprarrenal. Por este motivo, la prescripción de AOC en estas pacientes debería de ir acompañada de una monitorización de la función tiroidea (concentraciones de tirotropina [TSH]).

   Por otro lado, existe la duda de si la levotiroxina puede afectar a la efectividad de los AOC. La unión de las hormonas tiroideas a sus receptores induce una facilitación transcripcional de los genes del receptor de estrógeno. Después de realizar una tiroidectomía en ratones hembra, se encontró una disminución de la expresión hepática de receptores de estrógeno en un 70 %; la administración de T3 (1 µg/día) normalizó tanto la expresión de ARNm como la proteína del receptor. Esto sugiere que el eutiroidismo es importante para la efectividad de los AOC (41).

Riesgo y reacciones adversas

El riesgo y las reacciones adversas dependen del tipo y dosis de estrógeno y progesterona. La mayoría de los efectos secundarios de los AOC son leves y suelen desaparecer con el uso continuo o cambiando la formulación de la progestina (15).

Las reacciones adversas más comunes de los AOC son: sangrado intermenstrual (*spotting*), náusea, cefalea, dolor tipo cólico, mastalgia y aumento del flujo vaginal (14,45). No hay evidencia de que causen aumento de peso. De hecho, el uso de progestinas como la drospirenona se ha asociado con una reducción del peso corporal de 0.8 kg a 1.7 kg en los primeros 6 meses de uso (46). Una revisión Cochrane de 2014 no mostró diferencias sustanciales en el peso entre el uso de AOC y placebo, y tampoco hubo cambios significativos en el peso al suspender su uso (47). La cefalea y la náusea pueden evitarse tomando el comprimido por las noches. En la **figura 5-3** se muestran algunos de los principales efectos secundarios y cómo mejorarlos (63).

Afecciones cardiovasculares y metabólicas

Los AOC pueden generar alteraciones en diversos biomarcadores de riesgo cardiovascular y factores de riesgo de trastornos metabólicos:

- Los estrógenos tienen efectos directos e indirectos sobre el sistema cardiovascular mediados por los receptores de estrógenos (RE-α y RE-β). Estos efectos incluyen la activación del óxido nítrico, lo que resulta en vasodilatación arterial y prevención de la ateroesclerosis. Sin embargo, en pacientes

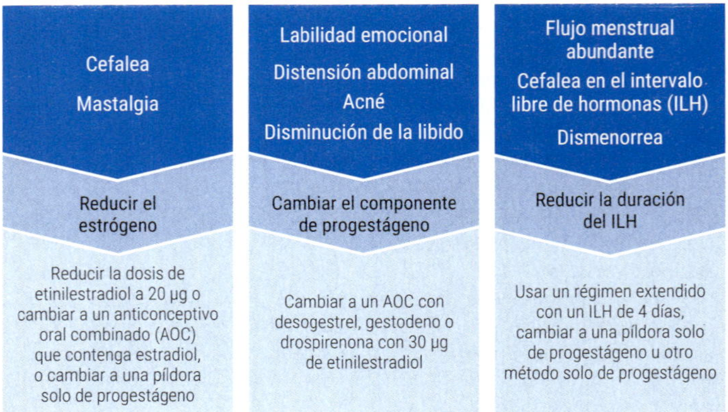

Figura 5-3 Opciones de manejo de los efectos secundarios.

con hipertrigliceridemia previa, ciertas progestinas pueden atenuar los efectos protectores del estrógeno (48).

- Las progestinas de cuarta generación, como la drospirenona, con su efecto antimineralocorticoide, producen una presión arterial más baja a los 6 meses de uso. Estudios más recientes consideran que no existen cambios significativos en los parámetros clínicos, hemodinámicos y autónomos en las mujeres sanas (49).
- Las alteraciones en la sensibilidad a la insulina solo se han demostrado con dosis altas de etinilestradiol. Las dosis reducidas de ambos componentes en las formulaciones actuales de los AOC, así como las progestinas antiandrogénicas, no deterioran la función de la sensibilidad a la insulina e inducen un perfil lipídico favorable (50).

Tromboembolia venosa

El uso de AOC se ha asociado con un mayor riesgo de TEV, que depende de la dosis de estrógeno y los factores del paciente como la edad, la obesidad y el hábito tabáquico. No obstante, el riesgo absoluto sigue siendo bajo para la mayoría de las mujeres, especialmente si se compara con el riesgo de TEV en el embarazo o puerperio (51).

El riesgo de TEV aumenta durante el primer año de uso de AOC, especialmente con dosis altas de etinilestradiol y con progestinas de tercera o cuarta generación (15). Esto se debe al aumento de la estimulación hepática de los factores de coagulación inducido por el etinilestradiol. Este riesgo se reduce al sustituir el etinilestradiol por valerato de estradiol y estradiol, así como al usar progestinas más androgénicas, las cuales contrarrestan la estimulación estrogénica y disminuyen el riesgo de TEV, en comparación con las progestinas de primera y segunda generación (52,53).

El riesgo en una mujer en edad reproductiva de presentar TEV es de 1 a 2 por cada 10000 mujeres. Entre las usuarias de AOC, este riesgo se estima en 7 a 12 por cada 10000. Entre estas, el riesgo aumenta en 2 a 3 veces con el uso de desogestrel o gestodeno (tercera generación) en comparación con el levonorgestrel (52).

Cáncer de mama

En un seguimiento de 46 000 mujeres en una observación a 44 años, el uso de AOC no aumentó el riesgo general de cáncer. En dicho seguimiento se concluyó que el riesgo de padecer cáncer de mama o cervical desaparecía a los 5 años de suspender la anticoncepción, sin evidencia de recurrencia en las usuarias con el tiempo, por lo que no se exponen a daños de cáncer a largo plazo y se benefician de importantes reducciones de riesgo que persisten durante muchos años como de endometrio, colorrectal y de ovario (54).

El impacto del uso de AOC con el riesgo de cáncer de mama es un tema de debate activo. Algunos estudios documentan un aumento del riesgo según el subtipo de receptor endometrial. Sin embargo, en dos estudios grandes con seguimiento a largo plazo no se ha demostrado un aumento significativo de este riesgo (55).

Enfermedades de transmisión sexual

Los AOC no protegen contra ninguna enfermedad de transmisión sexual.

Actualmente se considera que las reacciones adversas generales de los AOC pueden estar relacionadas con la dosis de estrógeno o el tipo de progestina. Según esto, podrían hacerse las modificaciones adecuadas para disminuirlas y aumentar el apego, tal como se observa en la **figura 5-4** (1).

Cambio por otro método anticonceptivo

- **Cambio desde otro método hormonal**: puede iniciarse el uso de AOC de inmediato si la mujer ha utilizado el método hormonal anterior de manera correcta y consistente o si se tiene la certeza razonable de que no está embarazada.
- **Cambio desde un método inyectable**: debe iniciarse el uso de AOC en la fecha en que debería repetirse la inyección. No se necesita proporcionar protección anticonceptiva adicional.
- **Cambio desde un método no hormonal que no sea el DIU** (condón y métodos basados en el conocimiento de la fertilidad): puede utilizarse AOC en un plazo de 5 días desde el inicio del sangrado menstrual. No es necesaria

Exceso		Deficiencia	
Estrógeno			
• Vómito, náusea • Edema • Mareo • Cefalea	• Sensibilidad en las mamas • Incremento de peso • Desórdenes gastrointestinales • Tensión premenstrual	• Sudoración • Sofocos • Irritabilidad • Metrorragias	• Hipomenorrea • Cefalea • Alteraciones neurodegenerativas • Disminución de la libido
Progestina		**Progesterona**	
• Fatiga • Amenorrea • Cefalea	• Calambres musculares • Disminución de la libido • Resequedad vaginal	• *Spotting* • Metrorragias • Menorragias	
Progestina androgénica			
• Acné • Seborrea • Ganancia de peso	• Aumento de apetito • Pérdida de cabello		

Figura 5-4 Efectos secundarios relacionados con la dosis hormonal de los anticonceptivos orales.

protección anticonceptiva adicional. Después de los 5 días desde el inicio del sangrado menstrual, la mujer deberá usar protección anticonceptiva adicional (condón externo o interno) o abstenerse de tener coito vaginal durante los siguientes 7 días (42).

- **Cambio desde un DIU (hormonal o no hormonal)**: puede utilizarse AOC en un plazo de 5 días desde el inicio del sangrado menstrual. No es necesaria protección anticonceptiva adicional. El DIU puede retirarse en ese momento. Puede utilizarse AOC de inmediato si se tiene la certeza razonable de que la mujer no está embarazada.
- En algunos casos, los métodos pueden empalmarse, es decir, puede iniciarse el nuevo método unos días antes de suspender el anterior. En la **tabla 5-7** se explica cómo manejar los cambios del método de planificación (56).

Tabla 5-7 Manejo de los cambios del método de planificación

	AOC	Parche	Anillo	Medroxiprogesterona	Implante	DIU de progestina	DIU de cobre
AOC	Sin pausa; tomar la primera pastilla del nuevo régimen al día siguiente de la última pastilla del anterior	Iniciar su uso un día antes de dejar los AOC	Sin pausa; insertarlo al día siguiente de la última pastilla	Aplicar la primera dosis 7 días antes de dejar los AOC	Colocarlo 4 días antes de dejar los AOC	Colocarlo 7 días antes de dejar los AOC	Puede colocarse hasta 5 días después de dejar los AOC

AOC, anticonceptivo oral combinado.

Situaciones especiales (tabla 5-8) (1)

Adolescencia

Existe poca evidencia sobre el uso de AOC en mujeres menores de 18 años. En un metaanálisis reciente no se encontró evidencia de aumento de peso corporal. En adolescentes con obesidad no se observó ningún riesgo relacionado con el aumento de peso. El crecimiento y la estatura tampoco se vieron afectados. Algunos estudios mencionan que puede existir un riesgo de disminución de la densidad mineral ósea, pero no hay evidencia suficiente (57).

Obesidad

Según los criterios de elegibilidad de los CDC y la OMS, las mujeres con obesidad en edad reproductiva pueden beneficiarse del uso de AOC más allá de los riesgos. No obstante, en mujeres con obesidad y otro factor de riesgo para TEV no se recomiendan. En mujeres en perimenopausia, el riesgo de TEV aumenta

Tabla 5-8 Estrategias para situaciones especiales

	Adolescencia	Edad fértil	Perimenopausia
IMC de 18.5 a 24.9 kg/m^2	EE 15-20 µg Progestina neutral	EE 20-30 µg Progestina neutral	EE 15-20 µg o sin EE Progestina neutral o antiandrogénica
IMC > 25 kg/m^2	EE 15-20 µg o sin EE Progestina antiandrogénica	EE 15-20 µg o sin EE Progestina antiandrogénica	EE 15-20 µg o sin EE Progestina antiandrogénica
IMC < 18 kg/m^2	EE > 30 µg Progestina neutral o antiandrogénica	EE > 30 µg Progestina neutral o antiandrogénica	EE 15-20 µg o sin EE Progestina neutral

EE, etinilestradiol; IMC, índice de masa corporal.

hasta cinco veces más con la edad y el índice de masa corporal (IMC), por lo que se recomienda precaución (58).

Perimenopausia

Los AOC son una terapia segura y válida para las mujeres en la perimenopausia cuando no son fumadoras. Estos se relacionan con un aumento en la calidad de vida, menores síntomas vasomotores, prevención de osteoporosis, regulación del ciclo menstrual y prevención del cáncer de endometrio y colorrectal (44). Se considera que el 23 % de los ciclos en la perimenopausia pueden ser ovulatorios a un año de finalizar el período menstrual. Se deben tener en cuenta los factores de riesgo cardiovasculares como antecedente de TEV, obesidad, diabetes e hipertensión, en la que se recomienda evitar los estrógenos (59).

Puerperio y lactancia

Debido al riesgo de TEV (considerado categoría 4 por la OMS) (35), los AOC no están recomendados durante los primeros 21 días de puerperio, independientemente del estado de lactancia. Pasados los 30 días, las mujeres sin factores de riesgo de TEV pueden usar AOC, tanto si están en lactancia como si no. Todo ello debido a que, aunque el riesgo de TEV no vuelve al valor inicial hasta las 12 semanas posparto, este va disminuyendo progresivamente: a las 6 semanas se considera de 22.1 casos por cada 100 000 partos, mientras que después de la semana 7 el riesgo desciende a 3 casos por cada 100 000 partos (60,61).

Olvido de las píldoras

- **Una sola píldora**: si se trata de una sola píldora en cualquier parte del paquete, se debe indicar que se tome la píldora olvidada tan pronto como se den cuenta y luego continúen de manera habitual. Pueden incluso tomar dos píldoras el mismo día, sin necesidad de anticoncepción adicional
- **Dos o más píldoras**: las restantes se deben de tomar a la hora habitual y, si se olvidan dos o más consecutivas, se necesita un método de barrera de respaldo durante 7 días, puesto que el riesgo de ovulación aumenta, en especial si se produce la primera semana posterior al intervalo sin hormonas.

- Si se tienen relaciones sexuales sin protección, se recomienda el uso de un anticonceptivo de emergencia (excepto el acetato de ulipristal) para disminuir el riesgo (62).
- En los esquemas de 21/7, si el olvido se produce la tercera semana (15-21 días), se deberá omitir la semana 4 (placebo) e iniciar inmediatamente la siguiente caja.

MITOS

«Los anticonceptivos orales combinados (AOC) ocasionan infertilidad»
No hay retraso en el regreso a la fertilidad tras dejarlos, y el uso prolongado no la reduce. La ovulación puede producirse hasta en los 10 días después de omitir las píldoras o interrumpir el anticonceptivo hormonal combinado, y suele restablecerse en 1 mes. La tasa de concepción se sitúa entre el 79.4 % y el 95.0 % dentro de los 12 meses posteriores a la suspensión de los AOC.

«Deben interrumpirse los AOC después de 5 años de uso»
No, no hay razones médicas que justifiquen el hecho de interrumpir los AOC después de 5 años. Tomar un descanso innecesario podría aumentar el riesgo de embarazo, y si el descanso dura más de 1 mes existe mayor riesgo de sangrado intermenstrual y tromboembolismo venoso al reiniciarlo. Además, el uso prolongado de AOC proporciona protección contra el cáncer de ovario y endometrial, lo que respalda su continuidad.

«Los AOC causan aumento de peso»
No, no hay evidencia de ello.

«Los AOC causan abortos»
No, los AOC no causan abortos ni interrumpen un embarazo en curso. Por ello, no deben ser utilizados como abortivos, ya que no tienen ese efecto.

«Los AOC causan defectos congénitos o afectación del feto si se toman accidentalmente durante el embarazo»
No, hay evidencia sólida de ello.

«Los AOC causan acné»
La evidencia sugiere que los AOC pueden reducir las lesiones acneicas, y aquellos que contienen acetato de ciproterona están autorizados para tratar el acné grave (63).

Referencias bibliográficas

(1) De Leo V, Musacchio MC, Cappelli V, Piomboni P, Morgante G. Hormonal contraceptives: pharmacology tailored to women's health. Hum Reprod Update 2016;22(5):634-46. Disponible en: http://dx.doi.org/10.1093/humupd/dmw016.

(2) United Nations Department of Economic and Social Affairs. World contraceptive use. Demographic Yearbook. Ginebra: World Health Organization; 2007.

(3) Teal S, Edelman A. Contraception selection, effectiveness, and adverse effects: A review. JAMA 2021;326(24):2507. Disponible en: http://dx.doi.org/10.1001/jama.2021.21392.

(4) FSRH Guideline (enero de 2019) Combined Hormonal Contraception (revisión prevista para enero de 2024). BMJ Sex Reprod Health 2019;45(Suppl 1):1-93. doi: 10.1136/bmjsrh-2018-CHC.

(5) Taylor HS, Pal L, Sell E. Speroff. Endocrinología ginecológica clínica y esterilidad, 9.ª ed. Barcelona: Wolters Kluwer Health; 2020.

(6) Borrego RS, Martínez Pérez Ó. Guía práctica en anticoncepción oral basada en la evidencia. Madrid: Sociedad Española de Contracepción; 2003.

(7) Malgor LA, Valsecia ME. Farmacología de las hormonas sexuales femeninas. En: Malgor LA, Valsecia ME. Farmacología médica, 2.ª ed. Corrientes: Universidad Nacional del Nordeste; 2000. p. 192-210.

(8) Stanczyk FZ, Archer DF, Bhavnani BR. Ethinyl estradiol and 17β-estradiol in combined oral contraceptives: pharmacokinetics, pharmacodynamics and risk assessment. Contraception 2013;87(6):706-27. Disponible en: http://dx.doi.org/10.1016/j.contraception.2012 12.011.

(9) Fruzzetti F, Bitzer J. Review of clinical experience with estradiol in combined oral contraceptives. Contraception 2010;81(1):8-15. Disponible en: http://dx.doi.org/10.1016/j.contraception.2009.08.010.

(10) Grandi G, Del Savio MC, Lopes da Silva-Filho A, Facchinetti F. Estetrol (E4): the new estrogenic component of combined oral contraceptives. Expert Rev Clin Pharmacol 2020;13(4):327-30. Disponible en: http://dx.doi.org/10.1080/17512433.2020.1750365.

(11) Sitruk-Ware R, El-Etr M. Progesterone and related progestins: potential new health benefits. Climacteric 2013;16(Supl):69-78. Disponible en: http://dx.doi.org/10.3109/13697137.2013.802556.

(12) Kulier R, Helmerhorst FM, Maitra N, Gülmezoglu AM. Effectiveness and acceptability of progestogens in combined oral contraceptives – a systematic review. Reprod Health 2004;1(1). Disponible en: http://dx.doi.org/10.1186/1742-4755-1-1.

(13) Regidor P-A. The clinical relevance of progestogens in hormonal contraception: Present status and future developments. Oncotarget 2018;9(77):34628-38. Disponible en: http://dx.doi.org/10.18632/oncotarget.26015.

(14) Vásquez-Awad D, Ospino AM. Anticonceptivos orales combinados. Ginecol Obstet Mex 2020;88(Supl 1):S13-31. Disponible en: https://www.medigraphic.com/pdfs/ginobsmex/gom-2020/goms201d.pdf.

(15) Cooper DB, Patel P. Oral Contraceptive Pills. 2024 Feb 29. En: StatPearls [Internet]. Treasure Island: StatPearls Publishing; 2024.

(16) Van Vliet HA, Grimes DA, López LM, Schulz KF, Helmerhorst FM. Triphasic versus monophasic oral contraceptives for contraception. Cochrane Libr; 2011. Disponible en: http://dx.doi.org/10.1002/14651858.cd003553.pub3.

(17) Van Vliet HA, Raps M, López LM, Helmerhorst FM. Quadriphasic versus monophasic oral contraceptives for contraception. Cochrane Libr; 2011. Disponible en: http://dx.doi.org/10.1002/14651858.cd009038.pub2.

(18) Reed S, Koro C, DiBello J, Becker K, Bauerfeind A, Franke C, et al. Prospective controlled cohort study on the safety of a monophasic oral contraceptive containing nomegestrol acetate (2.5 mg) and 17β-oestradiol (1.5 mg) (PRO-E2 study): risk of venous and arterial thromboembolism. Eur J Contracept Reprod Health Care 2021;26(6):439-46. Disponible en: http://dx.doi.org/10.1080/13625187.2021.1987410.

(19) Jensen JT, Creinin MD. Speroff & Darney's Clinical Guide to Contraception, 6.ª ed. Filadelfia: Wolters Kluwer; 2019.

(20) Nappi RE, Lobo Abascal P, Hsieh J, Micheletti M-C. Cycle control with an extended-regimen oral contraceptive combining levonorgestrel and ethinyl estradiol that includes continuous low-dose ethinyl estradiol instead of the traditional hormone-free interval. Int J Womens Health 2017;9:739-47. Disponible en: http://dx.doi.org/10.2147/ijwh.s142078.

(21) Edelman A, Micks E, Motu'apuaka ML, Benson LS, Stewart F. Continuous or extended cycle vs. cyclic use of combined hormonal contraceptives for contraception. Cochrane Libr 2014;2023(12). Disponible en: http://dx.doi.org/10.1002/14651858.cd004695.pub3.

(22) Seval DL, Buckley T, Kuehl TJ, Sulak PJ. Attitudes and prescribing patterns of extended-cycle oral contraceptives. Contraception 2011;84(1):71-5. Disponible en: http://dx.doi.org/10.1016/j.contraception.2010.11.015.

(23) Dinger JC, Cronin M, Möhner S, Schellschmidt I, Minh TD, Westhoff C. Oral contraceptive effectiveness according to body mass index, weight, age, and other factors. Am J Obstet Gynecol 2009;201(3):263.e1-263.e9. Disponible en: http://dx.doi.org/10.1016/j.ajog.2009.03.017.

(24) Winner B, Peipert JF, Zhao Q, Buckel C, Madden T, Allsworth JE, et al. Effectiveness of long-acting reversible contraception. N Engl J Med 2012;366(21):1998-2007. Disponible en: http://dx.doi.org/10.1056/nejmoa1110855.

(25) Lawrie TA, Helmerhorst FM, Maitra NK, Kulier R, Bloemenkamp K, Gülmezoglu AM. Types of progestogens in combined oral contraception: effectiveness and side-effects. Cochrane Libr; 2011. Disponible en: http://dx.doi.org/10.1002/14651858.cd004861.pub2.

(26) Hoaglin DC, Filonenko A, Glickman ME, Wasiak R, Gidwani R. Use of mixed-treatment-comparison methods in estimating efficacy of treatments for heavy menstrual bleeding. Eur J Med Res 2013;18(1). Disponible en: http://dx.doi.org/10.1186/2047-783x-18-17.

(27) McKenna KA, Fogleman CD. Dysmenorrhea. Am Fam Physician 2021;104(2):164-70.

(28) Harada T, Momoeda M, Taketani Y, Hoshiai H, Terakawa N. Low-dose oral contraceptive pill for dysmenorrhea associated with endometriosis: a placebo-controlled, double-blind, randomized trial. Fertil Steril 2008;90(5):1583-8. Disponible en: http://dx.doi.org/10.1016/j.fertnstert.2007.08.051.

(29) Zorbas KA, Economopoulos KP, Vlahos NF. Continuous versus cyclic oral contraceptives for the treatment of endometriosis: a systematic review. Arch Gynecol Obstet 2015;292(1):37-43. Disponible en: http://dx.doi.org/10.1007/s00404-015-3641-1.

(30) Alcalde AM, Martínez-Zamora MÁ, Gracia M, Ros C, Rius M, Castelo-Branco C, et al. Assessment of quality of life, Sexual Quality of life, and pain symptoms in deep infiltrating endometriosis patients with or without associated adenomyosis and the influence of a flexible extended combined oral contraceptive regimen: Results of a prospective, observational study. J Sex Med 2022;19(2):311-8. Disponible en: http://dx.doi.org/10.1016/j.jsxm.2021.11.015.

(31) ACOG Practice Bulletin No. 110: noncontraceptive uses of hormonal contraceptives. Obstet Gynecol 2010;115(1):206-18. Disponible en: http://dx.doi.org/10.1097/aog.0b013e3181cb50b5.

(32) Freeman EW, Borisute H, Deal L, Smith L, Grubb GS, Constantine GD. A continuous-use regimen of levonorgestrel/ethinyl estradiol significantly alleviates cycle-related symptoms: Results of a phase 3 study. Fertil Steril 2005;84:S25. Disponible en: http://dx.doi.org/10.1016/j.fertnstert.2005.07.059.

(33) Horvath S, Schreiber CA, Sonalkar S. Contraception. En: Feingold KR, Anawalt B, Blackman MR, et al. Endotext [Internet]. South Dartmouth: MDText.com, Inc.; 2000. Disponible en: https://www.ncbi.nlm.nih.gov/books/NBK279148/.

(34) Collaborative Group on Epidemiological Studies of Ovarian Cancer. Ovarian cancer and oral contraceptives: collaborative reanalysis of data from 45 epidemiological studies

including 23 257 women with ovarian cancer and 87 303 controls. Lancet 2008;371(9609): 303-14. Disponible en: http://dx.doi.org/10.1016/s0140-6736(08)60167-1.

(35) World Health Organization. Medical Eligibility Criteria for Contraceptive Use. 5.ª ed. Ginebra: World Health Organization; 2015.

(36) Arowojolu AO, Gallo MF, Lopez LM, Grimes DA. Combined oral contraceptive pills for treatment of acne. Cochrane Database Syst Rev 2012;(7):CD004425.

(37) Cravioto Galindo MC. Criterios médicos de elegibilidad para el uso de anticonceptivos. Salud Pública Méx 2016;58(1):89-91.

(38) Schoretsanitis G, Deligiannidis KM, Paulzen M, Spina E, de Leon J. Drug-drug interactions between psychotropic medications and oral contraceptives. Expert Opin Drug Metab Toxicol 2022;18(6):395-411. Disponible en: http://dx.doi.org/10.1080/17425255.2022.2106214.

(39) Simmons KB, Haddad LB, Nanda K, Curtis KM. Drug interactions between rifamycin antibiotics and hormonal contraception: a systematic review. BJOG 2018;125(7):804-11. Disponible en: http://dx.doi.org/10.1111/1471-0528.15027.

(40) Nanda K, Stuart GS, Robinson J, Gray AL, Tepper NK, Gaffield ME. Drug interactions between hormonal contraceptives and antiretrovirals. AIDS 2017;31(7):917-52. Disponible en: http://dx.doi.org/10.1097/qad.0000000000001392.

(41) Torre F, Calogero AE, Condorelli RA, Cannarella R, Aversa A, La Vignera S. Effects of oral contraceptives on thyroid function and vice versa. J Endocrinol Invest 2020;43(9):1181-8. Disponible en: http://dx.doi.org/10.1007/s40618-020-01230-8.

(42) Secretaría de Salud, Subsecretaría de Prevención y Promoción de la Salud, Centro Nacional de Equidad de Género y Salud Reproductiva. Lineamientos técnicos para la prescripción y uso de métodos anticonceptivos en México. México; 2022. Disponible en: https://www.incmnsz.mx/2023/Lineamiento_TPUMAM_2022.pdf.

(43) Tepper NK, Curtis KM, Cox S, Whiteman MK. Update to U.s. medical eligibility criteria for contraceptive use, 2016: Updated recommendations for the use of contraception among women at high risk for HIV infection. MMWR Morb Mortal Wkly Rep 2020;69(14):405-10. Disponible en: http://dx.doi.org/10.15585/mmwr.mm6914a3.

(44) Novotná M, Huvar I, Bláha O. Dlouhodobé užívání kombinované hormonální kontracepce-mýty a realita [Long-term use of combined hormonal contraception-myths and reality]. Ceska Gynekol 2002;67(5):297-304.

(45) Elaut E, Buysse A, De Sutter P, Gerris J, De Cuypere G, T'Sjoen G. Cycle-related changes in mood, sexual desire, and sexual activity in oral contraception-using and nonhormonal-contraception-using couples. J Sex Res 2016;53(1):125-36. Disponible en: http://dx.doi.org/10.1080/00224499.2014.976780.

(46) Shufelt CL, Bairey Merz CN. Contraceptive hormone use and cardiovascular disease. J Am Coll Cardiol 2009;53(3):221-31. Disponible en: http://dx.doi.org/10.1016/j.jacc.2008.09.042.

(47) Gallo MF, López LM, Grimes DA, Carayon F, Schulz KF, Helmerhorst FM. Combination contraceptives: effects on weight. Cochrane Libr 2014;2014(1). Disponible en: http://dx.doi.org/10.1002/14651858.cd003987.pub5.

(48) Mendelsohn ME. Protective effects of estrogen on the cardiovascular system. Am J Cardiol 2002;89(12):12-7. Disponible en: http://dx.doi.org/10.1016/s0002-9149(02)02405-0.

(49) de Nadai MN, Nobre F, Ferriani RA, Vieira CS. Effects of two contraceptives containing drospirenone on blood pressure in normotensive women: A randomized-controlled trial. Blood Press Monit 2015;20(6):310-5. Disponible en: http://dx.doi.org/10.1097/mbp.0000000000000139.

(50) Cagnacci A, Ferrari S, Tirelli A, Zanin R, Volpe A. Insulin sensitivity and lipid metabolism with oral contraceptives containing chlormadinone acetate or desogestrel: a randomized trial. Contraception 2009;79(2):111-6. Disponible en: http://dx.doi.org/10.1016/j.contraception.2008.09.002.

(51) Shapiro S, Dinger J. Risk of venous thromboembolism among users of oral contraceptives: a review of two recently published studies. J Fam Plann Reprod Health Care 2010;36(1): 33-8. Disponible en: http://dx.doi.org/10.1783/147118910790291037.

(52) Oedingen C, Scholz S, Razum O. Systematic review and meta-analysis of the association of combined oral contraceptives on the risk of venous thromboembolism: The role of the progestogen type and estrogen dose. Thromb Res 2018;165:68-78. Disponible en: http://dx.doi.org/10.1016/j.thromres.2018.03.005.

(53) Khialani D, Rosendaal F, Vlieg A van H. Hormonal contraceptives and the risk of venous thrombosis. Semin Thromb Hemost 2020;46(08):865-71. Disponible en: http://dx.doi.org/10.1055/s-0040-1715793.

(54) Iversen L, Sivasubramaniam S, Lee AJ, Fielding S, Hannaford PC. Lifetime cancer risk and combined oral contraceptives: the Royal College of General Practitioners' Oral Contraception Study. Am J Obstet Gynecol 2017;216(6):580.e1-580.e9. Disponible en: http://dx.doi.org/10.1016/j.ajog.2017.02.002.

(55) Sitruk-Ware R. New progestagens for contraceptive use. Hum Reprod Update 2006;12 (2):169-78. Disponible en: http://dx.doi.org/10.1093/humupd/dmi046.

(56) How to switch birth control methods. Am Fam Physician 2011;83(5):575-6.

(57) Warholm L, Petersen KR, Ravn P. Combined oral contraceptives' influence on weight, body composition, height, and bone mineral density in girls younger than 18 years: A systematic review. Eur J Contracept Reprod Health Care 2012;17(4):245-53. Disponible en: http://dx.doi.org/10.3109/13625187.2012.692411.

(58) Secor RM, Stendig-Raskin I. Medical eligibility criteria for contraceptive use. En: Advanced Health Assessment of Women, 5.ª ed. Nueva York: Springer Publishing Company; 2018. p. 506-7.

(59) Santoro N, Crawford SL, El Khoudary SR, Allshouse AA, Burnett-Bowie S-A, Finkelstein J, et al. Menstrual cycle hormone changes in women traversing menopause: Study of women's health across the nation. J Clin Endocrinol Metab 2017;102(7):2218-29. Disponible en: http://dx.doi.org/10.1210/jc.2016-4017.

(60) Sultan AA, Tata LJ, West J, Fiaschi L, Fleming KM, Nelson-Piercy C, et al. Risk factors for first venous thromboembolism around pregnancy: a population-based cohort study from the United Kingdom. Blood 2013;121(19):3953-61. Disponible en: http://dx.doi.org/10.1182/blood-2012-11-469551.

(61) Kamel H, Navi BB, Sriram N, Hovsepian DA, Devereux RB, Elkind MSV. Risk of a thrombotic event after the 6-week postpartum period. N Engl J Med 2014;370(14):1307-15. Disponible en: http://dx.doi.org/10.1056/nejmoa1311485.

(62) Zapata LB, Steenland MW, Brahmi D, Marchbanks PA, Curtis KM. Effect of missed combined hormonal contraceptives on contraceptive effectiveness: a systematic review. Contraception 2013;87(5):685-700. Disponible en: http://dx.doi.org/10.1016/j.contraception.2012.08.035.

(63) Mansour D, Percy L. Contraception Made Easy. Bloxham: Scion Publishing; 2016.

CAPÍTULO

6

Anticonceptivos orales con progestágeno solo

Dr. Carlos Lauro Tercero Valdez Zúñiga
Dra. Rocío de Sanjuán Olivares Juárez
Dr. Héctor Orozco Clemente
Dr. José Rafael Sánchez Martínez

PUNTOS CLAVE

- Los anticonceptivos orales con progestágeno solo se han asociado con tasas de embarazo anuales en uso típico de entre el 1 % y el 13 %.
- Es importante que las pastillas se tomen aproximadamente a la misma hora todos los días. Solo hay un margen de retraso permitido de 3 h con las píldoras más antiguas que contienen noretisterona o levonorgestrel, mientras que hay un poco más de flexibilidad con los anticonceptivos orales con progestágeno solo (AOPS) más nuevos que contienen desogestrel o drospirenona (12 a 24 h).
- Los anticonceptivos hormonales con progestágeno solo tienen múltiples mecanismos de acción, incluidos supresión de la ovulación, cambios en el moco cervical y endometrio, y reducción de la actividad ciliar de las trompas de Falopio, entre otros.
- Los anticonceptivos hormonales con progestágeno solo ofrecen beneficios tales como la ausencia de componente estrogénico, la reducción de complicaciones cardiovasculares, la mejora de síntomas menstruales, la protección contra ciertos cánceres y la mejora en condiciones como la endometriosis.
- Aunque tienen ventajas, los anticonceptivos hormonales con progestágeno solo pueden generar sangrados irregulares, afectar al ciclo menstrual y presentar efectos secundarios como náusea, mareos o cambios emocionales.
- Factores como vómito, diarrea o interacciones con otros medicamentos pueden afectar a la eficacia de los anticonceptivos hormonales con progestágeno solo.

- Hay precauciones especiales para ciertos grupos de pacientes, como aquellos con insuficiencia renal o los que toman medicamentos específicos.
- No hay evidencia de que los AOPS tengan un efecto adverso sobre la lactancia materna. De hecho, puede haber un impacto positivo modesto. Se ha reportado que las mujeres que usaban levonorgestrel amamantaron durante más tiempo.

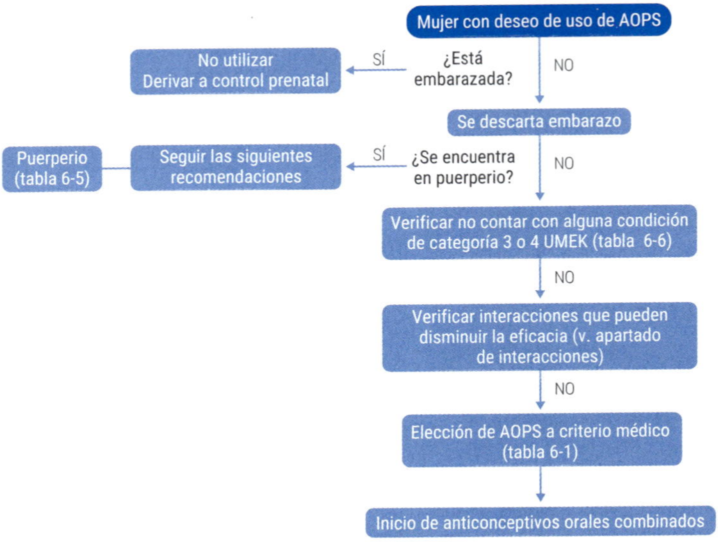

Introducción

Los anticonceptivos que contienen solo progestinas están disponibles en dispositivos intrauterinos (DIU), implantes subdérmicos, anticonceptivos inyectables, píldoras, parches y anillos vaginales de progestina sola. Este capítulo abordará los métodos anticonceptivos orales con progestágeno solo (AOPS).

Los primeros **anticonceptivos orales de progestágeno solo** (**AOPS**) se comercializaron después de las píldoras combinadas con el objetivo de reducir los efectos secundarios y los riesgos tromboembólicos asociados con el estrógeno. El primer AOPS, que contenía 0.5 mg de acetato de clormadinona, fue aprobado en Francia en 1968. Históricamente, los AOPS se han conocido como «píldoras» debido a que contienen aproximadamente el 25 % de la cantidad de progestina circulante en comparación con los anticonceptivos orales combinados (AOC). Las primeras marcas comercializadas fueron Micronor® y Nor-QD®; hoy en día, también están disponibles numerosos productos equivalentes, incluidos Camila® y Jolivette®.

Las formulaciones disponibles comercialmente en todo el mundo incluyen píldoras que contienen 0.03 mg de levonorgestrel, 0.5 mg de diacetato de etinodiol y 0.075 mg de desogestrel (**tabla 6-1**). De estas, solo las píldoras de levonorgestrel, noretindrona y desogestrel se utilizan de forma habitual (1).

En Estados Unidos, solo el 4% de las usuarias de píldoras anticonceptivas optan por los AOPS (2). Esto podría deberse a que el personal médico tiende a no recetar estos anticonceptivos, al considerarlos menos eficaces. Sin embargo, ensayos controlados aleatorizados han demostrado que la eficacia de los AOC y los AOPS es equivalente (2).

Tabla 6-1 **Anticonceptivos orales con progestágeno solo (AOPS)**

AOPS	Dosis	Nombre comercial
Noretindrona (noretisterona)	0.35 mg	Micronor, Nor-QD
Norgestrel	0.075 mg	Ovrette
Levonorgestrel	0.03 mg	Norgeston, Microlut, Microval
Linestrenol	0.5 mg	Exluton
Diacetato de etinodiol	0.5 mg	Femulen
Desogestrel	0.075 mg	Cerazette
Drospirenona	4 mg	Slynd

Mecanismo de acción

El principal mecanismo anticonceptivo de los AOPS parece ser el aumento de la densidad del moco cervical, lo que impide el paso de los espermatozoides. Estos anticonceptivos tienen un impacto menor en la inhibición de la ovulación, ya que no suprimen de forma consistente las gonadotropinas, y eso permite que un 40% de las usuarias ovulen de manera normal. Además, los AOPS pueden alterar la función de las trompas de Falopio. Aquellos que contienen levonorgestrel, norgestrel y noretindrona afectan principalmente al moco cervical y al endometrio (1). En el endometrio, reducen el número de glándulas endometriales, lo que inhibe la implantación (3).

Los AOPS que contienen desogestrel y drospirenona son más efectivos para inhibir la ovulación. El desogestrel suprime la ovulación de manera similar a los AOC, mientras que la drospirenona también inhibe la ovulación y la mantiene incluso durante un período libre de hormonas de 4 días, lo cual es comparable a la eficacia de los AOPS de desogestrel tomados a diario.

Debido a su baja dosis y menor capacidad para inhibir la ovulación, los AOPS que contienen noretindrona, norgestrel, levonorgestrel, diacetato de etinodiol y linestrenol deben tomarse todos los días a la misma hora. El moco cervical se espesa entre 2 h y 4 h después de ingerir el medicamento, pero su efecto en la impermeabilidad a los espermatozoides disminuye a las 22 h, lo que permite cierta penetración espermática a las 24 h (1).

Eficacia

Las tasas de fracaso con un uso perfecto son tan bajas como 1.1 por cada 100 mujeres en el primer año de uso (1). La tasa real de fracaso en el uso de todas las píldoras anticonceptivas (AOC y AOPS) notificada en la *Encuesta Nacional de Crecimiento Familiar* de 2006 a 2010 de los Centers for Disease Control and Prevention de Estados Unidos es de 7.2 por cada 100 mujeres en el primer año de uso (4). Cuando las mujeres logran cumplir con la administración de los AOPS, la tasa de fracaso puede ser comparable a la de los AOC (< 1 por cada 100 mujeres-año) (1).

Cuando los AOPS se utilizan de manera correcta y consistente (uso perfecto), su eficacia es del 99.7 % (índice de Pearl de 0.3) (5). En el caso de los AOPS más antiguos, que actúan principalmente espesando el moco cervical, este efecto se pierde si no se toman en un período de 3 h. Los AOPS más nuevos que contienen desogestrel o drospirenona deben tomarse en un período de 12 h a 24 h para prevenir la ovulación, lo que los hace más efectivos (6).

Retorno a la fertilidad

El efecto anticonceptivo desaparece 24 h después de la ingesta del comprimido (5).

Elegibilidad

Los AOPS son una buena opción para las mujeres en las que el uso de estrógeno está contraindicado. Son generalmente más seguros y no se asocian con muchos de los efectos secundarios graves de los anticonceptivos orales combinados, como la tromboflebitis y la tromboembolia pulmonar. Los AOPS también son una buena opción para mujeres mayores de 35 años que fuman, y además (3):

- Son rápidamente reversibles.
- Son fáciles de usar porque la usuaria toma la misma pastilla todos los días sin descanso.
- Provocan menor cantidad de sangrado menstrual.
- Provocan menos cólicos menstruales.

Las siguientes mujeres son candidatas ideales:

- Mujeres mayores de 35 o 40 años que no son candidatas para los AOC:
  - Fumadoras.
  - Múltiples factores de riesgo de enfermedad cardiovascular.
  - Obesidad con factores de riesgo.
  - Enfermedad de células falciformes.
- Mujeres que amamantan.
- Mujeres que experimentan problemas con los AOC, incluidos:
  - Dolores de cabeza.
  - Disminución de la libido.
  - Sensibilidad en los senos.
  - Náusea o malestar digestivo.

Hasta el momento, los AOPS parecen tener poco o ningún efecto en el metabolismo de los lípidos, los carbohidratos, la hipertensión y los factores de coagulación (7). Además, ofrecen otros beneficios, como la disminución de la menorragia y la dismenorrea, la eliminación del síndrome de Mittelschmerz, y la reducción del riesgo de cáncer de endometrio, cáncer de ovario y enfermedad inflamatoria pélvica (8). Asimismo, mejoran el síndrome premenstrual y la anemia (7) y, en pacientes con endometriosis, reducen el dolor asociado y la extensión anatómica de las lesiones. Debido a esta última ventaja en relación con la endometriosis, son el tratamiento de primera elección para mujeres que padecen esta enfermedad (9).

En la **tabla 6-2** se muestran los criterios de elegibilidad para el uso de métodos anticonceptivos según los criterios médicos de elegibilidad del Reino Unido para el uso de anticonceptivos (UKMEC, *UK Medical Eligibility Criteria*).

Tabla 6-2 **Criterios UKMEC de elegibilidad de métodos anticonceptivos**

UKMEC	Definición de la categoría UKMEC
Categoría 1	Una afección para la cual no hay restricciones en el uso del método
Categoría 2	Una condición en la que las ventajas de utilizar el método generalmente superan el riesgo teórico o comprobado
Categoría 3	Una condición en la que el riesgo teórico o comprobado suele superar las ventajas de utilizar el método. La provisión de un método requiere un juicio clínico experto y/o derivación a un proveedor especialista en anticonceptivos, ya que el uso del método no se suele recomendar a menos que otros métodos más apropiados no estén disponibles o no sean aceptables
Categoría 4	Una condición que representa un riesgo inaceptable para la salud si se utiliza el método

Fuente: FSRH guideline (august 2022) progestogen-only pills. BMJ Sex Reprod Health 2022;48(Suppl 1): 1-75. Disponible en: http://dx.doi.org/10.1136/bmjsrh-2022-PoP. Con permiso.

Contraindicaciones

El número de contraindicaciones absolutas de los AOPS es mucho menor que la lista de los AOC (3):

- Embarazo o sospecha de embarazo.
- Cáncer de mama actual o previo.
- Sangrado genital no diagnosticado.
- Enfermedad hepática aguda (adenomas/carcinoma hepático).
- Hipersensibilidad a cualquier componente de la píldora.

Una contraindicación relativa sería la enfermedad arterial coronaria o la enfermedad cerebrovascular activa. Se recomienda realizar un análisis detallado de riesgo-beneficio, tomar una decisión informada y garantizar un seguimiento adecuado. (3).

Desventajas

Los AOPS no protegen contra enfermedades de transmisión sexual y pueden alterar el ciclo menstrual, generando así **sangrados intermenstruales**, **dolicomenorrea** con hipomenorrea y posible **amenorrea** (7,9). En las usuarias, el 2 % presentará amenorrea, el 10 % experimentará sangrados intermenstruales infrecuentes (1-2 episodios de sangrado intermenstrual [*spotting*]), el 80 % presentará una frecuencia de 3 a 5 episodios y el 10 % tendrá sangrados frecuentes (6 episodios o más) (10). Por último, menos del 10 % presentará sangrados prolongados (sangrado continuo durante más de 14 días) (10).

Algunos **efectos secundarios**, aunque infrecuentes, incluyen náusea, mareos, cefaleas, sensibilidad mamaria, persistencia de quistes foliculares y labilidad emocional (7,9,11). Con el uso de drospirenona, debido a su acción como antagonista de la aldosterona, existe un riesgo potencial de **hiperpotasemia** en personas susceptibles. Se recomienda evitar su uso en personas con insuficiencia renal grave o insuficiencia renal aguda. También se sugiere evitarla en pacientes con hiperpotasemia conocida, hipoaldosteronismo no tratado y durante el uso de diuréticos ahorradores de potasio o suplementos de potasio.

Uso

La mayoría de los AOPS se toman diariamente de forma continua y sin interrupciones. Las **píldoras con drospirenona** se administran en un régimen 24:4, con 24 píldoras activas que contienen 4 mg del fármaco, seguidas de cuatro píldoras placebo. Para que sean completamente efectivos, es ideal tomar la píldora a la misma hora todos los días. Las **píldoras con desogestrel** permiten un margen de 12 h para la toma de la siguiente dosis, mientras que las de drospirenona tienen un margen de 24 h. En cambio, los AOPS más antiguos deben tomarse en un margen de 3 h cada día (6).

El primer ciclo de AOPS deberá iniciarse de acuerdo con la condición de la usuaria, según se describe a continuación:

- **Con ciclos menstruales**: debe iniciarse durante los primeros 5 días del ciclo menstrual, sin necesidad de utilizar un método anticonceptivo adicional. También puede comenzarse después del 5.º día, contando desde el inicio del sangrado menstrual, siempre que haya una certeza razonable de que la mujer no está embarazada. En este caso, se deberá utilizar un método de protección adicional (como un condón) o abstenerse de tener coito vaginal durante los siguientes 2 días.
- **Con amenorrea**: los AOPS pueden iniciarse en cualquier momento, siempre y cuando exista certeza razonable de que la mujer no está embarazada. En este caso, la mujer deberá usar protección anticonceptiva adicional (condón externo o interno) o abstenerse de tener coito vaginal durante los siguientes 2 días (5).

Recomendaciones de uso

Los AOPS deben tomarse a la misma hora todos los días (idealmente con una diferencia menor de 1 h, aunque se acepta hasta 3 h) (3). Algunas recomendaciones que hay que seguir son las siguientes:

- No omitir ninguna dosis.
- Es posible experimentar un sangrado anómalo e impredecible.
- Los patrones de sangrado pueden mejorar con el tiempo.
- Los síntomas del síndrome premenstrual pueden mejorar o empeorar.
- El uso de condones es aconsejable si el paciente tiene riesgo de exposición a infecciones de transmisión sexual (ITS) o virus de la inmunodeficiencia humana (VIH) (3).

Cambio por otro método anticonceptivo

- **Cambio desde otro método hormonal**:
  - El uso de AOPS puede iniciarse de inmediato si la mujer ha utilizado su método hormonal anterior de manera correcta y consistente, o si tiene una certeza razonable de que no está embarazada. No es necesario esperar hasta la siguiente menstruación, ni requiere protección anticonceptiva adicional.
  - Si se utilizaba previamente un método inyectable, el uso de AOPS deberá iniciarse en la fecha en que se debería haber administrado la siguiente inyección. No es necesario proporcionar protección anticonceptiva adicional (5).
- **Cambio desde un método no hormonal y que no sea DIU (uso previo de condón y métodos basados en el conocimiento de la fertilidad)**:
  - Los AOPS pueden iniciarse en los 5 días posteriores al inicio del sangrado menstrual. No es necesario proporcionar protección anticonceptiva adicional.
  - Los AOPS pueden utilizarse si se tiene la certeza razonable de que la mujer no está embarazada. Si se inicia después de los 5 días desde el comienzo del sangrado menstrual, la mujer deberá usar protección anticonceptiva adicional (condón externo o interno) o abstenerse de tener coito vaginal durante los siguientes 2 días (5).
- **Cambio desde un DIU (hormonal o no hormonal)**:
  - Los AOPS pueden utilizarse en los 5 días posteriores al inicio del sangrado menstrual. No es necesario proporcionar protección anticonceptiva adicional, y el DIU puede retirarse en ese momento.
  - Los AOPS también pueden utilizarse si se está razonablemente seguro de que la mujer no está embarazada. Se inicia después de los 5 días desde el inicio del sangrado menstrual:
    - Si la mujer ha tenido coito vaginal durante el ciclo menstrual actual, se recomienda retirar el DIU durante la siguiente menstruación.
    - Si la mujer no ha tenido coito vaginal en el ciclo menstrual actual, se puede retirar el DIU y utilizar protección anticonceptiva adicional

(condón externo o interno) o abstenerse de tener coito vaginal durante los dos días siguientes. Si lo prefiere, se puede retirar el DIU hasta la siguiente menstruación sin necesidad de usar protección anticonceptiva adicional (5).

Interacciones

Las progestinas administradas por vía oral son metabolizadas en el hígado, principalmente por la enzima CYP3A4 del citocromo P450, junto con otras enzimas. Dado que se utilizan dosis bajas de progestina, las pacientes que toman medicamentos que activan el CYP3A4 deben evitar este tipo de anticonceptivos, ya que su eficacia podría verse reducida. Por esta razón, el uso de los siguientes medicamentos se clasifica en la **categoría 3 para los AOPS**, lo que indica que los riesgos potenciales suelen superar sus beneficios (1):

- **Anticonvulsivos**: fenitoína, carbamazepina, barbitúricos, primidona, topiramato y oxcarbazepina.
- **Antimicrobianos**: rifampicina y rifabutina.

Otros medicamentos se consideran de **categoría 2 para los AOPS** (las ventajas de usar el método generalmente superan los riesgos teóricos o comprobados) (1) como:

- Inhibidor no nucleósido de la transcriptasa inversa (INNTI): efavirenz.
- Inhibidores de la proteasa potenciados con ritonavir: atazanavir, darunavir, fosamprenavir, saquinavir y tipranavir.
- Inhibidores de la proteasa sin ritonavir: fosamprenavir y nelfinavir.
- Hierba de San Juan.

Cualquier persona que tome alguno de estos medicamentos debe utilizar métodos anticonceptivos adicionales durante un período corto (hasta 2 meses) y durante 4 semanas después de suspender el medicamento. Para períodos más prolongados, es preferible cambiar a una inyección o a un dispositivo intrauterino de solo progestágeno (6).

Efectos adversos

- **Sangrado irregular**: el sangrado irregular es un efecto secundario frecuente de los AOPS, debido al impacto impredecible en la ovulación y al efecto diario de la progestina sobre el endometrio. Las pacientes pueden experimentar ciclos ovulatorios normales (40-50 %), ciclos irregulares y cortos (40 %) o la ausencia de ciclos, que varía desde sangrado irregular hasta manchado y amenorrea (10 %). Esta irregularidad en el sangrado es una de las principales razones por las que las mujeres interrumpen el uso de este método anticonceptivo. Los AOPS con desogestrel tienden a generar un sangrado más impredecible al inicio, pero este disminuye con el tiempo. De manera similar, las píldoras que contienen solo drospirenona también causan sangrado irregular, aunque la incidencia se reduce con el uso prolongado (72.2 % en el ciclo 1 y 22.8 % en el ciclo 13) (1).

- **Quistes ováricos funcionales**: el uso de AOPS puede llevar al desarrollo de quistes foliculares ováricos funcionales, debido a que el crecimiento folicular no se suprime completamente. En la mayoría de los casos, estos quistes desaparecen por sí solos y no suelen representar un problema clínico relevante. Sin embargo, si una mujer presenta quistes ováricos sintomáticos de manera recurrente al usar AOPS, se recomienda considerar un cambio a un método anticonceptivo combinado (si no hay contraindicaciones) o a progestinas de acción prolongada, como los inyectables o implantes, que son más eficaces para inhibir tanto el desarrollo folicular como la ovulación (1).
- **Aumento de peso**: según evidencia limitada, los AOPS no causan aumento de peso.
- **Acné**: algunos AOPS pueden aumentar el acné, y este efecto secundario puede variar según el tipo de progestina. La actividad androgénica del levonorgestrel disminuye las concentraciones circulantes de globulina de fijación a las hormonas sexuales (SHBG, *sex hormone-binding globulin*), lo que aumenta las de esteroides libres (levonorgestrel y testosterona), a pesar de la dosis baja. Esta acción contrasta con la de los AOC, en los que la progestina se contrarresta con el aumento de SHBG inducido por los estrógenos y la reducción de la testosterona.
- **Metabolismo de lípidos, carbohidratos y factores de coagulación**: a diferencia de los AOC, las concentraciones de triglicéridos y lípidos, el metabolismo de los carbohidratos y los factores de coagulación permanecen sin cambios con los AOPS.
- **Enfermedad cardiovascular**: no hay evidencia de que los AOPS aumenten el riesgo de enfermedad cardiovascular o trombosis, aunque los datos son limitados. La Organización Mundial de la Salud (OMS) notifica que no se observa un incremento en el riesgo de accidente cerebrovascular, infarto de miocardio o tromboembolismo venoso con el uso de AOPS.
- **Riesgo de cáncer**: los AOPS no parecen estar asociados con un mayor riesgo de desarrollar nuevos cánceres (1).

Situaciones especiales

- **Presentación de vómito o diarrea**:
  - Si el vómito se presenta durante las 2 h siguientes a la toma del comprimido, la mujer deberá tomar otro tan pronto como le sea posible y continuar el resto del ciclo sin cambios.
  - Si el vómito o la diarrea se presentan durante 2 días o más, deberá seguir los procedimientos recomendados para casos de olvido o imposibilidad de tomar los comprimidos (5).
  - La diarrea puede interferir con la adecuada absorción del AOPS, por lo que se recomienda utilizar métodos anticonceptivos adicionales, como condones, durante la enfermedad y hasta 2 días después de la recuperación. Las indicaciones pueden variar entre las marcas de AOPS, por lo que es importante consultar el folleto de la marca específica que se está tomando (6).

- A continuación se indica el tiempo recomendado por el fabricante después de tomar la píldora de progestágeno para que la mujer no se vea afectada por el vómito, según el tipo de píldora tomada (10):
  - **Drosperidona**: 3-4 h.
  - **Levonorgestrel tradicional**: 2 h.
  - **Noretisterona tradicional**: no se indica, el grupo de elaboración de directrices sugiere 2 h.
  - **Desogestrel**: 3-4 h.

- **Amenorrea**:
  - La amenorrea no requiere ningún tratamiento clínico. Es suficiente con el asesoramiento.
  - Si una mujer no tolera la amenorrea, deben suspenderse los AOPS y elegir otro método anticonceptivo (5).
- **Si se sospecha embarazo**:
  - Realizar exploración física y prueba de laboratorio para descartar el embarazo.
  - Recomendar a la mujer que continúe con el uso de los AOPS mientras se notifica el resultado de la prueba de embarazo.
  - Utilizar protección anticonceptiva adicional (condón externo o interno) mientras se descarta el embarazo, en caso de que la mujer haya suspendido la toma de AOPS (5).
- **Olvido o imposibilidad de tomar un comprimido de los AOPS**:
  - Las mujeres en período de lactancia con amenorrea que olvidaron tomar un comprimido o lo retrasaron más de 3 h (o más de 12 h para el comprimido de 750 μg [0.075 mg] de desogestrel) deben tomar un comprimido de inmediato y luego continuar con uno diario. Si la mujer lleva menos de 6 meses de puerperio, no es necesario que utilice protección anticonceptiva adicional (5).
  - Las mujeres con ciclos menstruales (incluidas aquellas en período de lactancia) que olvidaron tomar un comprimido o lo retrasaron más de 3 h (o más de 12 h para el comprimido de 750 μg [0.075 mg] de desogestrel) deben tomar un comprimido de inmediato y luego continuar tomando uno diariamente. Además, deberán usar protección anticonceptiva adicional o abstenerse de tener coito vaginal durante los siguientes 2 días. Si es necesario, puede considerarse el uso de anticoncepción de emergencia (5).
- **Olvido o imposibilidad de tomar dos o más comprimidos de AOPS**:
  - En caso de olvido de dos o más comprimidos, la mujer puede considerar el uso de anticoncepción de emergencia si ha tenido coito vaginal durante los 5 días previos (v. cap. 11) (5).
- Para las recomendaciones tras el **uso incorrecto** o la **omisión de AOPS**, véanse las **tablas 6-3** y **6-4**, respectivamente.
- Posparto o postaborto:
  - Los AOPS pueden iniciarse inmediatamente después del parto o después del aborto.
  - Para las mujeres en posparto que no han tenido retorno de la menstruación, no es necesario utilizar un método de respaldo si los AOPS se inician dentro de los 21 días posparto y no están amamantando, o dentro de los 6 meses posparto si están amamantando exclusivamente.

Tabla 6-3 Recomendaciones tras el uso incorrecto de la píldora de progestágeno solo

	Píldora de progestágeno solo tradicional	Píldora de progestágeno solo (desogestrel)	Píldora de progestágeno solo (drospirenona)
¿Qué se considera omisión de píldora?	Si se toma > 3 h tarde (> 27 h después de tomar la última píldora)	Si se toma > 12 h tarde (> 36 h después de tomar la última píldora)	Si se toma > 24 h tarde (> 48 h después de tomar la última píldora o > 24 h después de la fecha prevista para iniciar un nuevo blíster tras un ILH)
Acción si se omite alguna píldora	• Tomar la última píldora olvidada lo antes posible • Tomar la siguiente píldora a la hora habitual (esto puede significar tomar 2 píldoras en un día) • Emplear métodos anticonceptivos adicionales (p. ej., preservativo) durante 48 h después de haber reiniciado la toma correcta de la píldora • Considerar AE		• Tomar la píldora olvidada lo antes posible • Tomar la siguiente píldora a la hora habitual (esto puede significar tomar dos píldoras en 1 día) • Emplear métodos anticonceptivos adicionales (p. ej., preservativo) durante 7 días después de haber reiniciado la toma correcta de la píldora • Considerar AE • Omitir ILH (píldoras placebo) si se omite alguna de las últimas 7 píldoras activas
¿Se requiere AE?	Debe considerarse AE si hubo RSSP desde el momento en que se olvidó la primera píldora hasta que se reanudó la toma correcta durante 48 h		Debe considerarse AE si: • Se omitió cualquier píldora activa y hubo RSSP desde el momento en que se omitió la primera píldora hasta que se recuperó la toma correcta durante 7 días • Se omitieron las píldoras los días 1 a 7 del blíster y hubo RSSP durante el ILH o la semana 1
Seguimiento	Considerar prueba de embarazo 21 días después de la última RRSP		

AE, anticoncepción de emergencia; ILH, intervalo libre de hormonas; RSSP, relaciones sexuales sin protección.

Fuente: FSRH guideline (august 2022) progestogen-only pills. BMJ Sex Reprod Health 2022;48(Suppl 1): 1-75. Disponible en: http://dx.doi.org/10.1136/bmjsrh-2022-PoP. Con permiso.

Tabla 6-4 **Recomendaciones tras la omisión de la píldora de progestágeno solo**

Momento en que se omitió la píldora	¿Se requiere AE?	Consejos adicionales para la usuaria	Seguimiento
1 o más píldoras omitidas en los días 1 a 7 (píldoras activas)	Considerar[a] si hubo RSSP en el ILH o en los días 1 a 7 de la toma de la píldora	1. Tome la última píldora que olvidó 2. Continúe tomando las siguientes píldoras blancas activas normalmente 3. Utilice preservativo/abstinencia hasta haber tomado las píldora durante 7 días consecutivos	Se aconseja PE 3 semanas después de la última RSSP
1 o más píldoras omitidas en los días 8 a 17 (píldoras activas)	Considerar* si hubo RSSP desde que se olvidó la primera píldora o si se usó incorrectamente antes en el blíster	1. Tome la píldora que olvidó 2. Continúe tomando las siguientes píldoras activas normalmente 3. Utilice preservativo/abstinencia hasta haber tomado las píldoras durante 7 días consecutivos	Se aconseja PE 3 semanas después de la última RSSP
1 o más píldoras omitidas en los días 18 a 24 (píldoras activas)	Considerar[a] si hubo RSSP desde que se olvidó la primera píldora o si se usó incorrectamente la píldora antes en el blíster	1. Tome la última píldora que olvidó 2. Continúe tomando las siguientes píldoras blancas activas normalmente 3. Utilice preservativo/abstinencia hasta haber tomado las píldoras durante 7 días consecutivos 4. Omitir el ILH (píldoras placebo)	Se aconseja PE 3 semanas después de la última RSSP
1 o más píldoras omitidas en los días 25 a 28 (píldoras activas)	No	1. Deseche las píldoras olvidadas 2. Continúe tomando el resto de las píldoras normalmente 3. Asegúrese de comenzar a tiempo el siguiente blíster de píldoras 4. Si el siguiente blíster de píldoras no se comienza a tiempo, siga las reglas para las píldoras olvidadas en los días a 1 a 7	No se requiere seguimiento

*Consúltese la tabla 6-2.

AE, anticoncepción de emergencia; PE, prueba de embarazo; PLH, período libre de hormona; RSSP, relaciones sexuales sin protección.

Fuente: FSRH guideline (august 2022) progestogen-only pills. BMJ Sex Reprod Health 2022;48(Suppl 1): 1-75. Disponible en: http://dx.doi.org/10.1136/bmjsrh-2022-PoP. Con permiso.

  - Si los ciclos menstruales se han reanudado y han pasado más de 5 días desde el inicio del sangrado, también deben usar un método de respaldo durante 2 días.
  - Si han pasado más de 7 días después de un aborto, deben usar un método anticonceptivo de respaldo durante 2 días tras comenzar con el AOPS.
- **Lactancia materna**: no hay evidencia de que los AOPS tengan un efecto adverso en la lactancia materna, medido por el volumen de leche, el crecimiento y el desarrollo infantil. De hecho, puede haber un impacto positivo moderado; se ha notificado que las mujeres que usaban levonorgestrel amamantaron durante más tiempo (5).
- **Puerperio (con o sin lactancia materna)**: durante el puerperio se pueden prescribir AOPS de forma segura. En la **tabla 6-5** se ejemplifica la forma de uso (5).
- **Afecciones médicas**: en la **tabla 6-6** se muestran diferentes afecciones médicas de categoría UKMEC 3 o UKMEC 4 para el uso de la píldora de progestágeno solo.

Tabla 6-5 **Recomendaciones para prescribir anticonceptivos orales de progestágeno solo (AOPS) durante el puerperio (5)**

Lactancia materna	Tiempo de puerperio	Amenorrea	Observaciones
Exclusiva o casi exclusiva	Menos de 6 semanas	Con o sin menstruación	Si la mujer está en lactancia exclusiva o casi exclusiva, los AOPS pueden iniciarse sin necesidad de utilizar un método de protección anticonceptiva adicional
	≥ 6 semanas a ≤ a 6 meses	Con menstruación	Iniciar los AOPS los primeros 5 días del ciclo menstrual sin necesidad de protección anticonceptiva adicional Si se inician después del 5.° día del ciclo menstrual, es necesario tener la certeza de que no hay embarazo y utilizar protección adicional durante los siguientes 2 días
		Sin menstruación	Si la mujer está en lactancia exclusiva o casi exclusiva, los AOPS pueden iniciarse sin necesidad de utilizar un método de protección anticonceptiva adicional Si la mujer está en lactancia parcial, puede comenzar a usarlos en cualquier momento, teniendo la certeza de no estar embarazada. Deberá utilizar un método de protección adicional durante los siguientes 2 días
Sin lactancia materna	Menos de 21 días	N/A	No es necesario utilizar protección anticonceptiva adicional, ya que es muy poco probable que la mujer ovule durante los primeros 21 días del puerperio

(Continúa)

(Continuación)

Lactancia materna	Tiempo de puerperio	Amenorrea	Observaciones
Sin lactancia materna	Más de 21 días	Con menstruación	Iniciar los AOPS los primeros 5 días del ciclo menstrual sin necesidad de protección adicional Si se inician después del 5.° día del ciclo menstrual, es necesario tener la certeza de que no hay embarazo y utilizar protección adicional durante los siguientes 2 días
		Sin menstruación	Puede comenzar a usarlos en cualquier momento, siempre que tenga la certeza de no estar embarazada. Deberá utilizar protección adicional durante los siguientes 2 días

Tabla 6-6 **Afecciones médicas en la categoría UKMEC 3 o UKMEC 4 para el uso de la píldora de progestágeno solo**

Afección	Tiempo de puerperio	Observaciones
Cardiopatía isquémica (actual o previa)	UKMEC 3 para continuación (UKMEC 2 para iniciación[a])	Debe considerarse cuidadosamente la duración del uso de la píldora de progestágeno solo en relación con la aparición de enfermedad cardiovascular al decidir si continuar con el método
Accidente cerebrovascular (previo)	UKMEC 3 para continuación[b] (UKMEC 2 para iniciación)	Apropiado (es una precaución en caso de que la píldora de progestágeno solo contribuya de alguna manera al desarrollo de enfermedad cardiovascular)
Cáncer de mama (actual) Cáncer de mama (previo)	UKMEC 4 UKMEC 3	Para las personas con antecedentes de cáncer de mama es recomendable consultar con el equipo de oncología antes de tomar cualquier decisión sobre el inicio de la anticoncepción hormonal
Cirrosis grave (descompensada asociada, p. ej., con ascitis, ictericia, encefalopatía o hemorragia gastrointestinal)	UKMEC 3	
Adenoma o carcinoma hepatocelular	UKMEC 3	

[a] Iniciación: iniciación de un método por parte de una mujer con una afección médica específica.
[b] Continuación: continuación del método que ya está siendo utilizado por una mujer que desarrolla una nueva afección médica.
UKMEC, *UK Medical Eligibility Criteria* (criterios médicos de elegibilidad del Reino Unido para el uso de anticonceptivos).

Fuente: FSRH guideline (august 2022) progestogen-only pills. BMJ Sex Reprod Health 2022;48(Suppl 1): 1-75. Disponible en: http://dx.doi.org/10.1136/bmjsrh-2022-PoP. Con permiso.

Seguimiento

Las consultas subsecuentes se realizarán mensualmente durante el manejo con AOPS. Si es complicado asistir cada mes, se podrán entregar hasta 4 ciclos consecutivos, y la consulta se programará para el cuarto mes o antes si la usuaria lo solicita.

En cada visita se debe reforzar el asesoramiento, supervisar el uso correcto del método, evaluar la satisfacción de la usuaria y monitorizar la posible aparición de efectos secundarios. Asimismo, deberá promoverse el **uso de métodos de barrera** junto con el método anticonceptivo elegido para prevenir ITS (5).

Nuevos anticonceptivos

Se está desarrollando una pastilla de norgestrel de 0.075 mg, que anteriormente se comercializaba como Ovrette®, con la intención de venderla sin receta en Estados Unidos (Clinicaltrials.gov NCT03585712). Durante la última década se ha estudiado un nuevo régimen AOPS cíclico, que contiene 4.0 mg de drospirenona al día durante 24 días, seguido de un intervalo libre de hormonas de 4 días. Este producto fue aprobado en Estados Unidos en junio de 2019 bajo la marca Slynd® (1).

MITOS

«Los anticonceptivos orales con progestágeno solo son menos efectivos que los combinados»
La realidad es que, según estudios, ambos tipos tienen una eficacia similar.

«El tratamiento anticonceptivo oral es un fastidio»
En realidad, las instrucciones para usar las píldoras de progestina se limitan a la ingesta diaria a la misma hora durante 28 días antes de iniciar un nuevo ciclo.

«La píldora es una forma ineficaz de anticoncepción»
Estos anticonceptivos son efectivos entre el 92 % y el 99 % de los casos.

«La píldora anticonceptiva causa cáncer»
Estas píldoras proporcionan protección contra el cáncer endometrial y ovárico y reduce el riesgo de embarazo ectópico.

«Los anticonceptivos orales causan infertilidad en las mujeres»
La noción de que los anticonceptivos orales causan infertilidad es un mito. La capacidad para quedar embarazada después del uso de la píldora puede variar según la edad de la paciente, el número de embarazos y el tiempo de uso del anticonceptivo.

«Las píldoras anticonceptivas se absorben de manera desigual»
No hay evidencia de que los anticonceptivos orales se acumulen en el estómago, ovarios y útero. Una vez ingerida, la píldora se disuelve en el aparato digestivo y las hormonas son absorbidas por el torrente sanguíneo y metabolizadas por el hígado y el intestino antes de ser excretadas.

«La píldora protege contra las ITS»
Las píldoras no son una protección adecuada contra las ITS. Por ello, deben utilizarse junto con métodos de barrera para proteger de dichas infecciones.

Referencias bibliográficas

(1) Jensen JT, Creinin MD. Speroff. Endocrinología ginecológica clínica y esterilidad, 6.ª ed. Barcelona: Wolters Kluwer Health; 2019.

(2) Zuniga C, Blanchard K, Harper CC, Wollum A, Key K, Henderson JT. Effectiveness and efficacy rates of progestin-only pills: A comprehensive literature review. Contraception 2023;119:109925.

(3) Handbook of Contraception and Sexual Reproductive Healthcare. Cambridge University Press. Edición de Kindle.

(4) Sundaram A, Vaughan B, Kost K, Bankole A, Finer L, Singh S, et al. Contraceptive failure in the United States: estimates from the 2006-2010 National Survey of Family Growth. Perspect Sex Reprod Health 2017;49:7-16.

(5) Lineamientos técnicos para la prescripción y uso de métodos anticonceptivos en México, Secretaría de salud, 1.ª edición, septiembre de 2022.

(6) Briggs P, Kersey N. Contraception: The answers you've been looking for. Cambridge, Inglaterra: Cambridge University Press; 2023.

(7) De Melo NR. Estrogen-free oral hormonal contraception: benefits of the progestin-only pill. Womens Health (Lond) 2010;6(5):721-35.

(8) Horvath S, Schreiber CA, Sonalkar S. Contraception. En: Feingold KR, Anawalt B, Blackman MR, et al. (eds). Endotext [Internet]. South Dartmouth, MA: MDText.com, Inc.; 2000.

(9) Grimes DA, López LM, O'Brien PA, Raymond EG. Progestin-only pills for contraception. Cochrane Database Syst Rev 2013;(11):CD007541.

(10) FSRH Guideline (August 2022) Progestogen-only Pills. BMJ Sex Reprod Health 2022; 48(Suppl 1):1-75.

(11) Freeman S, Shulman LP. Considerations for the use of progestin-only contraceptives. J Am Acad Nurse Pract 2010;22(2):81-91.

CAPÍTULO

7

Anticonceptivos hormonales inyectables

Combinados y de progestágeno solo

Dra. María de Lourdes Gómez Sousa

Dr. Omar Alberto Tirado Aguilar

PUNTOS CLAVE

- Con el uso de anticonceptivos hormonales inyectables, los cambios en el sangrado menstrual son esperados y frecuentes, pero no son perjudiciales. Lo habitual es que haya sangrados irregulares los primeros meses y luego amenorrea.
- Para que la efectividad sea óptima, es importante la aplicación cada 3 meses en el caso de la inyección de acetato de medroxiprogesterona de depósito (AMPD) y cada 2 meses si se trata de la inyección de enantato de noretisterona (EN-NET).
- Para los anticonceptivos inyectables mensuales, el calendario de inyecciones no debe basarse en los episodios de sangrado. La usuaria debe recibir la inyección cada 4 semanas.
- La inyección puede administrarse hasta con 4 semanas de retraso en el caso del AMPD o hasta con 2 semanas de retraso en el caso del EN-NET.
- Existe una demora en la recuperación de la fertilidad. En promedio, tras suspender el uso de los inyectables de progestágeno solo se necesitan varios meses más para que la usuaria pueda quedar embarazada. Si la mujer desea quedar embarazada dentro de 1 año, no debe iniciar ni continuar usando AMPD.
- En estudios sobre otros métodos anticonceptivos hormonales se han obtenido pruebas convincentes de que la anticoncepción hormonal no causará defectos congénitos ni dañará de ningún modo al feto si la mujer quedara embarazada mientras está usando inyectables mensuales o si comienza accidentalmente a usarlos estando ya embarazada.

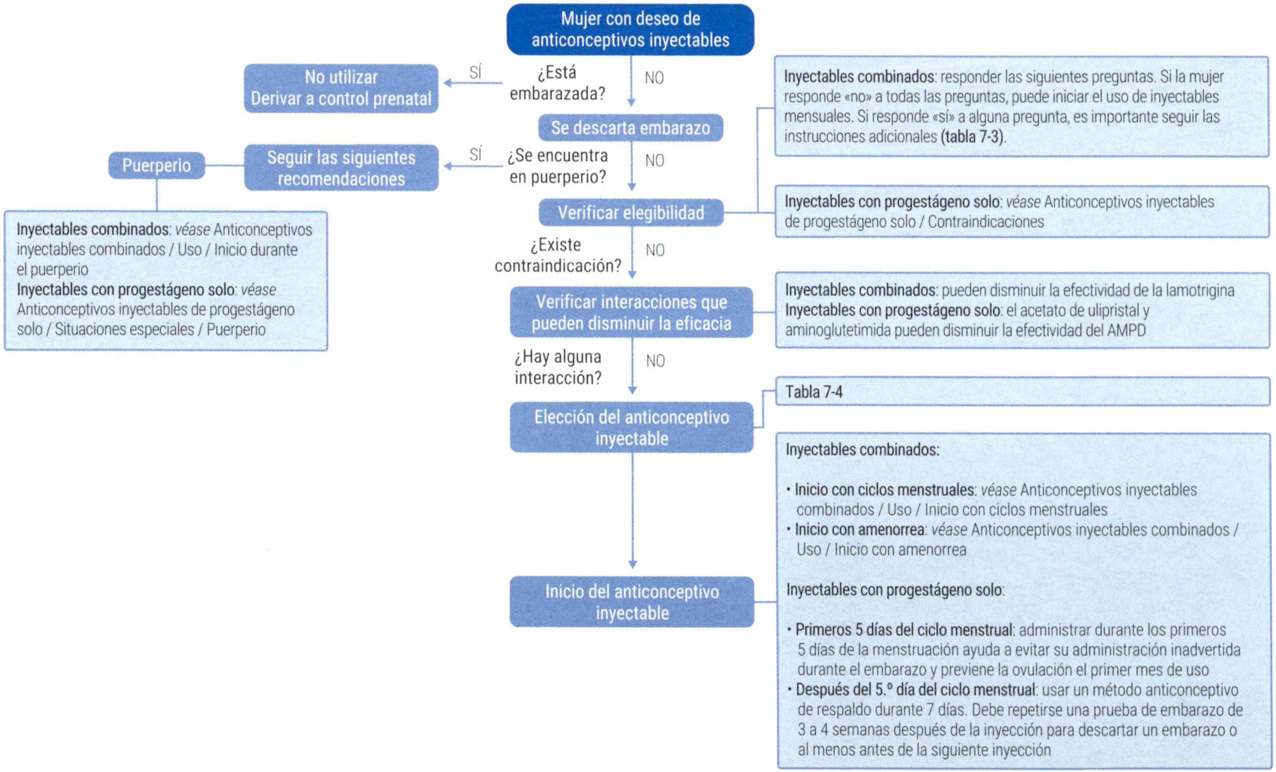

Mujer con deseo de anticonceptivos inyectables
¿Está embarazada?
SÍ
No utilizar
Derivar a control prenatal
NO
Se descarta embarazo
¿Se encuentra en puerperio?
SÍ
Seguir las siguientes recomendaciones
Puerperio
Inyectables combinados: *véase* Anticonceptivos inyectables combinados / Uso / Inicio durante el puerperio
Inyectables con progestágeno solo: *véase* Anticonceptivos inyectables de progestágeno solo / Situaciones especiales / Puerperio
NO
Verificar elegibilidad
Inyectables combinados: responder las siguientes preguntas. Si la mujer responde «no» a todas las preguntas, puede iniciar el uso de inyectables mensuales. Si responde «sí» a alguna pregunta, es importante seguir las instrucciones adicionales **(tabla 7-3)**.
Inyectables con progestágeno solo: *véase* Anticonceptivos inyectables de progestágeno solo / Contraindicaciones
¿Existe contraindicación?
NO
Verificar interacciones que pueden disminuir la eficacia
Inyectables combinados: pueden disminuir la efectividad de la lamotrigina
Inyectables con progestágeno solo: el acetato de ulipristal y aminoglutetimida pueden disminuir la efectividad del AMPD
¿Hay alguna interacción?
NO
Elección del anticonceptivo inyectable
Tabla 7-4
Inicio del anticonceptivo inyectable
Inyectables combinados:
• **Inicio con ciclos menstruales**: *véase* Anticonceptivos inyectables combinados / Uso / Inicio con ciclos menstruales
• **Inicio con amenorrea**: *véase* Anticonceptivos inyectables combinados / Uso / Inicio con amenorrea
Inyectables con progestágeno solo:
• **Primeros 5 días del ciclo menstrual**: administrar durante los primeros 5 días de la menstruación ayuda a evitar su administración inadvertida durante el embarazo y previene la ovulación el primer mes de uso
• **Después del 5.º día del ciclo menstrual**: usar un método anticonceptivo de respaldo durante 7 días. Debe repetirse una prueba de embarazo de 3 a 4 semanas después de la inyección para descartar un embarazo o al menos antes de la siguiente inyección

Definición

Los anticonceptivos hormonales inyectables son métodos de control de la natalidad que pueden contener solo progestágeno o ser combinados. Estos métodos son reversibles y ofrecen distintos períodos de efecto anticonceptivo, que van de 1 a 3 meses. Se consideran de uso discreto, ya que no requieren aplicación diaria y están ampliamente disponibles. Más de 50 millones de mujeres en todo el mundo los utilizan, representando el 7 % del total de métodos anticonceptivos empleados por mujeres, sobre todo jóvenes (1).

En este capítulo se revisan los anticonceptivos inyectables más comúnmente utilizados en la actualidad, con base en la evidencia científica más actualizada. Las principales características de estos métodos anticonceptivos se encuentran resumidas al final del capítulo, en la **tabla 7-4**.

Historia

En la década de 1960 se empezó a utilizar el acetato de medroxiprogesterona (AMPD) para fines no anticonceptivos. Cuando se descubrió su potencial anticonceptivo, la Organización Mundial de la Salud (OMS) empezó a realizar ensayos con AMPD que demostraron que este no tenía impacto en el cáncer de mama, y en 1992 la Food and Drug Administration (FDA) de Estados Unidos aprobó su uso en presentación de inyección intramuscular como anticonceptivo, y en 2004 la presentación subcutánea autoadministrable (104 mg/0.65 mL) (1). Otro de los anticonceptivos inyectables ampliamente conocido es el enantato de noretisterona (EN-NET), un éster de cadena larga de noretindrona formulado con 200 mg/mL para administrar por vía intramuscular cada 2 meses (1).

La investigación de nuevas formulaciones de anticonceptivos inyectables ha continuado y se ha enfocado en reducir al mínimo los efectos secundarios de los métodos ya aprobados. Uno de los principales efectos secundarios de los anticonceptivos inyectables de solo progestágeno son las irregularidades menstruales, lo que lleva a muchas mujeres a abandonar este método. Para abordar este problema, se desarrollaron anticonceptivos inyectables combinados, como la combinación de AMPD 25 mg con cipionato de estradiol 5 mg (AMPD 25 mg más E2C 5 mg) y la combinación de EN-NET 50 mg con valerato de estradiol 5 mg (EN-NET 50 mg más E2V 10 mg). Estos nuevos métodos han demostrado ofrecer patrones de sangrado más regulares, menor incidencia de amenorrea y menor tasa de abandono por parte de las usuarias (1).

Farmacocinética de los anticonceptivos hormonales inyectables

Para mantener la efectividad anticonceptiva durante semanas y hasta meses, los anticonceptivos inyectables administran una dosis mayor de medicamento en comparación con otros métodos anticonceptivos hormonales. En la **figura 7-1** se muestran las aproximaciones de la curva farmacocinética extrapoladas a 1 año para el primer ciclo de inyección de formulaciones intramusculares y subcutáneas de AMPD, así como para el implante subdérmico de etonogestrel.

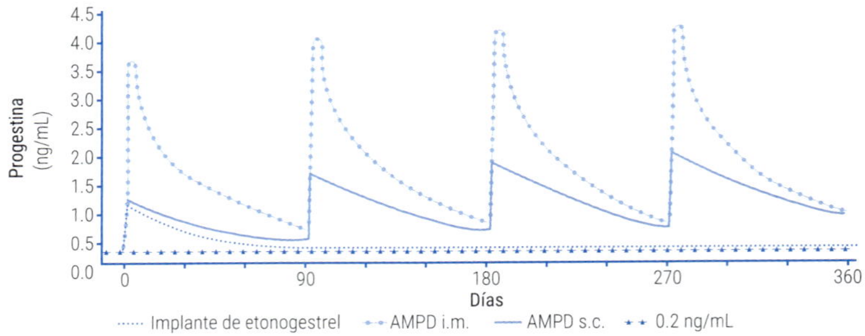

Figura 7-1 Perfil medio de concentración sérica-tiempo de acetato de medroxiprogesterona de depósito (AMPD) intramuscular (i.m.), AMPD subcutáneo (s.c.) e implante de etonogestrel durante 12 meses. Las curvas de AMPD reflejan datos reales para el primer intervalo de inyección de 90 días y datos modelados para los intervalos de inyección 2 a 4. Los círculos representan los valores mínimos a los 6 y 12 meses informados durante el uso a largo plazo de AMPD i.m. y AMPD s.c. El implante (línea discontinua) tiene el pico más bajo. La línea con triángulos a 0.2 ng/mL indica el umbral estimado necesario para un efecto anticonceptivo.
Fuente: Jensen JT, Creinin MD. Speroff & Darney's clinical guide to contraception. 6.ª ed. Baltimore, MD, Estados Unidos: Wolters Kluwer Health; 2019.

Los niveles mínimos de AMPD necesarios para asegurar la eficacia anticonceptiva (aproximadamente 0.2 ng/mL) se alcanzan en las primeras 24 h después de la inyección intramuscular o subcutánea. A los 90 días, los niveles máximos disminuyen a concentraciones medias mínimas de unos 0.4 ng/mL a 1 ng/mL (1).

Mecanismo de acción de los anticonceptivos hormonales inyectables

El principal mecanismo de acción de los anticonceptivos inyectables es la supresión de la ovulación, que se logra al bloquear el aumento de la u hormona luteinizante (LH). Además, provocan el engrosamiento del moco cervical y generan cambios endometriales, haciéndolo menos receptivo (1). En la **tabla 7-1** se detalla la comparación del mecanismo de acción de los anticonceptivos hormonales (2).

Anticonceptivos inyectables combinados

Los anticonceptivos inyectables combinados (AIC) contienen una dosis constante de estradiol (E2) y dosis variables de un progestágeno. Ambas hormonas se administran en forma de éster, lo que prolonga su efecto a lo largo de varios días. El estradiol puede ser administrado en forma de cipionato, valerato o enantato, en una dosis de 5 mg. Por otro lado, el componente progestacional puede variar tanto en el tipo de progestágeno como en las dosis utilizadas (3). En la **tabla 7-2** se muestran las formulaciones más comunes en el mercado (3).

Tabla 7-1 Comparación de la acción de los preparados hormonales anticonceptivos

Efectos	Píldora combinada	Píldora de progestágeno solo	Inyectable
Supresión de la ovulación	Sí	No	Sí
Cambios endometriales	Sí	Sí	Sí
Cambios en el moco cervical	Sí	Sí	Sí
Supresión de la lactancia	Sí	No	No
Tasa de embarazo por mujeres-años de uso	0.5-50	2-10	1.0

Tabla 7-2 Formulaciones inyectables que cuentan con registro sanitario vigente cuya indicación es la de anticonceptivo

Estrógeno	Dosis (mg)	Progestágeno	Dosis (mg)
Cipionato de estradiol	5.00	Acetato de medroxiprogesterona	25.00
Valerato de estradiol	5.00	Enantato de noretisterona	50.00
Enantato de estradiol	5.00	Acetofénido dihidroxiprogesterona (Algestona)	75.00

Eficacia

La efectividad de los AIC varía en función de la adherencia que la usuaria tenga al emplear el método. Cuando los AIC se utilizan de manera correcta y consistente (uso perfecto), su efectividad es del 99.95 % (índice de Pearl [IP], 0.05). Esta efectividad puede disminuir con un mal uso o una mala adherencia (uso típico) (3).

Retorno a la fertilidad

Independientemente del tiempo de uso, el retorno a la ovulación puede producirse entre 1 a 3 meses después de haber concluido el efecto de la última aplicación del AIC (3).

En el caso de la formulación que contiene 5 mg de enantato de estradiol combinado con 75 mg de acetofénido de dihidroxiprogesterona, el retorno puede tardar hasta 12 meses después de haber concluido el efecto de la última aplicación (3).

Elegibilidad

Para confirmar la idoneidad de una mujer como candidata para el uso de los anticonceptivos inyectables combinados, puede completar el cuestionario proporcionado en *Planificación familiar: Un manual mundial para proveedores*, de la Organización Panamericana de la Salud (5). Si la mujer responde «no» a todas las preguntas, puede iniciar el uso de inyectables mensuales. Si responde «sí» a alguna pregunta, es importante seguir las instrucciones adicionales. Estas preguntas se muestran en la **tabla 7-3**.

Tabla 7-3 **Preguntas para valorar la idoneidad de una mujer como candidata para el uso de anticonceptivos inyectables combinados**

Pregunta	Comentarios
¿Está amamantando a un bebé menor de 6 meses?	Puede comenzar 6 meses después del parto o cuando la leche materna ya no sea el alimento principal del bebé, lo que ocurra primero
¿Ha tenido un bebé en las últimas 3 semanas y no lo está amamantando?	Puede comenzar a usar los inyectables mensuales apenas 3 semanas después del parto
¿Fuma 15 cigarrillos o más al día?	Si tiene 35 años o más y fuma más de 15 cigarrillos al día, no le proporcione inyectables mensuales
¿Tiene una afección hepática grave: hepatitis activa, cirrosis hepática grave o un tumor hepático?	No le proporcione inyectables mensuales
¿Tiene hipertensión arterial?	No le proporcione inyectables mensuales
¿Ha tenido diabetes durante más de 20 años o daños en las arterias, la visión, los riñones o el sistema nervioso causados por la diabetes?	No le proporcione inyectables mensuales
¿Alguna vez ha tenido un accidente cerebrovascular, trombosis venosa profunda, tromboembolia pulmonar, infarto de miocardio u otros problemas cardíacos graves?	No le proporcione inyectables mensuales
¿Tiene o ha tenido alguna vez cáncer de mama?	No le proporcione inyectables mensuales
¿Padece migraña?	Si la mujer tiene auras migrañosas a cualquier edad, no le proporcione inyectables mensuales. Si presenta migrañas sin aura y tiene 35 años o más, no le proporcione inyectables mensuales
¿Tiene programada una intervención de cirugía mayor que vaya a impedirle caminar durante 1 semana o más?	Puede empezar a usar los inyectables mensuales 2 semanas después de la intervención quirúrgica y utilizar un método de respaldo hasta entonces
¿Tiene algún factor que pueda aumentar su probabilidad de padecer una cardiopatía (enfermedad de las arterias coronarias) o un accidente cerebrovascular, como edad avanzada, tabaquismo, hipertensión arterial o diabetes?	No le proporcione inyectables mensuales
¿Está tomando lamotrigina?	No le proporcione inyectables mensuales. Los inyectables mensuales pueden reducir la efectividad de la lamotrigina

Tabla 7-4 Diferentes métodos anticonceptivos inyectables

Método anticonceptivo	Especificaciones	Duración (período entre inyecciones)	Cantidad de hormona	Nombre comercial	Intervalo de aplicación intramuscular	Eficacia
Anticonceptivos inyectables de progestágeno solo	Hormonal inyectable intramuscular	3 meses	Acetato de medroxiprogesterona 150 mg/mL (Depo-provera)	Depo-Provera, Megestron, Contracep, Depo-Prodasone	2 semanas antes 4 semanas después	0.2 % (uso perfecto)
	Hormonal inyectable subcutáneo	3 meses	Acetato de medroxiprogesterona 104 mg/0.65 mL (Sayana Press)	Depo-subQ, Provera 104 (AMPA-SC), Sayana Press	2 semanas antes 4 semanas después	6 % (uso típico)
	Hormonal inyectable intramuscular	2 meses	Enantato de noretisterona 200 mg/mL (Noristerat)	Noristerat, Norigest, Doryxas	2 semanas antes 2 semanas después	4 embarazos por cada 100 mujeres el primer año en uso típico
Anticonceptivos Inyectables combinados (Estrógeno + progestágeno)	Hormonal inyectable intramuscular	1 mes	Acetato de medroxiprogesterona 25 mg + cipionato de estradiol 5 mg (AMPD/E2C)	Cyclofémina, Cyclofem, Lunelle	7 días antes o 7 días después	En uso perfecto su efectividad es del 99.95 % (índice de Pearl 0.05) 3 embarazos por cada 100 mujeres el primer año en uso típico
	Hormonal inyectable intramuscular	1 mes	Enantato de noretisterona 50 mg + Valerato de estradiol 5 mg (EN-NET/E2V)	Mesigyna, Norigynon		
	Hormonal inyectable intramuscular	1 mes	Acetofenido de dihidroxiprogesterona 150 mg + enantato de estradiol 10 mg	Perlutal, Topasel, Patector, Deproxone, Nomagest		
	Hormonal inyectable intramuscular	1 mes	Acetofenido de dihidroxiprogesterona 75 mg + enantato de estradiol 5 mg	Yectames, Anafertin		
	Hormonal inyectable intramuscular	1 mes	Caproato de 17 alfa hidroxiprogesterona 250 mg + Valerato de estradiol 5 mg	Gravidinona		

Fuente: Senanayake P, Potts M. Atlas of Contraception, 2.ª ed. Boca Ratón, FL, Estados Unidos: CRC Press; 2008; Organización Panamericana de la Salud y Facultad de Salud Pública Bloomberg de Johns Hopkins/Centro para Programas de Comunicación, Proyecto de Conocimientos sobre la Salud. Planificación familiar: Un manual mundial para proveedores. Baltimore y Washington: CCP y OPS; 2019. Con permiso.

Contraindicaciones

Las siguientes son circunstancias que requieren la suspensión del anticonceptivo:

- Embarazo.
- Deseo de embarazo.
- Solicitud de la usuaria.
- Migraña sin aura en menores de 35 años.
- Aparición de cualquier circunstancia en la que no se recomienda iniciar el uso de AIC.
- Dos semanas antes de una cirugía mayor electiva o durante la inmovilización prolongada de alguna extremidad. El método puede reiniciarse después de 2 semanas de haber concluido la inmovilización (3).

Duración

La duración del efecto anticonceptivo de los AIC es mensual, es decir, está limitada a cada uno de los ciclos durante los cuales se administran (3).

Valoración previa a la colocación

En el caso de mujeres sanas, no es necesario valoración alguna antes de iniciar el uso de AIC. Sin embargo, se aconseja la medición de la presión arterial sin que esto sea un impedimento en caso de no poder realizar la toma previo a la aplicación (4).

Uso

Inicio con ciclos menstruales

- **Día menstrual 1 – > 7**: aplicar la primera inyección, sin necesidad de utilizar protección anticonceptiva adicional.
- **Día menstrual > 7**: aplicar la primera inyección solo si se tiene la certeza de que la mujer no está embarazada. Además, se recomienda utilizar protección anticonceptiva adicional, como un preservativo, o abstenerse de tener relaciones sexuales durante los siguientes 7 días (3).

Inicio con amenorrea

Puede iniciarse en cualquier momento solo si se tiene la certeza de que la mujer no está embarazada. Tras el inicio, deberá usarse protección anticonceptiva adicional (preservativo) o abstenerse de tener relaciones sexuales durante los siguientes 7 días (3).

Inyecciones posteriores

Debe fijarse la fecha para la próxima inyección en 4 semanas. La usuaria puede acudir hasta 7 días antes o 7 días después de la fecha programada y aun así recibir la inyección.

- **Inyección temprana**: la siguiente inyección puede administrarse con hasta 7 días de anticipación de la fecha programada, pero esto puede alterar el ritmo del sangrado.
- **Inyección tardía**: la siguiente inyección puede administrarse 7 siete días después de la fecha programada sin que sea necesario proporcionar protección anticonceptiva adicional.

Demora

Si la inyección se administra más de 7 días después de la fecha programada, es importante asegurarse de que no hay embarazo antes de aplicarla. En este caso, debe abstenerse de tener relaciones sexuales o usar protección anticonceptiva adicional durante los siguientes 7 días. Si la usuaria mantuvo relaciones sexuales sin protección, debe considerar la anticoncepción de emergencia (4). Lo anteriormente mencionado se resume en la **figura 7-2**, que incluye un esquema de acciones a seguir en caso de inyecciones mensuales administradas con retraso.

- Si la usuaria regresa menos de 7 días tarde para recibir la siguiente inyección programada, puede ponérsela. No hay necesidad de pruebas o evaluaciones ni de un método de respaldo.
- Si la usuaria regresa más de 7 días tarde, se le puede poner la próxima inyección si:
  - No ha tenido relaciones sexuales desde 7 días después de la fecha programada para la inyección; o
  - Ha usado un método de respaldo o ha tomado anticoncepción de emergencia después de tener relaciones sexuales sin protección desde 7 días después de la fecha programada para la inyección.
  - Necesitará utilizar un método de respaldo durante los 7 días siguientes a la inyección.
- Si la usuaria regresa más de 7 días tarde y no cumple estos criterios, pueden tomarse medidas adicionales para tener una certeza razonable de que no está embarazada.
- Analice con la usuaria por qué vino con retraso y las posibles soluciones. Si con frecuencia le resulta difícil asistir en fecha, hable con ella sobre el uso de un método de respaldo cuando acuda con retraso a recibir la próxima inyección, como tomar anticoncepción de emergencia o elegir otro método anticonceptivo.

Cuándo aplicar a la usuaria la inyección de un anticonceptivo inyectable mensual

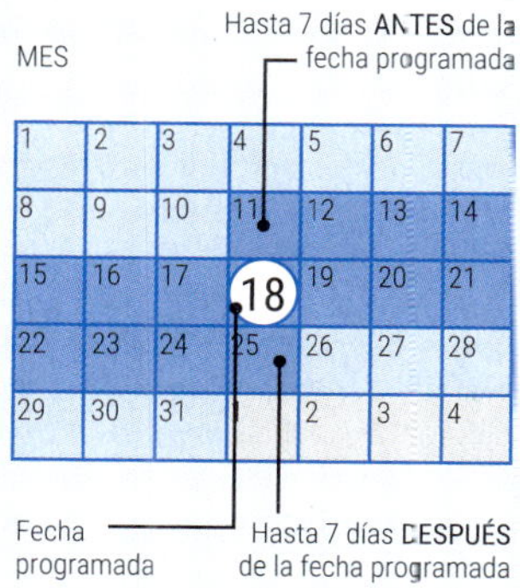

Figura 7-2 Conducta a seguir en caso de inyecciones mensuales aplicadas con retraso. Fuente: adaptado de Organización Panamericana de la Salud y Facultad de Salud Pública Bloomberg de Johns Hopkins/Centro para Programas de Comunicación, Proyecto de Conocimientos sobre la Salud. Planificación familiar: Un manual mundial para proveedores. Baltimore y Washington: CCP y OPS; 2019. Con permiso.

Inicio durante el puerperio

- **Menos de 6 semanas de la resolución del embarazo y amamantando**: no deben usarse AIC (criterios médicos de elegibilidad [CME], categoría 4).
- **De 6 semanas de la resolución del embarazo a más de 6 meses posteriores y amamantando**: no se recomiendan (CME, categoría 3) a menos que otros métodos más adecuados no estén disponibles o no resulten aceptables (4).
- **Más de 6 meses después de la resolución del embarazo y con amenorrea**: puede administrarse la primera inyección de AIC como se recomienda para otras mujeres que tienen amenorrea (4).
- **Más de 6 meses después de la resolución del embarazo y con retorno de los ciclos menstruales**: puede administrarse la primera inyección de AIC como se recomienda para otras mujeres que tienen ciclos menstruales (4).
- **Puerperio sin lactancia**: puede administrarse la primera inyección posterior a los 21 días del episodio obstétrico. Si hay factores adicionales que aumenten el riesgo tromboembólico, deberá esperar hasta 6 semanas (42 días) después del episodio para iniciar la aplicación de AIC (4).
- **Postaborto de primer o segundo trimestre (espontáneo o inducido)**: aplicar la primera inyección de inmediato. Si se administra en los primeros 7 días desde el aborto, no debe de utilizarse protección anticonceptiva adicional. Si se administra después del séptimo día desde el aborto, puede aplicarse la inyección de AIC si se tiene la certeza de que la mujer no está embarazada. Deberá usarse protección anticonceptiva adicional (preservativo) o abstenerse de tener relaciones sexuales durante los siguientes 7 días (3).

Cambio de método anticonceptivo

- **Cambio desde otro método hormonal diferente a dispositivo intrauterino (DIU)**: si se ha utilizado de forma correcta (lo cual descarta el embarazo), puede aplicarse la primera inyección de AIC inmediatamente sin necesidad de esperar hasta la siguiente menstruación (3).
- **Cambio desde otro método inyectable**: aplicar la primera inyección en la fecha programada del método anterior. No es necesario proporcionar protección anticonceptiva adicional (3).
- **Cambio desde un método no hormonal y que no sea el DIU (preservativo y métodos basados en el conocimiento de la fertilidad)**: aplicar la primera inyección inmediatamente si se tiene certeza de que la mujer no está embarazada, o aplicar en los primeros 7 días desde el inicio del sangrado menstrual. No es necesaria a la protección anticonceptiva adicional (3).
- **Cambio desde un DIU (hormonal o no hormonal)**: aplicar la primera inyección en los primeros 7 días desde el inicio del sangrado menstrual. No es necesario proporcionar protección anticonceptiva adicional. El DIU puede retirarse en ese momento (3). Si la mujer ha tenido relaciones sexuales durante el ciclo menstrual actual, se recomienda retirar el DIU durante la siguiente menstruación. Si no ha tenido relaciones sexuales, puede retirarse el DIU y usar protección anticonceptiva adicional (condón externo o interno) o abstenerse de tener coito vaginal durante los siguientes 7 días (3).

Modo de colocación (5)

Cómo poner la inyección

1. Material necesario:
   a. Una dosis de inyectable.
   b. Una aguja para inyección intramuscular.
   c. 25 mg de AMP más cipionato de estradiol o 50 mg de EN-NET más valerato de estradiol (la combinación de EN-NET y valerato de estradiol algunas veces está disponible en jeringas precargadas).
   d. Jeringa de 2 mL o 5 mL.
   e. **Para cada inyección**:
      i. Jeringa de un solo uso autoinutilizable.
      ii. Aguja desechable de un nuevo envase sellado (que no haya superado la fecha de caducidad ni esté dañado).
2. Lavado y preparación:
   a. Lavarse las manos con agua y jabón.
   b. Si la zona donde va a ponerse la inyección está sucia, lavarla con agua y jabón.
   c. No es necesario limpiar la zona con antiséptico.
3. Preparación del vial:
   a. Acetato de medroxiprogesterona (AMP) con cipionato de estradiol: agitar suavemente el vial.
   b. EN-NET con valerato de estradiol: no es necesario agitar el vial.
   c. No es necesario limpiar la parte superior del vial con antiséptico.
   d. Si el vial está frío, antes de aplicar la inyección templarlo hasta que alcance la temperatura de la piel.
4. Llenado de la jeringa: perforar la parte superior del vial con una aguja estéril. Llenar la jeringa con la dosis adecuada.
5. Inyección del preparado:
   a. Introducir profundamente la aguja estéril en la zona de la cadera (músculo glúteo, zona ventroglútea), la parte superior del brazo (músculo deltoides), la nalga (músculo glúteo, cuadrante superior externo) o la parte externa (anterior) del muslo, según prefiera la usuaria.
   b. Inyectar el contenido de la jeringa sin masajear el lugar de la inyección.
6. Eliminar de manera segura las jeringas y agujas desechables:
   a. No volver a colocar el capuchón, doblar ni romper las agujas antes de desecharlas.
   b. Colocarlas en un envase para objetos punzocortantes.
   c. No reutilizar las jeringas y agujas desechables, ya que han sido diseñadas para destruirse después de un solo uso. Debido a su forma, son difíciles de desinfectar, por lo que reutilizarlas puede transmitir enfermedades como la infección por virus de la inmunodeficiencia humana (VIH) y hepatitis.

Interacciones

Los inyectables mensuales pueden reducir la efectividad de la **lamotrigina** (5).

Reacciones adversas

Los efectos secundarios no son una indicación para la suspensión del método. Suelen desaparecer o disminuir durante los primeros meses de uso. Algunas usuarias manifiestan lo siguiente (3):

- Cambios en los patrones de sangrado:
  - Sangrado escaso (manchado) y durante menos días.
    - Sangrado irregular.
    - Sangrado infrecuente.
    - Amenorrea.
- Cefalea no migrañosa.
- Náusea y/o vómito.
- Mareo.
- Mastalgia.

Situaciones especiales

Mujeres con infección por VIH

Las mujeres con infección por VIH o las que reciben tratamiento antirretroviral pueden utilizar los AIC con seguridad. Se recomienda que usen los preservativos junto con los inyectables mensuales para prevenir la transmisión del VIH y otras infecciones de transmisión sexual (ITS) (5).

Seguimiento de la usuaria

Durante el tratamiento con AIC (3), las consultas posteriores se llevarán a cabo mensualmente. En situaciones en las que resulte complicado asistir cada mes, se permitirá la entrega de hasta 3 inyecciones para un período de 3 meses consecutivos. La siguiente consulta se programará para el tercer mes o antes si la usuaria así lo solicita. En caso de una urgencia sanitaria podrán administrarse hasta 12 inyecciones para un período de 12 meses. Se mantendrá abierta la posibilidad de consultar ante la presencia de cualquier efecto secundario o duda. En cada visita se enfatizará el asesoramiento, se supervisará el uso adecuado del método, se evaluará la satisfacción de la usuaria, se prestará atención a la posible aparición de efectos secundarios y, cuando sea pertinente, se proporcionará a la usuaria la inyección siguiente o las subsiguientes, según corresponda.

En las distintas visitas deberá prestarse ayuda a la usuaria teniendo en cuenta estos aspectos (5):

1. Comenzar preguntándole sobre su experiencia con el método anticonceptivo y su grado de satisfacción, asegurándose de indagar si tiene alguna duda o comentario.
2. Especialmente, investigar si la usuaria está inquieta por posibles cambios en su ciclo menstrual, y brindarle toda la información y apoyo necesario.
3. Administrar la inyección, que puede ponerse hasta 7 días antes o después de la fecha programada.

4. Programar la próxima inyección: acordar con la usuaria la fecha para la siguiente inyección (dentro de 4 semanas). Recordarle la importancia de intentar volver en la fecha convenida y, en cualquier caso, hacerlo sin importar el retraso, ya que aún se puede administrar la inyección.
5. Si es posible, monitorizar su presión arterial aproximadamente una vez al año.
6. Consultar a las usuarias que han utilizado el método durante mucho tiempo si han experimentado algún problema de salud nuevo y abordar posibles problemas según sea necesario.
7. Preguntar a las usuarias con experiencia si ha habido cambios significativos en sus vidas que puedan afectar a sus necesidades, especialmente en relación con planes de maternidad, riesgo de ITS o infecciones por VIH. Realizar un seguimiento adecuado según sea necesario.

Anticonceptivos inyectables de progestágeno solo

Las formulaciones de acción prolongada que contienen exclusivamente progestina se dividen en dos tipos principales: aquellas que incorporan AMPD, que es la opción más reconocida y estudiada, y las que contienen EN-NET (6).

El AMPD ha sido utilizado como método anticonceptivo desde 1957, especialmente en áreas menos desarrolladas. Se encuentra disponible en dos presentaciones: una dosis de 150 mg/mL para administración mediante inyección intramuscular (Depo-Provera®) y una formulación subcutánea de 104 mg/0.65 mL (Sayana Press®) (6).

Por otro lado, el EN-NET, comercializado como Noristerat®, Norigest® o Syngestal® (200 mg/mL), se emplea con menor frecuencia en comparación con el AMPD (7).

Mecanismo de acción

El AMPD actúa principalmente inhibiendo la secreción de gonadotropinas hipofisarias, lo que inhibe la ovulación. Esto lleva a las mujeres a un estado hipoestrogénico, con concentraciones bajas de progesterona debido a la anovulación. Además, el AMPD aumenta la viscosidad del moco cervical (un mecanismo de acción secundario) e induce la atrofia endometrial.

Eficacia

La tasa de fallo del AMPD es del 0.2% con uso perfecto y del 6% con uso típico. El «uso imperfecto» se debe principalmente a la falta de adherencia a las inyecciones subsecuentes y a altas tasas de interrupción en el primer año (44%). Se ha notificado un intervalo de tasas de fallo en 1 año entre 0.06 y 0.62 por 100 mujeres-año (6).

La eficacia anticonceptiva del AMPD no se ve significativamente afectada por el peso ni por el uso de medicamentos que estimulan las enzimas hepáticas (1).

Elegibilidad

Debe considerarse el uso de AMPD en mujeres para las que el estrógeno está contraindicado o es menos apropiado, como en el posparto, durante la lactancia o en fumadoras mayores de 35 años. Este método anticonceptivo es especialmente adecuado para aquellas que tienen dificultades para cumplir con otros métodos, requieren un anticonceptivo libre de estrógenos o desean aprovechar sus beneficios no anticonceptivos. Las siguientes situaciones hacen que este método sea de elección (5):

- Mujeres con contraindicaciones conocidas o sensibilidad a los estrógenos.
- Mujeres mayores de 35 años fumadoras.
- Mujeres con migraña.
- Mujeres que están amamantando.
- Mujeres con endometriosis.
- Mujeres que toman medicamentos anticonvulsivos.
- Mujeres que requieren supresión menstrual por preferencia personal o para el manejo de la higiene menstrual.
- Mujeres con sangrado menstrual abundante, anemia o dismenorrea (después de una evaluación adecuada).

Contraindicaciones

En cuanto a las contraindicaciones del uso de AMPD, las siguientes son situaciones que lo contraindican (5):

- **Categoría 4**: esta categoría incluye condiciones en las que el uso de AMPD está absolutamente contraindicado. Estas incluyen un diagnóstico de cáncer de mama.
- **Categoría 3**: en esta categoría se encuentran situaciones en las que el uso de AMPD generalmente no se recomienda, a menos que otros métodos no sean adecuados o aceptables. Estas incluyen mujeres con antecedentes de cáncer de mama, siempre y cuando no haya evidencia de la enfermedad durante los últimos 5 años; mujeres con sangrado vaginal inexplicable que aún no ha sido evaluado, y pacientes con cirrosis grave descompensada, adenoma hepatocelular benigno o hepatoma maligno.

Uso

Antes de iniciar el tratamiento con AMPD, se recomienda medir la presión arterial. Aunque también se pueden realizar mediciones de peso e índice de masa corporal (IMC) para ayudar a monitorizar a las usuarias de AMPD a lo largo del tiempo, no son obligatorias (8).

Intramuscular

El AMPD se administra como una inyección intramuscular de 150 mg cada 12 a 13 semanas. Puede aplicarse en el deltoides o en el glúteo. Puede suministrarse en cualquier momento del ciclo menstrual, siempre que pueda descartarse, de manera razonable, el embarazo o la posibilidad de embarazo. No es necesario esperar al próximo período menstrual. Administrar en los primeros 5 días de la menstruación ayuda a evitar su administración inadvertida durante el embarazo y previene la ovulación durante el primer mes de uso. Si se administra dentro de los primeros 5 días del ciclo menstrual, el efecto anticonceptivo se logra en las 24 h posteriores a la inyección (8).

La primera inyección de AMPD también puede administrarse en la consulta inicial, lo que se denomina método *Depo now* o *quick start*. En estos casos debe descartarse el embarazo y administrarse la anticoncepción de emergencia con levonorgestrel (LNG-EC) si hubo relaciones sexuales vaginales sin protección en los últimos 5 días. Si se administra AMPD después de los primeros 5 días del ciclo menstrual, debe recomendarse a la mujer que use un método anticonceptivo de respaldo durante 7 días. Hay que repetir una prueba de embarazo de 3 a 4 semanas después de la inyección para descartar un embarazo o al menos antes de la siguiente inyección (8).

Subcutáneo

Existen dos sistemas de inyección del AMPD por vía subcutánea: dispositivo Uniject® y jeringas convencionales monodosis precargadas. Ambos sistemas poseen agujas cortas para aplicar la inyección justo por debajo de la piel.

Con el sistema Uniject®, la usuaria presiona un depósito flexible que hace que el líquido pase a través de la aguja. El AMPD subcutáneo del sistema Uniject® se comercializa bajo la marca Sayana® Press. Este producto puede ser particularmente útil para los programas comunitarios (8).

Cambio de método anticonceptivo

Desde un anticonceptivo hormonal combinado (píldora, parche o anillo)

Debe administrarse AMPD dentro de los 5 días de suspender el anticonceptivo hormonal combinado.

Usuaria de DIU

Debe conservarse el DIU 7 días adicionales después de haber administrado el AMPD para garantizar una anticoncepción confiable. Cuando sea posible, se recomienda que la mujer reciba su primera inyección mientras esté usando el método anterior y que continúe con este hasta 7 días después de la inyección (6).

Retorno a la ovulación y a la fertilidad

El retorno a la ovulación y a la fertilidad suele retrasarse después de suspender los anticonceptivos inyectables (**fig. 7-3**). A diferencia de otros anticonceptivos hormonales, que se metabolizan rápidamente tras dejar de usarlos, los inyectables actúan como depósitos de fármacos, manteniéndose en el organismo por un tiempo prolongado después de su suspensión (1).

Aproximadamente la mitad de las mujeres que interrumpen el AMPD pueden esperar que la menstruación normal regrese 6 meses después de la última

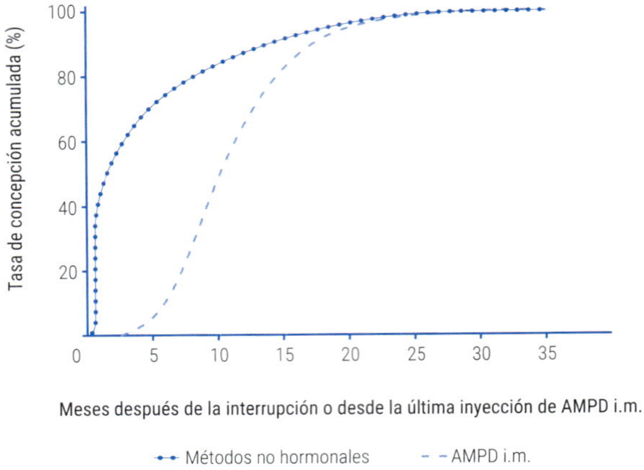

Figura 7-3 Retorno a la fertilidad después de suspender el acetato de medroxiprogesterona de depósito (AMPD). Tasa acumulada de concepción (%) entre mujeres que buscan el embarazo después de la interrupción de un método no hormonal o después de la última inyección de AMPD intramuscular (i.m.).
Fuente: Jensen JT, Creinin MD. Speroff & Darney's clinical guide to contraception 6.ª ed. Baltimore, MD, Estados Unidos: Wolters Kluwer Health; 2019. Con permiso.

inyección, pero el 25 % no reanudará un patrón menstrual normal durante al menos 1 año.

Entre 15 mujeres que recibieron múltiples dosis de AMPD subcutánea, el tiempo medio hasta la ovulación fue de 10 meses después de la última inyección; el retorno más temprano a la ovulación fue 6 meses después de la última inyección y 12 mujeres (80 %) ovularon dentro del año posterior a la última inyección (9). La administración subcutánea está asociada con un retraso ligeramente mayor en el retorno de la ovulación, en comparación con la vía intramuscular.

En la literatura se ha documentado que el retorno de la ovulación después de una única inyección de AMPD intramuscular y una única inyección de AMPD subcutáneo es de 183 y 212 días, respectivamente, con tasas de retorno a la ovulación a los 12 meses para usuarias de AMPD intramuscular y AMPD subcutáneo del 95 % y el 97 %, respectivamente (10). Por lo tanto, el asesoramiento médico para el inicio del AMPD debe incluir detalles sobre este potencial retraso en el retorno a la fertilidad. Si la mujer desea quedar embarazada en 1 año, no debe iniciar ni continuar usando AMPD (1). En este sentido, debe informarse a las mujeres que podría haber un retraso de hasta 1 año en el retorno de la fertilidad después de suspender el uso de anticonceptivos inyectables (6).

Interacciones

El acetato de ulipristal y aminoglutetimida pueden disminuir la efectividad del AMPD. Por lo tanto, es importante tener en cuenta estas interacciones al considerar este método anticonceptivo (5).

Reacciones adversas

Las siguientes son las reacciones adversas más habituales causadas por el AMPD:

- Primeros 3 meses de uso:
  - Sangrado irregular.
  - Sangrado prolongado.
- Después de 1 año de uso:
  - Ausencia de menstruación.
  - Sangrado infrecuente.
  - Sangrado irregular.
- *Nota*: el EN-NET afecta los patrones de sangrado en menor medida que el AMPD (5).

Alteración del patrón menstrual

La alteración del patrón menstrual es el efecto secundario más común del AMPD y es la causa de suspensión del tratamiento en el 8 % al 66 % de las usuarias. El sangrado y el manchado suelen disminuir progresivamente con cada reinyección, de modo que, después de 12 meses, el 60 % de las usuarias experimentan amenorrea en comparación con el 20 % de las mujeres que usan un sistema intrauterino de levonorgestrel (SIU-LNG).

En aquellas que usan AMPD subcutáneo se han notificado patrones de sangrado similares a las que usan AMPD intramuscular; un 63 % y un 64 % de las mujeres con ambos métodos logran la amenorrea al final del primer año de tratamiento, respectivamente. Después de 2 años, estos porcentajes aumentan a un 71 % para AMPD subcutáneo y un 80 % para AMPD intramuscular (1).

En la literatura se ha notificado el uso de distintos fármacos para disminuir la atrofia endometrial causada por el AMPD y, con ello, el sangrado menstrual anómalo. Entre los tratamientos evaluados se encuentran 50 µg de etinilestradiol (EE), 2.5 mg de sulfato de estrona o placebo, administrados durante 14 días (11). El EE demostró ser significativamente más eficaz que el placebo para detener el sangrado durante el tratamiento. Logró detenerlo en el 93 % de los casos en comparación con el 76 % y el 74 % con sulfato de estrona y placebo, respectivamente. Sin embargo, el sangrado recurrió después de la interrupción del EE.

El *Selected Practice Recommendations for Contraceptive Use* (SPR) de Estados Unidos de 2016 sugiere administrar antiinflamatorios no esteroideos (AINE) durante 5 a 7 días para tratar el manchado no programado o el sangrado irregular (12). No obstante, se ha constatado que el **ácido mefenámico** tiene una utilidad limitada en el control a corto plazo de la hemorragia asociada con el uso de AMPD.

El uso de 250 mg del antifibrinolítico **ácido tranexámico** por vía oral cuatro veces al día durante 5 días es mucho más efectivo que el placebo ($p < 0.001$), efecto que permanece significativo durante 4 semanas ($p < 0.05$) (12). Por otro lado, se ha demostrado que 100 mg del antibiótico **doxiciclina** dos veces al día durante 5 días no es más eficaz que el placebo para detener o mejorar el sangrado en los 3 meses posteriores al tratamiento (13).

En conclusión, los abordajes terapéuticos para normalizar el sangrado en usuarias de anticonceptivos inyectables no han mostrado una eficacia consistente ni han logrado reducir significativamente las tasas de interrupción del tratamiento por parte de las pacientes (1).

Reacciones óseas

No hay literatura concluyente que indique que el uso en edades jóvenes conduce a una reducción de la masa ósea máxima y a un riesgo de fractura en el futuro. La FDA de Estados Unidos indica que el AMPD no debe usarse durante más de 2 años (1).

Reacciones cardiovasculares

Aunque no se ha demostrado seguridad absoluta con respecto a la trombosis, clínicamente no ha habido una tendencia de aumento de episodios tromboembólicos (1). Los CME clasifican a los anticonceptivos inyectables de progestágeno solo en la categoría 2 para las mujeres con mayor riesgo de trombosis, incluidas aquellas con trombosis venosa profunda aguda o embolia pulmonar (1).

En un estudio en el que se evaluó el riesgo de trombosis durante el uso de inyectables de progestina sola se compararon estos con el uso de DIU de cobre, y se analizaron biomarcadores relacionados con la coagulación al inicio del estudio y después de 12 meses de uso. Los resultados indicaron que las usuarias de AMPD presentaban cambios en los biomarcadores que sugerían un menor riesgo de tromboembolia venosa (TEV) respecto a las mujeres que usaban DIU de cobre (14).

Peso

Aunque varios estudios no han encontrado un aumento de peso en las usuarias de AMPD, la mayoría de ellos demuestra aumentos moderados del mismo. En un estudio de cohorte retrospectivo en el que se hizo un seguimiento a mujeres durante 10 años se notificaron aumentos de peso medios de 6.6 kg para aquellas que utilizaron AMPD intramuscular, 4 kg para usuarias de SIU-LNG y 4.9 kg para usuarias de DIU de cobre. En estas mujeres, el aumento de peso fue significativamente mayor en el grupo de AMPD intramuscular en comparación con cualquiera de los DIU ($p < 0.05$) (15). En otro estudio, en el que se comparó el uso de AMPD con DIU de cobre durante 1 año, se observó un aumento de peso de 1.9 kg entre las usuarias de AMPD, de los cuales 1.6 kg correspondieron a un aumento de masa grasa. Por el contrario, las usuarias de DIU no experimentaron cambios en su peso (16). Con el método subcutáneo, se observó un aumento de peso medio de 1.5 kg después de 1 año y de 4.5 kg después de 3 años, cambios comparables a la formulación intramuscular (1,17).

Se cree que el aumento de peso asociado con el uso de AMPD se debe a la estimulación del apetito y a un posible efecto anabólico leve. Sin embargo, el 40 % de las usuarias de AMPD interrumpirán el método debido al aumento de peso.

La monografía del producto sugiere los siguientes aumentos de peso promedio en usuarias de AMPD: 2.5 kg en el primer año de uso, 3.7 kg después del segundo año de uso y 6.3 kg después del cuarto año de uso (6).

Densidad mineral ósea

La mayoría de los estudios han informado de una disminución de la densidad mineral ósea (DMO) entre las usuarias de AMPD. En comparación con las no usuarias, la DMO en la cadera y la columna vertebral de las usuarias de AMPD disminuye entre un 0.5 % y un 3.5 % después de 1 año y entre un 5.7 % y un 7.5 % después de 2 años de uso. La mayor pérdida se produce durante los primeros 1 a 2 años de uso, y luego los niveles de DMO parecen estabilizarse. Asimismo, la pérdida parece ser en gran medida reversible una vez que se suspende el AMPD.

En conclusión, el uso de AMPD resulta en una disminución transitoria y reversible de la DMO que no ha demostrado alcanzar el nivel de osteoporosis. Así, no hay evidencia clara de que el AMPD aumente el riesgo de fracturas antes o después de la menopausia (6).

Tromboembolia venosa y enfermedad cardiovascular

En 1998, la OMS notificó que el riesgo de enfermedad cardiovascular asociada con los anticonceptivos inyectables de progestágeno solo no aumentaba de manera significativa con respecto a las no usuarias (cociente de posibilidades [OR, *odds ratio*], 1.02; intervalo de confianza [IC] del 95 %, 0.68-1.54). Además, informó de que tampoco había un incremento significativo del riesgo de TEV (OR, 2.9; IC del 95 %, 0.66-7.26). De hecho, las guías de la OMS de 2015 no consideran la TEV como una contraindicación para el uso de AMPD (6).

Por otro lado, se observó un aumento significativo del riesgo de ictus entre las mujeres con antecedentes de presión arterial alta que utilizaban todos los métodos con progestágeno solo (OR, 15.7; IC del 95 %, 5.45-45.0).

Otros efectos

Cefalea, acné, disminución de la libido, náusea, sensibilidad en las mamas, dolor o malestar abdominal, nerviosismo, mareos y astenia. La cefalea, que se produce en el 17 % de las usuarias de AMPD, es el efecto secundario no hemorrágico notificado con mayor frecuencia (6).

Beneficios no anticonceptivos

El uso de AMPD ofrece varios beneficios no anticonceptivos, entre los que se incluyen (6):

- Amenorrea, lo que conlleva una reducción de la dismenorrea y de la anemia.
- Disminución del riesgo de hiperplasia endometrial y cáncer endometrial.
- Reducción de los síntomas asociados con la endometriosis.
- Alivio del síndrome premenstrual y del dolor pélvico crónico.
- Posible reducción del riesgo de enfermedad pélvica inflamatoria.
- Potencial disminución de la incidencia de crisis de células falciformes.
- Menor riesgo de desarrollar miomas uterinos.

Situaciones especiales

Puerperio

Durante el puerperio se pueden prescribir, con excepción de las mujeres lactantes con menos de 6 semanas de haber ocurrido el evento obstétrico (3).

Alteración del ciclo menstrual

El uso de progestágenos puede provocar neovascularización endometrial, por la que los vasos sanguíneos recién formados son débiles y frágiles. Se han probado varias estrategias para aliviar este problema, con diferentes niveles de éxito:

- Éxito moderado: uso concurrente de anticonceptivos orales combinados (AOC) o tratamiento con estrógenos.
- Resultados mixtos: uso de AINE.
- Sin éxito: uso de doxiciclina o vitaminas E y C.

Si el sangrado irregular persiste después de los primeros 3 a 6 meses de uso, es importante descartar otras posibles causas de sangrado vaginal anómalo, como infecciones, embarazo y otras enfermedades. Una vez descartadas estas causas, las opciones de manejo terapéutico basadas en la evidencia incluyen:

- Estrógeno equino conjugado oral en dosis de 0.625 mg/día a 1.25 mg/día, o 1 mg/día a 2 mg/día de 17β-estradiol durante 28 días.
- Parche de 17β-estradiol: 50 mg/día o 100 mg/día durante 25 días.
- AINE, como ácido mefenámico oral, en dosis de 500 mg dos veces al día durante 5 días; ibuprofeno, en dosis de 800 mg dos veces al día durante 5 días; o celecoxib, en dosis de 200 mg/día durante 5 días.
- Ácido tranexámico en dosis de 500 mg dos veces al día durante 5 días (6).

Inyección tardía

Una mujer puede recibir su próxima inyección de AMPD (**fig. 7-4**) incluso hasta con 4 semanas de retraso (hasta la semana 14) y la de EN-NET con hasta 2 semanas de retraso (hasta la semana 10). Antes de administrar la inyección, debe descartarse un embarazo y evaluar la situación (6):

- **Sin relaciones sexuales sin protección en los últimos 14 días y prueba de embarazo negativa**: la mujer puede recibir su inyección de AMPD y debe usar un método anticonceptivo de respaldo durante los próximos 7 días.
- **Con relaciones sexuales sin protección en los últimos 14 días, pero no en los últimos 5 días, y prueba de embarazo negativa**: puede administrarse la inyección de AMPD. Debe usarse un método anticonceptivo de respaldo durante los siguientes 7 días y realizar una prueba de embarazo en 3 a 4 semanas.
- **Con relaciones sexuales sin protección en los últimos 14 días y en los últimos 5 días, y prueba de embarazo negativa**: administrar LNG de emergencia y la inyección de AMPD. En esta situación se prefiere el LNG-EC a la anticoncepción de emergencia con acetato de ulipristal (UPA-EC) debido a una posible interacción farmacológica entre el UPA y el AMPD. Debe usarse un método anticonceptivo de respaldo durante los siguientes 7 días y realizar una prueba de embarazo en 3 a 4 semanas.

Nota: el AMPD no es teratógeno si se administra inadvertidamente durante el embarazo.

Investigación para el futuro

Actualmente se están explorando diversos abordajes para el cambio de formulación que tienen el potencial de extender la duración de los anticonceptivos. Estos incluyen polímeros biodegradables formulados como microesferas, micropartículas de silicio porosas, geles biodegradables y nuevas formulaciones en suspensión de LNG, etonogestrel y acetato de segesterona (anteriormente conocido como Nestorone®). Todas estas investigaciones se encuentran en etapas preclínicas y de prueba de concepto, aún lejos de estar disponibles comercialmente (1).

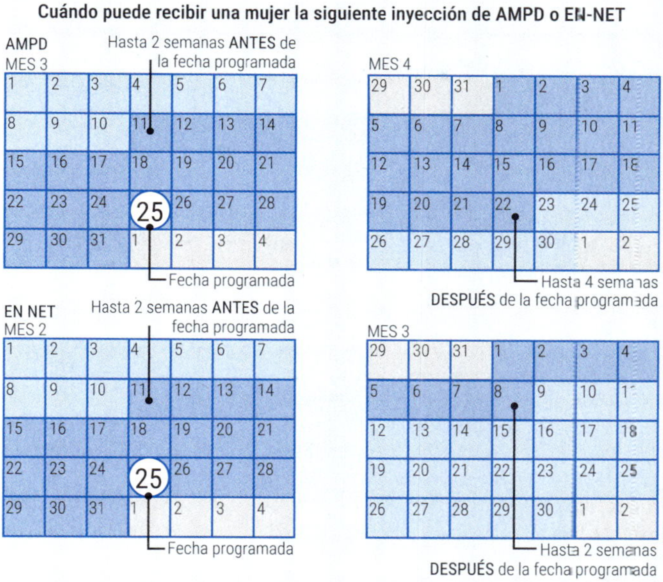

Figura 7-4 Próxima inyección de acetato de medroxiprogesterona (AMPD) en casos de inyección tardía.
Fuente: adaptado de Organización Panamericana de la Salud y Facultad de Salud Pública Bloomberg de Johns Hopkins/Centro para Programas de Comunicación, Proyecto de Conocimientos sobre la Salud. Planificación familiar: Un manual mundial para proveedores. Baltimore y Washington: CCP y OPS; 20- 9. Con permiso.

MITOS

«La aplicación de la inyección anticonceptiva siempre es dolorosa»
Esto no es cierto, ya que la mayoría de las mujeres no experimenta dolor significativo al recibirla, y las molestias son mínimas y pasajeras.

«La inyección anticonceptiva puede dejar estéril a la mujer»
Esto es falso. La inyección anticonceptiva no causa infertilidad permanente. Aunque la recuperación de la fertilidad puede tardar algunos meses tras suspenderla, no afecta a la capacidad de quedar embarazada a largo plazo.

«Después de cierto tiempo usando inyecciones anticonceptivas, es necesario dejar descansar el organismo»
No es necesario hacer pausas en el uso de la inyección anticonceptiva, ya que se puede utilizar de manera continua sin requerir descansos, siempre que no haya contraindicación médica.

«Las inyecciones anticonceptivas provocan cáncer»
No es cierto que las inyecciones anticonceptivas provoquen cáncer. No se ha encontrado evidencia científica que respalde esta afirmación.

Referencias bibliográficas

(1) Jensen J, Creinin M. Speroff & Darney's Clinical Guide to Contraception. Estados Unidos: Wolters Kluwer Health; 2019.

(2) Pramilla Senanayake, Potts M. Atlas of Contraception, Second Edition. CRC Press; 2008.

(3) Secretaría de Salud, Subsecretaría de Prevención y Promoción de la Salud, Centro Nacional de Equidad de Género y Salud Reproductiva. Lineamientos técnicos para la prescripción y uso de métodos anticonceptivos en México. México; 2022. Disponible en: https://www.incmnsz.mx/2023/Lineamiento_TPUMAM_2022.pdf.

(4) Organización Mundial de la salud (OMS). Recomendaciones sobre prácticas seleccionadas para el uso de anticonceptivos, 3.ª edición. Ginebra: OMS; 2018. Disponible en: https://www.who.int/es/publications/i/item/9789241565400.

(5) Organización Panamericana de la Salud. Estados Unidos, Facultad de Salud Pública Bloomberg de Johns Hopkins. Planificación familiar: Un manual mundial para proveedores. Baltimore y Washington, D.C.: CCP, OPS; 2019. Disponible en: https://iris.paho.org/handle/10665.2/51918.

(6) Black A, Guilbert E, Costescu D, Dunn S, Fisher W, Kives S, et al. Canadian contraception consensus (part 3 of 4): Chapter 8 – progestin-only contraception. J Obstet Gynaecol Can 2016;38(3):279-300. Disponible en: http://dx.doi.org/10.1016/j.jogc.2015.12.003.

(7) Bitzer J, Mahmood TA, editores. Handbook of contraception and sexual reproductive healthcare. Cambridge, Inglaterra: Cambridge University Press; 2022.

(8) Faculty of Sexual & Reproductive Healthcare (FSRH). Progestogen-only Injectable Contraception. Diciembre de 2014 (revisado en julio de 2023).

(9) Food and Drug Administration (FDA). DEPO-SUBQ PROVERA 104 (medroxyprogesterone acetate) injectable suspension, for subcutaneous use [Internet]. Disponible en: https://www.accessdata.fda.gov/drugsatfda_docs/label/2019/021583s016,%20s024,%20s029lbl.pdf.

(10) Halpern V, Combes SL, Dorflinger LJ, Weiner DH, Archer DF. Pharmacokinetics of subcutaneous depot medroxyprogesterone acetate injected in the upper arm. Contraception 2014;89(1):31-5. Disponible en: http://dx.doi.org/10.1016/j.contraception.2013.07.002.

(11) Said S, Sadek W, Rocca M, Koetsawang S, Kirwat O, Piya-Anant M, et al. Clinical evaluation of the therapeutic effectiveness of ethinyl oestradiol and oestrone sulphate on prolonged bleeding in women using depot medroxyprogesterone acetate for contraception. World Health Organization, Special Programme of Research, Development and Research Training in Human Reproduction, Task Force on Long-acting Systemic Agents for Fertility Regulation. Hum Reprod 1996;11(Suppl 2):1-13. Disponible en: http://dx.doi.org/10.1093/humrep/11.suppl_2.1.

(12) Curtis KM, Jatlaoui TC, Tepper NK, Zapata LB, Horton LG, Jamieson DJ, et al. U.S. selected practice recommendations for contraceptive use, 2016. MMWR Recomm Rep 2016;65(4):1-66. Disponible en: http://dx.doi.org/10.15585/mmwr.rr6504a1.
(13) Abdel-Aleem H, Shaaban OM, Abdel-Aleem MA, Fetih GN. Doxycycline in the treatment of bleeding with DMPA: a double-blinded randomized controlled trial. Contraception 2012;86(3):224-30. Disponible en: http://dx.doi.org/10.1016/j.contraception.2012.01.003.
(14) Melhado-Kimura V, Bizzacchi JMA, Quaino SKP, Montalvao S, Bahamondes L, Fernandes A. Effect of the injectable contraceptive depot-medroxyprogesterone acetate on coagulation parameters in new users: DMPA and coagulation parameters. J Obstet Gynaecol Res 2017;43(6):1054-60. Disponible en: http://dx.doi.org/10.1111/jog.13306.
(15) Modesto W, de Nazaré Silva dos Santos P, Correia VM, Borges L, Bahamondes L. Weight variation in users of depot-medroxyprogesterone acetate, the levonorgestrel-releasing intrauterine system and a copper intrauterine device for up to ten years of use. Eur J Contracept Reprod Health Care 2015;20(1):57-63. Disponible en: http://dx.doi.org/10.3109/13625187.2014.951433.
(16) Dal'Ava N, Bahamondes L, Bahamondes MV, Bottura BF, Monteiro I. Body weight and body composition of depot medroxyprogesterone acetate users. Contraception 2014;90(2):182-7. Disponible en: http://dx.doi.org/10.1016/j.contraception.2014.03.01[illegible].
(17) Westhoff C, Jain JK, Milsom I, Ray A. Changes in weight with depot medroxyprogesterone acetate subcutaneous injection 104 mg/0.65 mL. Contraception 2007;75(4):261-7. Disponible en: http://dx.doi.org/10.1016/j.contraception.2006.12.009.

CAPÍTULO

8

Anticoncepción transdérmica

Dra. Patricia Aguayo González

PUNTOS CLAVE

- La comodidad es la principal característica del anticonceptivo transdérmico, lo cual es una ventaja notable para mejorar el apego y cumplimiento del tratamiento. Sin embargo, el mayor cumplimiento observado en los ensayos clínicos con el parche no se tradujo en una mayor eficacia anticonceptiva.
- El parche transdérmico es un pequeño, delgado y flexible cuadrado de plástico que se adhiere a la piel. Inhibe la ovulación de manera altamente efectiva, espesa el moco cervical, disminuye la receptividad endometrial y modifica la motilidad tubárica. No obstante, no protege contra el VIH/sida ni otras infecciones de transmisión sexual.
- El parche transdérmico presenta las mismas recomendaciones de uso que los anticonceptivos orales combinados (AOC). Su eficacia es alta y comparable a la de los AOC, aunque las mujeres que pesan más de 90 kg presentan una mayor tasa de fallo.
- Las ventajas teóricas del parche transdérmico son: administración constante del medicamento, evita la absorción digestiva y el primer paso del metabolismo hepático, mejora la adherencia y tiene un margen de seguridad que garantiza 2 días adicionales de protección en caso de olvido.
- Los parches transdérmicos pueden producir una reacción cutánea local, así como efectos relacionados con los estrógenos, como mastalgia, dismenorrea, náusea y vómito.
- Aunque los datos aún no son concluyentes, existe la posibilidad de un mayor riesgo de tromboembolismo venoso en usuarias del parche en comparación con las usuarias de AOC.

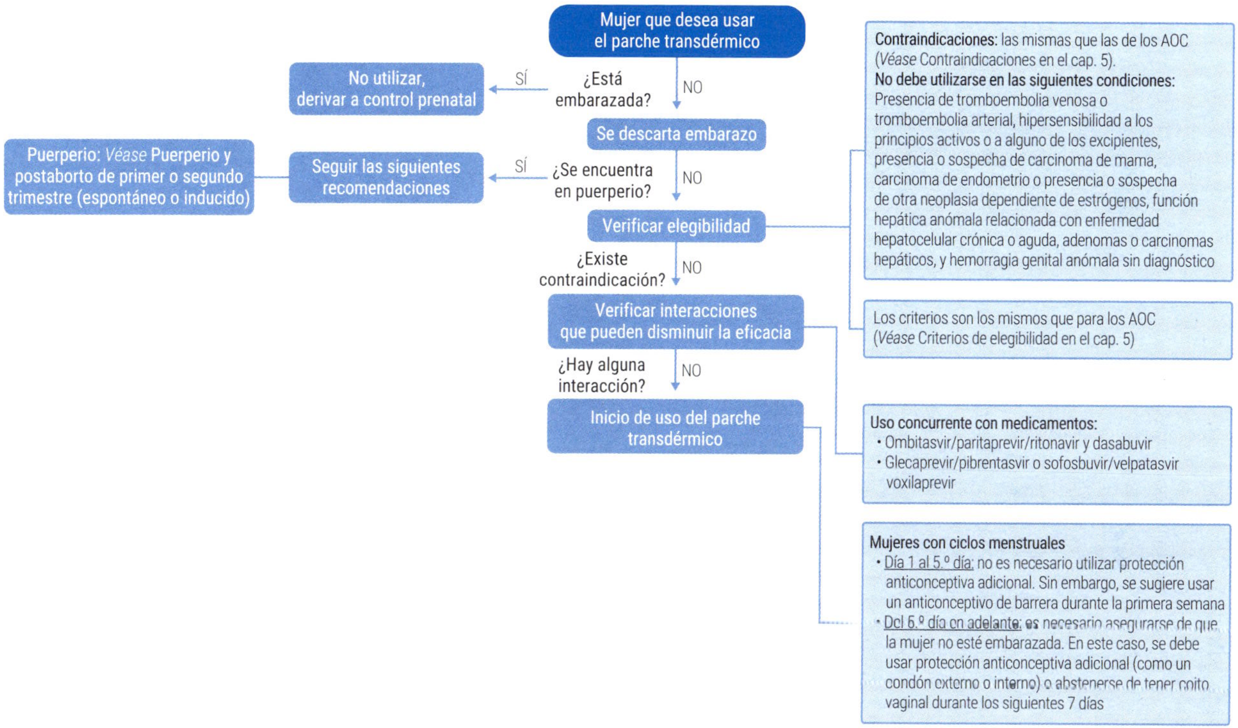

Mujer que desea usar el parche transdérmico
¿Está embarazada?
SÍ
No utilizar, derivar a control prenatal
NO
Se descarta embarazo
¿Se encuentra en puerperio?
SÍ
Seguir las siguientes recomendaciones
Puerperio: *Véase* Puerperio y postaborto de primer o segundo trimestre (espontáneo o inducido)
NO
Verificar elegibilidad
Contraindicaciones: las mismas que las de los AOC (*Véase* Contraindicaciones en el cap. 5).
No debe utilizarse en las siguientes condiciones: Presencia de tromboembolia venosa o tromboembolia arterial, hipersensibilidad a los principios activos o a alguno de los excipientes, presencia o sospecha de carcinoma de mama, carcinoma de endometrio o presencia o sospecha de otra neoplasia dependiente de estrógenos, función hepática anómala relacionada con enfermedad hepatocelular crónica o aguda, adenomas o carcinomas hepáticos, y hemorragia genital anómala sin diagnóstico
Los criterios son los mismos que para los AOC (*Véase* Criterios de elegibilidad en el cap. 5)
¿Existe contraindicación?
NO
Verificar interacciones que pueden disminuir la eficacia
Uso concurrente con medicamentos:
• Ombitasvir/paritaprevir/ritonavir y dasabuvir
• Glecaprevir/pibrentasvir o sofosbuvir/velpatasvir voxilaprevir
¿Hay alguna interacción?
NO
Inicio de uso del parche transdérmico
Mujeres con ciclos menstruales
• Día 1 al 5.º día: no es necesario utilizar protección anticonceptiva adicional. Sin embargo, se sugiere usar un anticonceptivo de barrera durante la primera semana
• Del 6.º día en adelante: es necesario asegurarse de que la mujer no esté embarazada. En este caso, se debe usar protección anticonceptiva adicional (como un condón externo o interno) o abstenerse de tener coito vaginal durante los siguientes 7 días

Introducción

Los **sistemas terapéuticos transdérmicos** (STT) o **parches transdérmicos** son formas farmacéuticas que, mediante aplicación tópica, permiten la dosificación continua de los fármacos a una velocidad programada durante un período de tiempo definido. Esto asegura una acción sistémica o específica sobre un órgano o sistema determinado (1).

Para la administración exitosa de un medicamento a través de un sistema transdérmico, la molécula debe ser pequeña y lipófila para penetrar a través de la piel. El estradiol y el etinilestradiol (EE) son moléculas ideales, ya que los niveles terapéuticos pueden administrarse fácilmente, mientras que la progesterona y las progestinas requieren niveles terapéuticos más altos (2).

La anticoncepción transdérmica es un esquema de tratamiento hormonal combinado que utiliza un derivado estrogénico y un gestágeno sintético (derivado de la 19-nortestosterona). Consiste en un parche adhesivo que se aplica una vez a la semana durante 3 semanas, seguido de una semana de descanso. Este parche contiene 6 mg de norelgestromina (NGMN), que es un metabolito activo del norgestimato (un progestágeno de 3.ª generación), y 0.6 mg de EE, que liberan diariamente 150 µg y 20 µg, respectivamente, a la circulación.

El parche transdérmico

El parche transdérmico cuadrado es de color beige, mide 4.5 cm de lado y tiene menos de 1 mm de espesor. Está compuesto por tres capas: una capa externa de poliéster, que funciona como protección; una capa intermedia, que contiene las hormonas, y una capa interna, también de poliéster, que incluye el adhesivo que entra en contacto con la piel en el área de aplicación (**fig. 8-1**) (3,4).

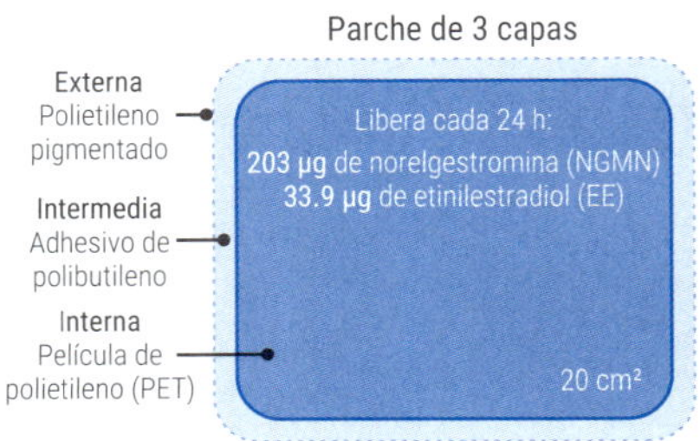

EVRA®
NGMN 6.0 mg EE 600 µg
Desde 2002
APLEEK®
gestodeno 2.10 mg EE 0.55 µg
Desde 2016

Figura 8-1 Generalidades del parche transdérmico.

Mecanismo de acción

El mecanismo de acción de la NGMN y el EE incluye:

- Espesamiento del moco cervical para evitar la penetración de los espermatozoides.

- Disminución de la receptividad endometrial para reducir la probabilidad de implantación.
- Inhibición de la ovulación mediante la supresión de las gonadotropinas, la hormona foliculoestimulante (FSH) y la hormona luteinizante (LH) (2).
- Modificación de la motilidad tubárica (5).

Farmacocinética

El parche anticonceptivo Evra® es un adhesivo de 20 cm^2 que libera diariamente 33.9 μg de EE y 203 μg de NGMN (v. fig. 8-1). La NGMN es un metabolito activo del norgestimato, la progestina presente en los anticonceptivos orales Ortho-Cyclen® y Ortho Tri-Cyclen®.

Durante el desarrollo de Evra®, se evaluaron tres tamaños de parche diferentes: 10 cm^2, 15 cm^2 y 20 cm^2. Los estudios mostraron que el parche de 20 cm^2 proporcionaba una supresión de la ovulación y un control del ciclo menstrual comparables a los de Ortho-Cyclen® (con tasas de ovulación del 6.2% para el parche de 20 cm^2 y del 7.2% para Ortho-Cyclen®). Debido a estos resultados, el parche de 20 cm^2 es el único tamaño disponible comercialmente.

Los intervalos de referencia se establecieron en 0.6-1.2 ng/mL para NGMN y 25-75 pg/mL para EE, como una herramienta de desarrollo para evaluar la eficacia. En comparación con los máximos (picos) y mínimos (valles) observados en las concentraciones séricas con la píldora, el parche mantiene una concentración más estable a lo largo del día.

La concentración en estado estacionario se alcanza dentro de las 2 semanas de uso del parche, aunque la prevención del embarazo se logra después de 1 semana. Las semividas de la NGMN y el EE son de 28.4 h y 15.2 h, respectivamente. Los valores medios de FSH, LH y estradiol vuelven a los niveles iniciales 6 semanas después de la interrupción del uso del parche.

Se lograron concentraciones séricas máximas ($C_{máx}$) de aproximadamente 0.8 ng/mL para NGMN y 50 pg/mL para EE 48 h después de una sola aplicación, y estas tasas se mantuvieron durante el período de uso recomendado de 7 días (hasta 168 h) (4,6).

Las concentraciones séricas de NGMN y EE fueron un 20% menores con el uso del parche en el abdomen, en comparación con la nalga, el muslo o la parte superior del brazo. En cualquier caso, en todos los sitios la concentración se mantuvo dentro de los intervalos de referencia. Además, las concentraciones séricas medias de NGMN y EE permanecieron dentro del intervalo de referencia bajo condiciones de calor, humedad, ejercicio e inmersión en agua fría (2,6).

El desprendimiento del parche se ha registrado en un 5% de las pacientes, y los estudios de seguimiento a 1 año han notificado entre un 2% y un 5% de desprendimiento (3,6).

Los valores constantes de las concentraciones plasmáticas de NGMN y EE aseguran su eficacia, incluso hasta el 9.º día. Por lo tanto, si las usuarias olvidan efectuar el cambio del parche a los 7 días, su eficacia permanece durante 2 días más.

El metabolito final de la NGMN es el levonorgestrel, un anticonceptivo de 2.ª generación de los gestágenos, derivado de la 19-nortestosterona. Este metabolito tiene una leve actividad androgénica, lo que puede modificar el perfil lipídico, aumentando las concentraciones de triglicéridos y colesterol de lipoproteínas de baja densidad (LDL), y disminuyendo el colesterol de lipoproteínas de alta densidad (HDL) (3).

Ventajas

Las ventajas de los parches anticonceptivos transdérmicos son las siguientes:

- Es posible interrumpir rápidamente la medicación con una simple extracción del parche.
- Evita el metabolismo de primer paso hepático, lo que reduce el riesgo de efectos adversos relacionados con el hígado. La degradación enzimática en el tubo digestivo no afecta a su absorción, lo que significa que el vómito o la diarrea no disminuyen su efectividad. Además, puede proporcionar un efecto terapéutico a una dosis más baja en comparación con los anticonceptivos orales.
- Tiene un margen de seguridad que garantiza 2 días adicionales de protección en caso de olvido de cambio del parche.

Desventajas

Las desventajas de los parches anticonceptivos transdérmicos son las siguientes:

- No protegen frente a enfermedades de transmisión sexual.
- Las tasas de embarazo pueden ser levemente más altas entre las mujeres que pesan 90 kg o más (3,6).

Eficacia

La tasa general de embarazo no planificado relacionada con anticonceptivos transdérmicos es menor del 1 %. Sin embargo, con el uso habitual, se estima entre el 6 % y el 8 % en el primer año de tratamiento. La eficacia del método es similar a la de los anticonceptivos orales combinados (AOC), con un índice de Pearl (IP) de 0.88 por 100 mujeres-año (3).

Se encontró que la eficacia, el control del ciclo y el cumplimiento del parche y la píldora eran iguales. El parche fue bien tolerado, mostró buenas propiedades de adhesión y tuvo una baja tasa de reacciones adversas, lo que subraya su seguridad. La adherencia al tratamiento fue del 88 %, y la tasa de desprendimiento del parche fue baja, con un 1.8 % de desprendimiento total y un 2.9 % de desprendimiento parcial (6).

Peso corporal

Existía preocupación por la disminución de la eficacia de los parches transdérmicos en mujeres con mayor peso corporal. La obesidad (90 kg o más) puede estar asociada con un mayor riesgo de fracaso del anticonceptivo debido al mayor volumen de distribución (7).

Además de su eficacia anticonceptiva, el parche incrementa la concentración de globulina de fijación a las hormonas sexuales (SHBG). Mientras que los AOC suelen disminuir las concentraciones de testosterona libre y sulfato de dehidroepiandrosterona (DHEA), con el consecuente aumento del efecto antiandrogénico, el parche transdérmico se recomienda para mujeres con algún grado de hiperandrogenismo, como el acné, debido a su capacidad de aumentar la SHBG (3).

Modo de aplicación del parche

El parche se aplica una vez por semana durante 3 semanas, seguido de 1 semana de descanso, durante la cual aparece el sangrado. Si la paciente lo desea, el tratamiento puede prolongarse hasta 6 semanas y enlazar dos ciclos sin descanso (**fig. 8-2**).

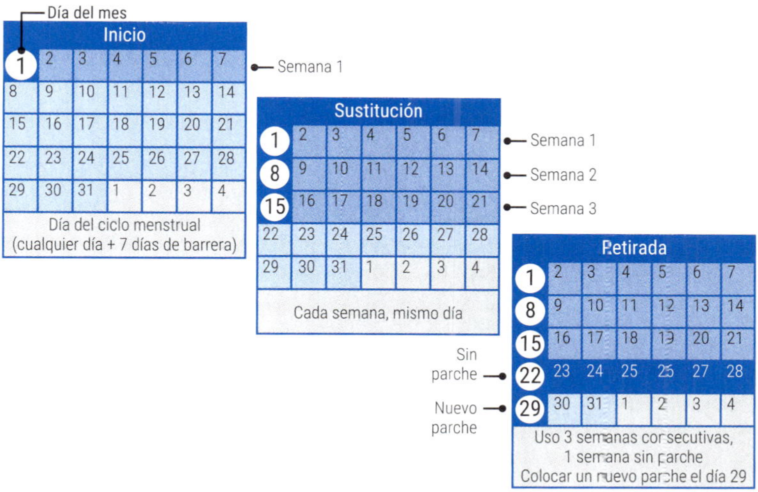

Figura 8-2 Días de aplicación y retirada del parche transdérmico.

Debe aplicarse el primer día de la menstruación sobre piel sana, limpia, seca y sin vello. Las áreas recomendadas para la aplicación son los **glúteos**, el **abdomen**, la **parte superior externa del brazo** o el **torso** (la absorción es similar en todas estas áreas). **NUNCA** debe aplicarse en las mamas o en la piel con excoriaciones (3). Asimismo, deben evitarse los aceites, las cremas y los cosméticos en el sitio de aplicación.

Para una correcta aplicación, deben seguirse los siguientes pasos:

- Sacar el parche del sobre que lo envuelve.
- La película transparente está dividida en dos partes: debe desprenderse una mitad y colocarla sobre la piel, sin tocar la superficie adhesiva.

- Aplicar el lado adhesivo del parche sobre la piel y luego desprender la otra mitad.
- Presionar con la palma de la mano durante 10 s, asegurándose de que los bordes estén bien adheridos.
- Una vez colocado, se recomienda comprobar a diario su correcta aplicación.

Consideraciones sobre el inicio del uso del parche

Inicio durante el ciclo menstrual

- Si el parche se aplica después del primer día del ciclo menstrual y dentro de los primeros 5 días del ciclo, no es necesario utilizar protección anticonceptiva adicional. Sin embargo, se sugiere usar un anticonceptivo de barrera durante la primera semana.
- Si se inicia el uso del parche después del quinto día del ciclo menstrual, es necesario asegurarse de que la mujer no esté embarazada. En este caso, se debe usar protección anticonceptiva adicional (como un condón externo o interno) o abstenerse de tener coito vaginal durante los siguientes 7 días.

Uso de anticonceptivos orales combinados en ciclo menstrual previo

- Iniciar el día 1 del ciclo menstrual tras la privación hormonal. Si no hay hemorragia en 5 días, descartar un posible embarazo.
- Si se inicia después del día 1, se recomienda el uso de un método de barrera durante 7 días.

Uso de progestina en ciclo menstrual previo

- Iniciar el día 1 menstrual por privación hormonal.

Posterior a la retirada de un implante subdérmico

- Colocar el día de la retirada del implante subdérmico.

Uso previo de progestina inyectable

- Colocar el día posterior a la última inyección (10) (**tabla 8-1**).

Tabla 8-1 **Días de aplicación y retirada del parche transdérmico en el uso previo de AOC**

Pregunta	Inicio	Notas
Uso de AOC en ciclo previo	Día 1 por privación	- Si no hay hemorragia 5 días, descartar embarazo - Inicio posterior a día 1, uso de barrera durante 7 días
Uso de AOC en ciclo previo	Cambio en cualquier día + barrera 7 días	- **Implante**: día de extracción - **Inyectable**: día de siguiente inyección

Puerperio

- Después de un episodio obstétrico, el parche anticonceptivo puede iniciarse después de 21 días si la mujer no está lactando. Sin embargo, si existen factores adicionales que aumenten el riesgo de tromboembolia, se recomienda esperar hasta 6 semanas (42 días) después del episodio obstétrico antes de comenzar a usar el parche anticonceptivo.

Postaborto de primer o segundo trimestre (espontáneo o inducido)

Después de un aborto, ya sea espontáneo o inducido, se puede comenzar a usar el parche anticonceptivo de inmediato.

- **Inicio dentro de los primeros 7 días**: si el uso del parche se empieza dentro de los primeros 7 días después del aborto, no es necesario utilizar protección anticonceptiva adicional.
- **Inicio después de 7 días**: si han transcurrido más de 7 días desde el aborto, puede iniciarse el uso del parche siempre y cuando se tenga la certeza razonable de que la mujer no está embarazada. En este caso, se debe usar protección anticonceptiva adicional (como un condón externo o interno) o abstenerse de tener coito vaginal durante los siguientes 7 días (5,8).

Continuación del parche transdérmico

Colocación y cambio del parche en el primer ciclo

- Se consideran ciclos de 21 días, con recambio del parche cada 7 y un período de descanso similar a este último, es decir, 7 días.
- Segundo parche: cambiar a los 7 días (semana 2, día 8).
- Tercer parche: cambiar a los 14 días (semana 3, día 15).
- Retirada del tercer parche: retirar el parche al completar 21 días (semana 4, día 22), seguido de un descanso de 7 días sin parche.

Inicio del próximo ciclo

- Iniciar el siguiente ciclo el día de cambio habitual, es decir, posterior al día 28 del ciclo.
- Cada cambio se debe realizar en una zona anatómica diferente (**tabla 8-2**).

Tabla 8-2 Días de colocación de los parches

Colocación del parche	Parche 1	Parche 2	Parche 3	Sin parche	Iniciar nuevo parche
Día del ciclo menstrual	Día 1-7	Día 8-14	Día 15-21	Día 22-28	
Colocar parche	Día 1	Día 8	Día 15	Sin parche	
Retirar parche	Día 8	Día 15	Día 22	Sin parche	

Cambios y desprendimientos

- Cuando el cambio sobrepasa las 48 h de aplicación, debe iniciarse un nuevo ciclo de 3 semanas y usar anticonceptivos no hormonales de refuerzo durante la primera semana.
- En caso de desprendimiento parcial del parche, si han pasado menos de 24 h, debe reintentarse la readherencia del parche. Si no es posible, puede aplicarse un nuevo parche; la fecha de cambio seguirá siendo la misma.
- En caso de desprendimiento parcial o total del parche (5 % de los casos), si han pasado más de 24 h o se desconoce el tiempo que ha pasado, debe reiniciarse un nuevo ciclo de 21 días y aplicar un nuevo parche. En estos casos, se recomienda el uso de anticonceptivos no hormonales (barrera) durante 1 semana (v. fig. 8-3) (3,8).

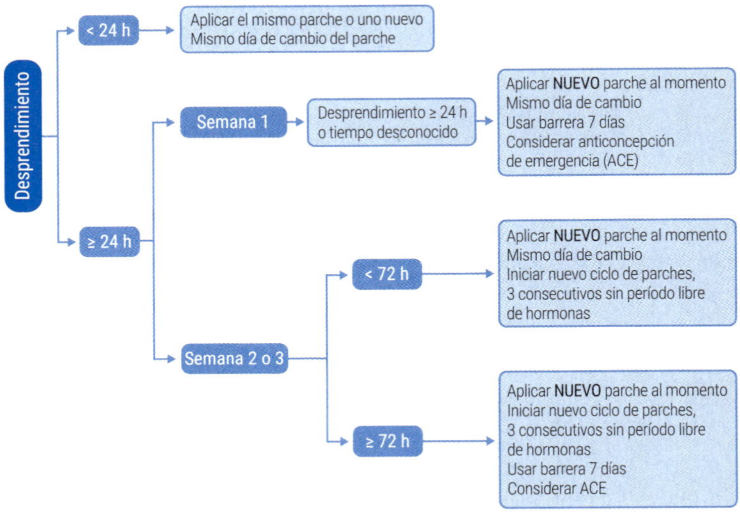

Figura 8-3 Algoritmo de actuación por desprendimiento del parche transdérmico.

Zonas recomendadas para la aplicación

- Recomendadas: brazo, región deltoidea, abdomen, glúteos y parte superior del torso.
- Contraindicada: mama.

Efectos secundarios

Los efectos secundarios del parche anticonceptivo no son signos de enfermedad y no constituyen indicaciones médicas para suspender el método. Generalmente, estos efectos desaparecen o disminuyen durante los primeros meses de uso. Entre los efectos más frecuentes notificados por las usuarias se incluyen:

- **Alteraciones del patrón de sangrado**: sangrado escaso (manchado) y durante menos días (5.6 días), sangrado irregular (*spotting*), sangrado prolongado (aumento de 4.7 días) en comparación con los AOC, dismenorrea (13.3 %) y ausencia de menstruación (excepcional).
- **Miscelánea**: irritación de la piel o erupción en el sitio de aplicación del parche (20 %), cefalea no migrañosa (22 %), mareo, náusea y/o vómito (20.4 %) y mastalgia (18.7 %) (3,5).

Las **reacciones adversas** se clasifican en menores y mayores. Entre las primeras se incluyen reacciones cutáneas en el sitio de aplicación, y las segundas están asociadas a tromboembolia e ictus. Diversas investigaciones señalan un mayor riesgo de tromboembolia venosa (TEV) en usuarias de parches transdérmicos en comparación con aquellos que reciben AOC, aunque no se observa un mayor riesgo de infarto agudo de miocardio ni de ictus (3).

Criterios médicos de elegibilidad

Son los mismo que para los AOC (9) (v. Criterios de elegibilidad para el uso de anticonceptivos orales combinados en el cap. 5).

Contraindicaciones

No deben utilizarse los anticonceptivos hormonales combinados (AHC), o deberán suspenderse de inmediato, en las siguientes condiciones:

- Presencia o riesgo de TEV:
  - TEV actual (con anticoagulantes) o antecedentes de esta (p. ej., trombosis venosa profunda o embolia pulmonar).
  - Predisposición hereditaria o adquirida conocida para TEV, como resistencia a la proteína C activada (incluyendo al factor V Leiden), deficiencia de antitrombina III, deficiencia de proteína C y deficiencia de proteína S.
  - Cirugía mayor con inmovilización prolongada.
  - Riesgo elevado de TEV debido a la presencia de varios factores de riesgo.
- Presencia o riesgo de tromboembolia arterial (TEA):
  - TEA actual, antecedentes de esta (p. ej., infarto de miocardio) o afección prodrómica (p. ej., angina de pecho).
  - Ictus actual, antecedentes de ictus o afección prodrómica (p. ej., accidente isquémico transitorio).
  - Predisposición hereditaria o adquirida conocida para TEA, tal como hiperhomocisteinemia y anticuerpos antifosfolipídicos (anticuerpos anticardiolipina, anticoagulante lúpico).
  - Riesgo elevado de TEA debido a múltiples factores de riesgo o a la presencia de un factor de riesgo grave como diabetes mellitus con síntomas vasculares, hipertensión grave, dislipoproteinemia intensa.
  - Antecedentes de migraña con síntomas neurológicos focales.
- Hipersensibilidad a los principios activos o a alguno de los excipientes.
- Presencia o sospecha de carcinoma de mama.

- Carcinoma de endometrio o presencia o sospecha de otra neoplasia estrógeno dependiente.
- Función hepática anómala relacionada con enfermedad hepatocelular crónica o aguda.
- Adenomas o carcinomas hepáticos.
- Hemorragia genital anómala sin diagnosticar.
- Uso concurrente con medicamentos que contienen ombitasvir/paritaprevir/ritonavir y dasabuvir.
- Uso de medicamentos que contienen glecaprevir/pibrentasvir o sofosbuvir/velpatasvir/voxilaprevir (9).

MITOS

«El parche transdérmico puede causar infertilidad a largo plazo»
La fertilidad vuelve a la normalidad poco después de dejar de usarlo.

«El parche transdérmico provoca un aumento de peso significativo»
No hay evidencia concluyente de que el parche transdérmico cause un aumento de peso significativo en la mayoría de las usuarias.

«El parche transdérmico es menos efectivo que la píldora»
El parche transdérmico tiene una eficacia similar a la de los AOC cuando se utiliza correctamente.

«Si olvido cambiar el parche, debo dejar de usarlo»
Si se olvida cambiar el parche a tiempo, su eficacia se mantiene durante 2 días adicionales, pero es importante seguir el calendario de cambios.

«El parche transdérmico no causa efectos secundarios»
Como todos los métodos anticonceptivos, el parche puede causar efectos secundarios, pero la mayoría son leves y tienden a disminuir con el tiempo.

«El parche se puede aplicar en cualquier parte del cuerpo»
El parche debe aplicarse en áreas específicas, como el abdomen, los glúteos o la parte superior del brazo; no debe usarse en las mamas.

«Todas las mujeres responden igual al parche transdérmico»
La efectividad del parche puede variar según el peso corporal, especialmente en mujeres que pesan más de 90 kg, quienes pueden experimentar tasas de fallo más altas.

«El uso del parche es complicado»
La aplicación del parche es sencilla y se realiza una vez a la semana durante 3 semanas, lo que facilita su uso.

«El parche no afecta el ciclo menstrual»
El uso del parche transdérmico puede provocar alteraciones en el patrón de sangrado, como sangrado irregular o ausencia de menstruación.

«El parche es seguro para todas las mujeres»
El parche transdérmico tiene contraindicaciones, como antecedentes de tromboembolia, que deben ser consideradas antes de su uso.

Referencias bibliográficas

(1) Bonet A, Garrote A. Parches Medicamentosos. Farmacia profesional 2015;29(5):32-5.

(2) Galzote RM, Rafie S, Teal R, Mody SK. Transdermal delivery of combined hormonal contraception: a review of the current literature. International Journal of Women's Health 2017 [citado el 20 de junio de 2020];9:315-21. Disponible en: https://www.ncbi.nlm.nih.gov/pmc/articles/PMC5440026.

(3) Cortés-Bonilla M, Velázquez-Ramírez N. Anticoncepción transdérmica. Ginecol Obstet Mex 2020;88(Supl 1):S42-S46. Disponible en: https://doi.org/10.24245/gom.v88i-Supl1.3845.

(4) Sanga M, Vaughan S, Nangosyah J, Scholz V, Fonseca S. Randomized, double-blind, two-way crossover bioequivalence and adhesion study, in healthy women, of a transdermal contraceptive patch with a newly sourced adhesive component at the end of shelf life vs. the EVRA patch at the beginning of shelf life. International Journal of Clinical Pharmacology and Therapeutics 2022;60(1):67-78. Disponible en: https://pubmed.ncbi.nlm.nih.gov/34779392.

(5) Secretaría de Salud, Subsecretaría de Prevención y Promoción de la Salud, Centro Nacional de Equidad de Género y Salud Reproductiva. Lineamientos técnicos para la prescripción y uso de métodos anticonceptivos en México. México; 2022. Disponible en: https://www.incmnsz.mx/2023/Lineamiento_TPUMAM_2022.pdf.

(6) Gupta DR, Prabhakar B, Wairkar S. Non-oral routes, novel formulations and devices of contraceptives: An update. Journal of Controlled Release 2022;345:798-810.

(7) Gilbert AL, Hoffman BL. Contraceptive Technology Present and Future. Obstet Gynecol Clin N Am 2021;48:723-35. Disponible en: https://doi.org/10.1016/j.ogc.2021.07.001.

(8) Organización Mundial de la salud (OMS). Recomendaciones sobre prácticas seleccionadas para el uso de anticonceptivos, 3.ª edición. Ginebra: OMS; 2018. Disponible en: https://www.who.int/es/publications/i/item/9789241565400.

(9) Organización Mundial de la Salud. Criterios médicos de elegibilidad para el uso de anticonceptivos, 5.ª edición [Internet]. OMS; 2015. Disponible en: https://iris.who.int/bitstream/handle/10665/205016/WHO_RHR_15.07_spa.pdf.

(10) European Medicines Agency. Evra [Internet]. EMA; 2018. Disponible en: https://www.ema.europa.eu/en/medicines/human/EPAR/evra.

CAPÍTULO

9

Anillo vaginal

Dra. Myrna Souraye Godines Enríquez

PUNTOS CLAVE

- El anillo vaginal forma parte de los anticonceptivos hormonales combinados y está aprobado para 3 semanas de uso continuo.
- Las contraindicaciones para su uso son las mismas que las de los AOC. La excepción son los antecedentes de procedimientos bariátricos de malabsorción, que no son una contraindicación para el uso de anillos anticonceptivos vaginales.
- La valoración previa a la colocación solamente requiere la toma de presión arterial.
- Sus efectos secundarios más frecuentes son cefalea (5.8 %), vaginitis (5.6 %) y leucorrea (4.8 %), así como náusea (3.2 %) y sensibilidad mamaria (2.6 %).
- No se recomienda quitarse el anillo durante las relaciones sexuales. Sin embargo, si molesta a la mujer o a su pareja durante el coito, se puede retirar y volver a colocar después del coito. No debe dejarse fuera de la vagina durante más de 3 h y debe reinsertarse lo antes posible.
- El anillo puede lavarse bajo el chorro del agua para volverse a aplicar.
- En la actualidad, sigue siendo una opción anticonceptiva ampliamente utilizada y confiable. Además, su facilidad de uso y comodidad lo hacen atractivo para las mujeres que buscan una alternativa a otros métodos anticonceptivos.

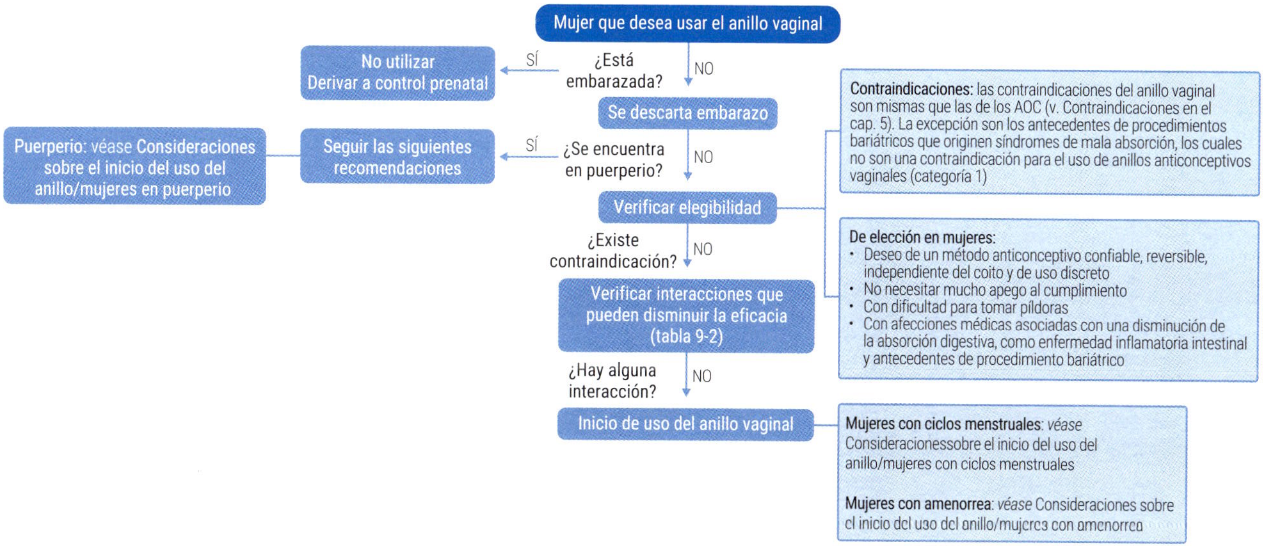
Mujer que desea usar el anillo vaginal
¿Está embarazada?
SÍ
No utilizar
Derivar a control prenatal
NO
Se descarta embarazo
¿Se encuentra en puerperio?
SÍ
Seguir las siguientes recomendaciones
Puerperio: *véase* Consideraciones sobre el inicio del uso del anillo/mujeres en puerperio
NO
Verificar elegibilidad
Contraindicaciones: las contraindicaciones del anillo vaginal son mismas que las de los AOC (v. Contraindicaciones en el cap. 5). La excepción son los antecedentes de procedimientos bariátricos que originen síndromes de mala absorción, los cuales no son una contraindicación para el uso de anillos anticonceptivos vaginales (categoría 1)
De elección en mujeres:
• Deseo de un método anticonceptivo confiable, reversible, independiente del coito y de uso discreto
• No necesitar mucho apego al cumplimiento
• Con dificultad para tomar píldoras
• Con afecciones médicas asociadas con una disminución de la absorción digestiva, como enfermedad inflamatoria intestinal y antecedentes de procedimiento bariátrico
¿Existe contraindicación?
NO
Verificar interacciones que pueden disminuir la eficacia (tabla 9-2)
¿Hay alguna interacción?
NO
Inicio de uso del anillo vaginal
Mujeres con ciclos menstruales: *véase* Consideracionessobre el inicio del uso del anillo/mujeres con ciclos menstruales
Mujeres con amenorrea: *véase* Consideraciones sobre el inicio del uso del anillo/mujeres con amenorrea

Introducción

El anillo vaginal forma parte de los anticonceptivos hormonales combinados (1), ya que contiene estrógeno y progestina. El original (NuvaRing®) tiene un diámetro de 52 mm, una sección transversal de 4 mm y está fabricado con etilvinilacetato (EVA). Este dispositivo libera 15 µg/día de etinilestradiol (EE) y 120 µg/día de etonogestrel (ENG), que es el metabolito activo del desogestrel. Las hormonas proporcionan un efecto anticonceptivo aprobado durante 21 días; sin embargo, la supresión ovárica puede continuar hasta 6 semanas o más (2).

En la **tabla 9-1** se resumen las principales características del anillo vaginal.

Tabla 9-1 **Características principales del anillo vaginal**

Especificaciones	Uso	Cantidad de hormona	Liberación diaria de hormona	Eficacia	Nombre comercial
Anillo fabricado de etilvinilacetato de 52 mm de diámetro y 4 mm de sección transversal	Cada anillo se inserta en la vagina y permanece colocado 3 semanas (21 días) de uso continuo, posteriormente la mujer lo retira y permanece 1 semana (7 días) sin anillo para despúes volver a colocarlo	Etonogestrel 11.7 mg Etinilestradiol 2.7 mg	Etonogestrel 120 µg/día Etinilestradiol 15 µg/día	Uso perfecto 0.3 % Tasa de fallo en uso típico del 9 %	NuvaRing®, MyRing™ Ornibel®

Historia del anillo vaginal

El anillo vaginal fue introducido por primera vez en el mercado en 1960. Este primer modelo era de goma, se insertaba en la vagina y liberaba hormonas para prevenir la ovulación, pero tenía el inconveniente de que debía ser reemplazado cada pocos días. Con el tiempo, este diseño se perfeccionó y en la década de 1990 se desarrolló un anillo vaginal con liberación hormonal por un período más prolongado, permitiendo su uso durante varias semanas (3).

Las mejoras continuaron, y en el año 2000 se introdujo un anillo vaginal de liberación lenta, que podía utilizarse durante 1 mes entero antes de ser reemplazado y ofrecía una comodidad similar a la de los anticonceptivos orales. Este nuevo diseño, conocido como NuvaRing®, fue aprobado por la Food and Drug Administration (FDA) en el año 2001.

En 2009, científicos chilenos desarrollaron Fertiring®, un anillo vaginal con una duración de 90 días, que ofreció así una opción anticonceptiva de mayor duración.

Mecanismo de acción

- El anillo vaginal actúa principalmente inhibiendo la ovulación. Además de detener el desarrollo folicular, disminuye la concentración sérica de la hormona foliculoestimulante (FSH), estradiol y hormona luteinizante (LH). La progestina en el anillo vaginal demuestra una supresión ovárica similar a la producida por los anticonceptivos orales.
- Otros mecanismos de acción incluyen el espesamiento del moco cervical y la desaceleración de la motilidad tubárica.

Concentraciones hormonales

- La concentración sérica máxima de ENG asociada con el anillo EE/ENG es de 1716 ± 445 ng/L, lo que es un 40 % menos que la concentración alcanzada con el anticonceptivo oral combinado (AOC) con EE/desogestrel (4273 ± 830 ng/L).
- El máximo (pico) de concentración de ENG se alcanza dentro de los 7 días posteriores a la inserción del anillo. A diferencia de los anticonceptivos orales, con los que la concentración máxima se alcanza diariamente, el anillo EE/ENG solo alcanza su concentración máxima una vez por ciclo.
- Las usuarias del anillo vaginal de EE/ENG experimentan 3.4 veces menos exposición a EE que las usuarias del parche y 2.1 veces menos exposición a EE que las usuarias de la anticoncepción oral (4).

Eficacia

El anillo vaginal EE/ENG muestra una excelente eficacia anticonceptiva. En condiciones de uso perfecto, tiene una tasa de fallo del 0.3 %. En condiciones de uso típico, la tasa de fallo es del 9 %, lo que lo hace tan eficaz como los AOC. El índice de Pearl (IP) para el anillo vaginal es de 0.25 a 1.23, mientras que para los AOC es de 0.99 a 1.19 (5).

Retorno a la fertilidad

Al retirar el anillo vaginal, la reanudación de la ovulación se produce en un promedio de 19 días. Este tiempo es similar tanto si el anillo se ha utilizado durante 3 días como si se ha utilizado durante 3 semanas, lo que indica que 3 días de uso son suficientes para inhibir la ovulación (4).

Diferentes estudios han notificado que el retorno a la ovulación puede requerir entre 1 y 3 meses después de haber retirado el anillo vaginal (6).

Elegibilidad

El anillo vaginal puede considerarse de elección en mujeres con las siguientes situaciones:

- Deseo de un método anticonceptivo confiable, reversible, independiente del coito y de uso discreto.
- No necesitan mucho apego al cumplimiento.
- Tienen dificultad para tomar píldoras.
- Presentan afecciones médicas asociadas con una disminución de la absorción digestiva, como la enfermedad inflamatoria intestinal.

Durante el asesoramiento anticonceptivo debe advertirse a la mujer que el anillo no protege contra las infecciones de transmisión sexual (ITS) ni contra el virus de la inmunodeficiencia humana (VIH), por lo que sigue estando recomendado el uso de condones masculinos (5).

Contraindicaciones

Las contraindicaciones del anillo vaginal son las mismas que las de los AOC (v. Contraindicaciones en el cap. 5). La excepción son los antecedentes de procedimientos bariátricos que causan síndromes de malabsorción, los cuales no son una contraindicación para el uso de anillos anticonceptivos vaginales (categoría 1 de los criterios médicos de elegibilidad [CME]).

Las siguientes son situaciones que pueden dificultar su uso, sin ser una contraindicación:

- Mujeres con relajación significativa del piso (suelo) pélvico.
- Presencia de estenosis u obstrucción vaginal.
- Condiciones que hagan que la vagina sea más susceptible a irritaciones o ulceraciones.
- Falta de conocimiento para la introducción del anillo vaginal (4).

No hay contraindicación en las mujeres con antecedentes de herpes genital provocado por la infección del virus del herpes simple (4).

Uso

Manejo y conservación de los anillos vaginales

Después de la fabricación, los suministros de NuvaRing® deben almacenarse refrigerados. Después de su venta, pueden conservarse a temperatura ambiente y utilizarse en un plazo máximo de 4 meses. Por lo tanto, no puede proporcionarse más de un paquete de tres NuvaRing® a la vez. SyreniRing® no requiere refrigeración y se puede proveer suministro para un año (1).

Uso recomendado del anillo vaginal

El anillo vaginal es de talla única y no requiere ajustes. Está aprobado para 3 semanas de uso continuo, después de las cuales debe retirarse durante 1 semana. Sin embargo, la monografía del producto establece que existe protección anticonceptiva por 1 semana adicional de uso del anillo (28 días en total). El resumen de cómo debe aplicarse es el siguiente:

- **Se inserta el anillo en la vagina durante 21 días (3 semanas)**. Idealmente, debe colocarse el primer día del período menstrual, casos en los que no se requerirá ningún método anticonceptivo de respaldo. Sin embargo, también puede colocarse en cualquier momento de dicho ciclo (*quick start*) siempre y cuando se tenga la certeza de no estar embarazada. En este segundo caso, deberá utilizarse un método anticonceptivo de respaldo (es decir, condones) o mantener la abstinencia durante los primeros 7 días consecutivos de uso del anillo (5).
- **Se retira durante una pausa de 7 días (1 semana)**. El sangrado suele producirse durante este intervalo.
- **Se introduce un nuevo anillo el mismo día de la semana y a la misma hora que se introdujo el anillo anterior**. Por ejemplo:
  - Si la inserción es un lunes a las 8:00 a.m., debe retirarse el lunes de 3 semanas después a las 8:00 a.m.
  - Después del descanso de 1 semana (7 días), debe insertarse un nuevo anillo el siguiente lunes a las 8:00 a.m. (7).

Nota: es recomendable comprobar que NuvaRing® esté en la vagina antes y después del coito (5).

Consideraciones sobre el inicio del uso del anillo

Mujeres con ciclos menstruales

- Día 1 al 5 del ciclo menstrual: puede iniciarse el uso sin protección anticonceptiva adicional (8).
- 5.º día del ciclo menstrual: puede iniciarse el uso si se tiene la certeza de que la mujer no está embarazada. En todos los casos, deberá abstenerse de tener relaciones sexuales o, como alternativa, usar protección anticonceptiva adicional (condones) durante los siguientes 7 días (8).

Mujeres con amenorrea

Puede iniciarse el uso en cualquier momento si se tiene la certeza de que la mujer no está embarazada. En todos los casos, deberá abstenerse de tener relaciones sexuales o, como alternativa, usar protección anticonceptiva adicional (condones) durante los siguientes 7 días (8).

Puerperio (con lactancia materna)

- < 6 semanas del puerperio + lactancia materna: la mujer no debe utilizar el anillo (categoría 4 de los CME).
- 6 semanas del puerperio – 6 meses + lactancia materna: no se recomienda su uso a menos que no estén disponibles otros métodos (categoría 3 de los CME).
- A 6 meses del puerperio + con amenorrea: puede iniciarse su uso como se recomienda para otras mujeres que tienen amenorrea.
- 6 meses de puerperio + retorno de los ciclos menstruales: puede iniciarse su uso como se recomienda para otras mujeres que tienen ciclos menstruales (8).

Puerperio (sin lactancia materna)

- < de 21 días de puerperio: no se recomienda su uso a menos que no estén disponibles otros métodos (categoría 3 de los CME).
- ≥ 21 días de puerperio: puede usarse si no hay factores de riesgo de tromboembolia venosa (TEV; categoría 2 de los CME) (8).

Postaborto

El uso del anillo vaginal puede iniciarse de inmediato después del aborto. No es necesario proporcionar protección anticonceptiva adicional (8).

Valoración previa a la colocación del anillo vaginal

Se recomienda realizar una toma de presión arterial antes de comenzar a usar NuvaRing®. También es útil conocer el peso y el índice de masa corporal (IMC) iniciales para un seguimiento adecuado (5).

Modo de colocación

- **Paso 1.** Elegir una posición para la inserción de NuvaRing®. Esta debe ser lo más cómoda posible, por ejemplo, acostada, en cuclillas o de pie con una pierna en alto (**fig. 9-1**) (7).

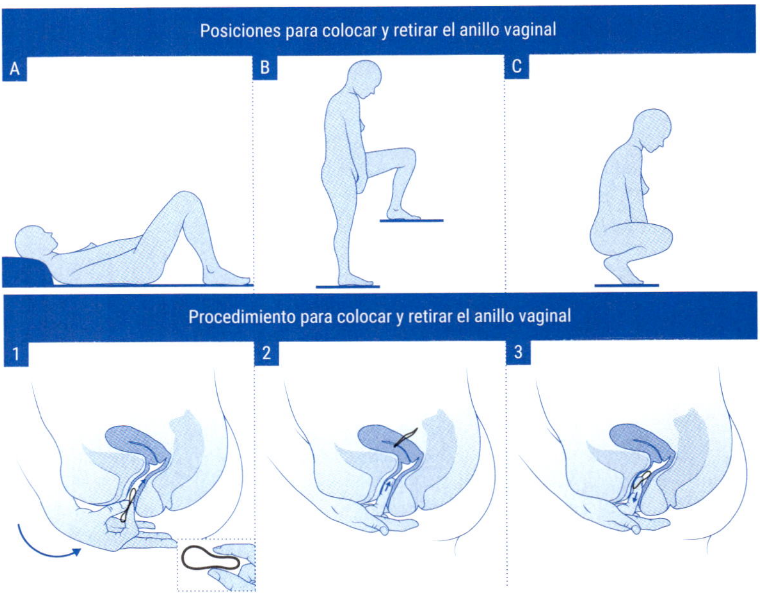

Figura 9-1 Posiciones y procedimiento para colocar y retirar el anillo vaginal.

- **Paso 2.** Abrir la bolsa para obtener el NuvaRing®:
  - Cada anillo viene en una bolsa de aluminio con cierre hermético.
  - Antes de sacar el anillo de la bolsa de aluminio, hay que lavarse las manos.
  - Abrir la bolsa de aluminio en cualquiera de las muescas cerca de la parte superior.
  - Guardar la bolsa de aluminio para poder colocar en ella el anillo usado antes de tirarlo a la basura (7).

- **Paso 3.** Preparar el NuvaRing® para su inserción:
  - Sostener el anillo entre el pulgar y el índice y presionar los lados del anillo juntos (**fig. 9-1**, recuadro 1).

- **Paso 4.** Insertar el NuvaRing® en la vagina:
  - Insertar el anillo doblado en la vagina y empujarlo suavemente hacia dentro usando el dedo índice. Para facilitar la inserción, puede utilizarse el aplicador de NuvaRing® (disponible por separado) (**fig. 9-1**, recuadro 2) (7).
  - El anillo puede estar en diferentes posiciones en la vagina; no tiene que estar en una posición exacta para su buen funcionamiento.
  - Es normal que NuvaRing® pueda moverse ligeramente dentro de la vagina. Aunque algunas mujeres pueden ser conscientes de la presencia del anillo en la vagina, la mayoría no lo notan cuando está en su lugar (7).

- **Paso 5.** Retirar el NuvaRing®:
  - Lavarse las manos.
  - Elegir la posición que resulte más cómoda para la usuaria.
  - Introducir el dedo índice en la vagina y engancharlo a través del anillo.
  - Traccionar suavemente hacia abajo y hacia adelante para quitar el anillo y extraerlo (**fig. 9-1** recuadro 3) (7).

Interacciones

El anillo vaginal presenta las mismas interacciones que los AOC (v. Interacciones en el cap. 5), como se muestra en la **tabla 9-2** (9).

Reacciones adversas

El anillo vaginal tiene reacciones adversas similares a las de los AOC (v. Riesgos y reacciones adversas en el cap. 5), con la excepción de más síntomas vaginales (p. ej., vaginitis, leucorrea y problemas con la sensación relacionada con la posición del anillo). El efecto adverso local más frecuente es la vaginitis (1.8-5.6 %) y la leucorrea (5 %). Se ha notificado que el 85 % de las mujeres raramente o nunca perciben el anillo vaginal al utilizarlo, y sus parejas en el 71 % raramente o nunca lo perciben. Solo el 2.5 % de usuarias interrumpen su uso debido a la sensación de cuerpo extraño, problemas durante el coito o por la expulsión (10).

Los efectos secundarios más frecuentes con el anillo vaginal son cefalea (5.8 %), vaginitis (5.6 %) y leucorrea (4.8 %), así como náusea (3.2 %) y sensibilidad

Tabla 9-2 Interacciones medicamentosas de los anticonceptivos orales combinados y del anillo vaginal

Disminuye la eficacia de los anticonceptivos orales combinados	Incrementa la acción de los anticonceptivos orales combinados	Efecto alterado del medicamento por uso de anticonceptivos orales combinados
Acetato de ulipristal Antiepilépticos Bosentán Dafranib Deferasirox Exernatida Fisaprepitant Inhibidores de la proteasa de hepatitis C Inhibidores de la proteasa del VIH Micofenolato Modafinilo Prucaloprida Quelantes de ácidos biliares Rifampicina	Amiodarona Antifúngicos Deferasirox Eritromicina Hierbas estrogénicas (alfalfa, sanguinaria, jengibre, lúpulo, soya, kudzu, regaliz, tomillo, yuca) Hierbas gestogénicas (damiana, orégano, yuca, sanguinaria) Inhibidores selectivos de la recaptación de serotonina Paracetamol Rosuvastatina Vitamina C	Acetato de ulipristal Ácido tranexámico Anastrozol Anticoagulantes Antidepresivo tricíclico Benzodiazepina Bloqueador β Cafeína Ciclosporina Corticoides Exenatida Fenitoína Fosamprenavir Lamotrigina Mifepristona Ropinirola Selegilina Teofilina Tirotrópicos Tizanidina Ursodiol Voriconazol

Fuente: Vásquez-Awad D, María Ospino A. Anticonceptivos orales combinados. Ginecología y obstetricia de México 2020;88:13-31. Con permiso.

mamaria (2.6 %). A diferencia de los AOC, el anillo vaginal se asocia con menos náusea, acné y labilidad emocional (5).

Sangrado por deprivación

El sangrado por deprivación ocurre en el 98.5 % de los ciclos y generalmente comienza en un promedio de 3 días después de la extracción del anillo. Este sangrado tiene una duración promedio de 4.5 a 5.2 días y continúa en el siguiente ciclo en el 24 % de los casos. Se ha notificado que el uso del anillo se asocia con menos episodios de sangrado no programado en comparación con los AOC, y la duración del sangrado es significativamente más corta que con el parche anticonceptivo (5).

Riesgo cardiovascular

En la literatura se ha notificado un incremento del riesgo de TEV en comparación con usuarias de AOC con levonorgestrel (riesgo relativo [RR], 1.9; intervalo de confianza [IC] del 95 %, 1.33-2.71). También se ha observado un aumento del riesgo de ictus trombótico en comparación con las no usuarias de anticoncepti-vos hormonales (RR, 2.49; IC del 95 %, 1.41-4.41), aunque no se ha encontrado un incremento significativo en el riesgo de infarto cardíaco (RR, 2.08; IC del 95 %, 0.67-6.48) (5).

Sin embargo, algunos estudios han notificado resultados controvertidos respecto a estos riesgos (5).

Riesgo metabólico

El anillo vaginal se asocia a mínimos cambios en el metabolismo de los carbohidratos (5).

Efectos cervicales

El anillo vaginal no se ha asociado a cambios mayores en la citología cervical (5).

Cambio por otro método anticonceptivo

Desde anticonceptivo hormonal

- Si se ha utilizado de manera correcta y consistente, y hay certeza de que la mujer no está embarazada, puede iniciarse el uso del anillo vaginal de inmediato.
- Si el método anterior de la mujer era un anticonceptivo inyectable, debe iniciarse el uso del anillo vaginal en el momento en que debería repetirse la inyección. No es necesario proporcionar protección anticonceptiva adicional (8).

Desde anticonceptivo no hormonal (diferente al DIU)

- Día 1 al 5 del ciclo menstrual: puede iniciarse el uso del anillo vaginal. No es necesario proporcionar protección anticonceptiva adicional.
- Después del día 5 del ciclo menstrual: puede iniciarse el uso del anillo vaginal de inmediato si se tiene la certeza de que la mujer no está embarazada. En todos los casos, deberá abstenerse de tener relaciones sexuales o, como alternativa, usar protección anticonceptiva adicional (condones) durante los siguientes 7 días (8).

Desde un DIU (incluido el DIU liberador de levonorgestrel)

- Día 1 al 5 del ciclo menstrual: iniciar el uso del anillo vaginal. No es necesario proporcionar protección anticonceptiva adicional. El DIU puede retirarse en ese momento.
- Después del día 5 del ciclo menstrual: puede iniciarse el uso del anillo vaginal si se tiene la certeza de que la mujer no está embarazada.

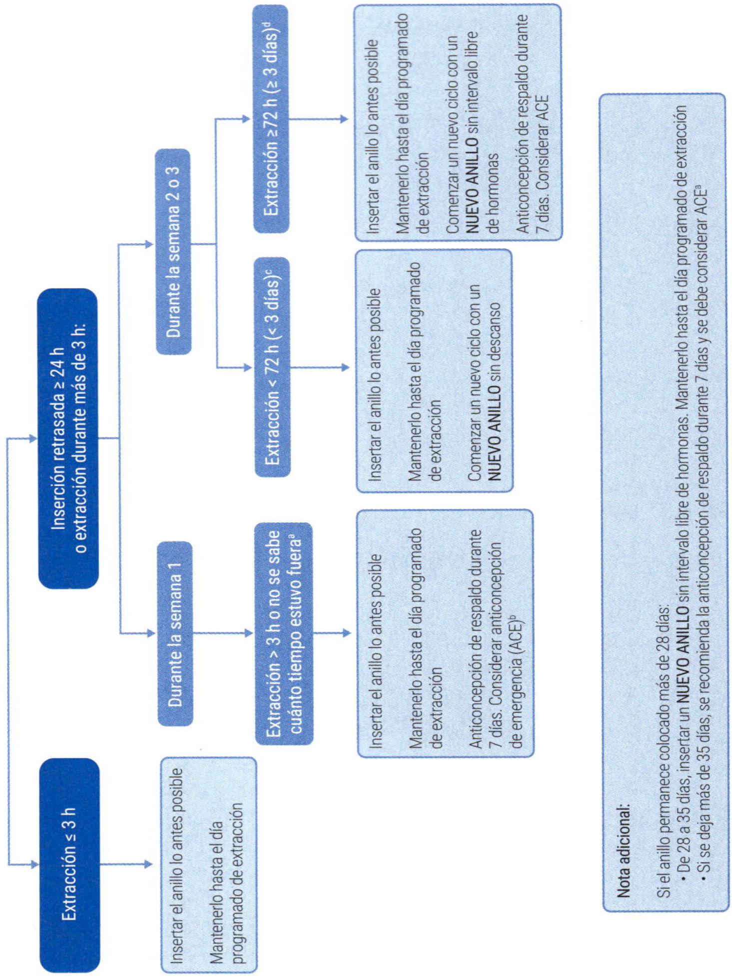

Figura 9-2 Algoritmo para el uso omitido o incorrecto del anillo vaginal.

[a]La extracción del anillo > 3 h en la semana 1 es similar a perder una píldora activa durante ≥ 24 h en la semana 1. Cuando una mujer no está segura de cuánto tiempo se retiró el anillo en la semana 1, es más seguro considerarlo como una retirada de > 3 h. La fecha prevista para la extracción del anillo es el día 21 después de extraer el anillo de la bolsa de aluminio.

[b]Si ha tenido relaciones sexuales sin protección en los últimos 5 días.

[c]La extracción del anillo < 72 h en la semana 2 o 3 es similar a perder < 3 píldoras.

[d]La extracción del anillo ≥ 72 h en la semana 2 o 3 es similar a perder ≥ 3 píldoras.

Fuente: Black A, Guilbert E, Costescu D, Dunn S, Fisher W, Kives S, et al. No. 329-Canadian Contraception Consensus Part 4 of 4 Chapter 9: Combined Hormonal Contraception. J Obstet Gynaecol Can 2017;39(4):229-268.e5. Disponible en: https://www.jogc.com/article/S1701-2163(16)39786-9/abstract.

- Con actividad sexual durante el ciclo menstrual actual: se recomienda que el DIU se retire en el momento de la siguiente menstruación.
- Sin actividad sexual durante el ciclo menstrual actual: la usuaria debe abstenerse de tener relaciones sexuales o debe usar protección anticonceptiva adicional durante los siguientes 7 días. Si tal protección adicional se proporciona mediante el DIU que está usando, se recomienda que este se retire en el momento de la siguiente menstruación.

Situaciones especiales

Uso omitido o incorrecto

Se consideran como uso omitido o incorrecto la expulsión del anillo vaginal y la retirada y/o inserción retrasada. El asesoramiento dependerá de si el anillo fue expulsado, cuántas horas ha estado fuera de la vagina, el momento del ciclo y si se han producido relaciones sexuales sin protección (**fig. 9-2**) (5).

- **Semana 1**: el período libre de hormona nunca debe exceder los 7 días. Un retraso en la inserción del anillo en la semana 1 extiende el período libre de hormona y aumenta el riesgo de ovulación y embarazo no deseado (la ovulación se inhibe después de 7 días consecutivos del uso del anillo).
  - Anillo fuera de la vagina durante más de 3 h: reinsertar el anillo lo antes posible y dejarlo colocado hasta el día programado de retirada. No se requiere ningún método anticonceptivo de respaldo (5).
  - Anillo fuera de la vagina durante más de 3 h o inserción retrasada de más de 24 h: insertar el anillo lo antes posible y utilizar un método anticonceptivo de respaldo o abstinencia hasta que haya estado colocado durante 7 días consecutivos. Si hubo relaciones sexuales sin protección los 5 días anteriores, debe considerarse anticoncepción de emergencia (5).

- **Semanas 2 y 3**:
  - Anillo fuera de la vagina durante menos de 3 días: insertar el anillo lo antes posible y dejarlo hasta el siguiente día programado para su extracción. Durante el día programado de la extracción debe iniciarse un nuevo ciclo insertando un nuevo anillo de inmediato y eliminando el período libre de hormona (5).
  - Anillo fuera de la vagina durante más de 3 días: insertar el anillo y dejarlo hasta la próxima extracción programada del anillo. El día previsto de extracción, la mujer debe de retirar el anillo, omitir el período libre de hormona e insertar uno nuevo el mismo día (4). Se debe utilizar un método anticonceptivo de respaldo o abstinencia durante los primeros 7 días de uso consecutivo del anillo. Asimismo, debe considerarse anticoncepción de emergencia si hubo relaciones sexuales sin protección dentro de los 5 días anteriores o durante los primeros 7 días consecutivos de uso del nuevo anillo (5).

Amenorrea o presencia de sangrado irregular

Puede iniciarse el uso del anillo vaginal tal como se recomienda para otras mujeres que tienen amenorrea (8).

Retraso de la retirada del anillo

Las concentraciones hormonales que inhiben la ovulación se mantienen con el uso prolongado del anillo hasta 28 días.

- Uso de más de 28 días, pero menos de 35 días: quitar el anillo viejo e insertar uno nuevo de inmediato, sin período de deprivación.
- Uso de más de 35 días: quitar el anillo viejo e insertar uno nuevo de inmediato. Además, debe utilizarse un método anticonceptivo de respaldo o abstinencia durante 7 días. Asimismo, debe considerarse anticoncepción de emergencia si hubo relaciones sexuales sin protección en los 5 días anteriores o durante los primeros 7 días del uso del nuevo anillo (5).

Obesidad

El anillo vaginal continúa siendo efectivo en pacientes con obesidad. En la literatura no se ha notificado incremento alguno relacionado con el fallo anticonceptivo (5).

Uso de tampones vaginales

Las usuarias del anillo vaginal pueden usar tampones vaginales, sin evidencia de interacción con tampones vaginales, espermicidas y antimicóticos (5).

Uso durante las relaciones sexuales

No se recomienda quitarse el anillo durante las relaciones sexuales. Sin embargo, si molesta a la mujer o a su pareja durante el coito, se puede retirar y volver a colocar después del coito. El anillo ***no debe*** dejarse fuera de la vagina durante más de 3 h y debe reinsertarse lo antes posible. Antes de volverlo a poner, se debe enjuagar con agua tibia (5).

Seguimiento de las usuarias con anillo vaginal

- **Consulta anual**: se recomienda una consulta anual de seguimiento.
- **Contacto de seguimiento a los 3 meses**: un contacto de seguimiento a los 3 meses tras iniciar el uso resulta aún más ventajoso.
- **Asesoramiento adicional**: debe aconsejarse a la mujer que regrese en cualquier momento para hablar sobre efectos secundarios, otros problemas o si desea cambiar de método (8).

Nuevos anillos vaginales

Annovera®

Annovera®, designado por la FDA como «sistema vaginal anticonceptivo», libera 13 µg/día de EE y 150 µg/día de acetato de segesterona. La segesterona, también conocida como Nestorone®, es una progestina potente que no se usa en pastillas, ya que no es activa por vía oral. Este anillo está diseñado para un uso cíclico (21 días dentro, 7 días fuera), y es único porque un solo anillo puede reutilizarse hasta 1 año o 13 ciclos. El empleo prolongado del mismo anillo no aumenta el riesgo de infección vaginal ni altera el ecosistema vaginal (2).

Progestina sola

Actualmente, no hay anillos vaginales de progestina sola disponibles en Estados Unidos. Progering®, un anillo vaginal de progestina sola, está disponible en algunos países latinoamericanos y africanos, y en la India se está estudiando como complemento del método de amenorrea de la lactancia (11).

Asimismo, se está desarrollando un nuevo anillo vaginal de progestina sola que contiene trimegestona y que ofrece una duración de 28 días. Parece tener una alta eficacia y un mejor perfil de sangrado (11).

Un anillo vaginal que contiene acetato de ulipristal utilizado continuamente para 3 meses está en desarrollo por el Population Council (11).

Otros nuevos desarrollos

- Anillo que contiene acetato de ulipristal: está en desarrollo un anillo vaginal que contiene acetato de ulipristal, diseñado para un uso continuo durante 3 meses (Population Council).
- Ovaprene®: se está desarrollando un nuevo anillo vaginal no hormonal que contiene gluconato ferroso y ácido ascórbico. Ovaprene® es un anillo vaginal mensual que tiene una barrera de polímero tejida en su centro para dañar la motilidad de los espermatozoides y bloquear físicamente su entrada al canal cervical (11) (identificador de ClinicalTrials.gov: NCT03598088).

MITOS

«El anillo vaginal debe retirarse durante las relaciones sexuales»

No se recomienda quitarse el anillo durante las relaciones sexuales. Sin embargo, si molesta a la mujer o a su pareja durante el coito, se puede retirar y volver a colocar después del coito. Aunque es posible retirarlo temporalmente durante las relaciones sexuales si causa molestias, se puede volver a poner sin problemas.

«Si el anillo se sale por un momento, ya no funciona»

Si el anillo se sale por menos de 3 h, generalmente no afecta a su eficacia.

«El anillo vaginal puede causar infecciones vaginales»

El anillo vaginal no aumenta el riesgo de infecciones vaginales. De hecho, muchos estudios han demostrado que no tiene un impacto negativo en la salud vaginal.

«El anillo vaginal es más caro que otros métodos anticonceptivos»

El costo del anillo vaginal puede variar dependiendo del país y del seguro médico, pero en general su precio es similar al de otros métodos hormonales como los anticonceptivos orales.

«El anillo vaginal engorda o causa otros problemas de salud»
Al igual que otros métodos hormonales, el anillo vaginal puede causar algunos efectos secundarios como aumento de peso, cambios de humor o sensibilidad en los senos. Sin embargo, estos efectos no son comunes en todas las mujeres y suelen ser temporales.

«El anillo vaginal puede interferir con el uso de tampones»
Pueden usarse tampones y anillo vaginal al mismo tiempo sin ningún problema. Ambos productos pueden utilizarse de forma segura y no interfieren entre sí.

«El anillo vaginal es menos efectivo que la píldora anticonceptiva»
El anillo vaginal y la píldora anticonceptiva tienen tasas de eficacia similares cuando se usan correctamente.

«El anillo vaginal puede causar infertilidad a largo plazo»
La fertilidad vuelve a la normalidad poco después de dejar de usar el anillo vaginal.

«El anillo vaginal protege contra las enfermedades de transmisión sexual»
Al igual que otros métodos hormonales, el anillo vaginal no protege contra las enfermedades de transmisión sexual. Para una protección adicional, es recomendable usar condones.

Referencias bibliográficas

(1) Faculty of Sexual & Reproductive. Combined Hormonal Contraception (FSRH Guideline). UK: Faculty of Sexual & Reproductive Healthcare; 2019. Disponible en: https://www.fsrh.org/Common/Uploaded%20files/documents/fsrh-guideline-combined-hormonal-contraception-october-2023.pdf.

(2) Jensen J, Creinin M. Speroff & Darney's Clinical Guide to Contraception. Lippincott Williams & Wilkins; 2019.

(3) García Brañas AR. Anticonceptivos. Su evolución con el desarrollo científico tecnológico como forma de mejorar la salud poblacional. Revista Información Científica 2007;53(1). Disponible en: https://www.redalyc.org/articulo.oa?id=551757331011.

(4) Black A, Guilbert E, Costescu D, Dunn S, Fisher W, Kives S, et al. No. 329-Canadian Contraception Consensus Part 4 of 4 Chapter 9: Combined Hormonal Contraception. J Obstet Gynaecol Can 2017;39(4):229-268.e5. Disponible en: https://www.jogc.com/article/S1701-2163(16)39786-9/abstract.

(5) Kerns J, Darney P. Vaginal ring contraception. Contraception 2011;83(2):107-15.

(6) Secretaría de Salud, Subsecretaría de Prevención y Promoción de la Salud, Centro Nacional de Equidad de Género y Salud Reproductiva. Lineamientos técnicos para la prescripción y uso de métodos anticonceptivos en México. México; 2022. Disponible en: https://www.incmnsz.mx/2023/Lineamiento_TPUMAM_2022.pdf.

(7) How to Use NuvaRing® (etonogestrel/ethinyl estradiol vaginal ring) Delivers 0.120 mg/0.015 mg Per Day [Internet]. www.nuvaring.com. Disponible en: https://www.nuvaring.com/how-to-use.

(8) Organización Mundial de la salud (OMS). Recomendaciones sobre prácticas seleccionadas para el uso de anticonceptivos, 3.ª edición. Ginebra: OMS; 2018. Disponible en: https://www.who.int/es/publications/i/item/9789241565400.
(9) David VA. Anticonceptivos orales combinados. Ana María O, editor. Ginecol Obstet Mex 2020;88(Supl 1):S13-31. Disponible en: https://doi.org/10.24245/gom.v88iSupl1.3843.
(10) Lete Lasa I, Sánchez Borrego R, Haya Palazuelos J. Estudio de eficacia y tolerabilidad del anillo vaginal (NuvaRing®) en anticoncepción (ETN@). Progresos de Obstetricia y Ginecología 2006 [citado el 9 de enero de 2023];49(12):695-700. Disponible en: https://www.elsevier.es/es-revista-progresos-obstetricia-ginecologia-151-articulo-estudio-eficacia-tolerabilidad-del-anillo-13095701.
(11) Gilbert AL, Hoffman BL. Contraceptive Technology: Present and Future. Obstet Gynecol Clin North Am 2021;48(4):723-35. Disponible en: https://pubmed.ncbi.nlm.nih.gov/34756292.

CAPÍTULO 10

Anticoncepción reversible de larga duración

Dra. María de Lourdes Gómez Sousa
Dr. Omar Alberto Tirado Aguilar

PUNTOS CLAVE

- Los anticonceptivos reversibles de larga duración son los métodos anticonceptivos más efectivos.
- El uso de métodos intrauterinos no debe restringirse solo con base en la paridad o la edad.
- No hay necesidad de insertar el dispositivo intrauterino de cobre únicamente durante la menstruación, se puede colocar en cualquier momento del período menstrual, siempre que el embarazo pueda ser adecuadamente excluido.
- Los agentes de preparación cervical para la colocación del dispositivo intrauterino de cobre no han demostrado beneficio con respecto a la facilidad de inserción y el dolor.
- Si una mujer diagnosticada con una infección pélvica desea continuar usando el dispositivo intrauterino, no es necesario retirarlo de forma rutinaria y puede iniciarse el tratamiento antibiótico apropiado mientras se mantiene el dispositivo; sin embargo, debe retirarse si no hay respuesta al tratamiento.
- Si una mujer queda embarazada mientras usa un dispositivo intrauterino, debe determinarse el sitio del embarazo mediante una ecografía, y debe ofrecerse asesoramiento y explicación sobre los riesgos de la extracción del método intrauterino, cuando sea posible, antes de las 12 semanas de gestación.
- El implante subdérmico ha ido evolucionando. El sistema actual, Implanon®/Nexplanon®, consiste en un solo cilindro que contiene etonogestrel y sulfato de bario, lo que le confiere la propiedad de ser radiopaco.
- Actualmente el implante subdérmico se considera el método de planificación familiar más eficaz, y se recomienda su colocación en el brazo no dominante.
- El implante subdérmico tiene interacción con diversos medicamentos que pueden reducir su eficacia anticonceptiva, como anticonvulsivantes (barbitúricos, carbamazepina, oxcarbazepina, fenitoína, primidona, topiramato), rifampicina, bosentán, hierba de San Juan y acetato de ulipristal.
- En pacientes con obesidad, no se puede descartar por completo una reducción en la duración de la eficacia anticonceptiva de los implantes subdérmicos.

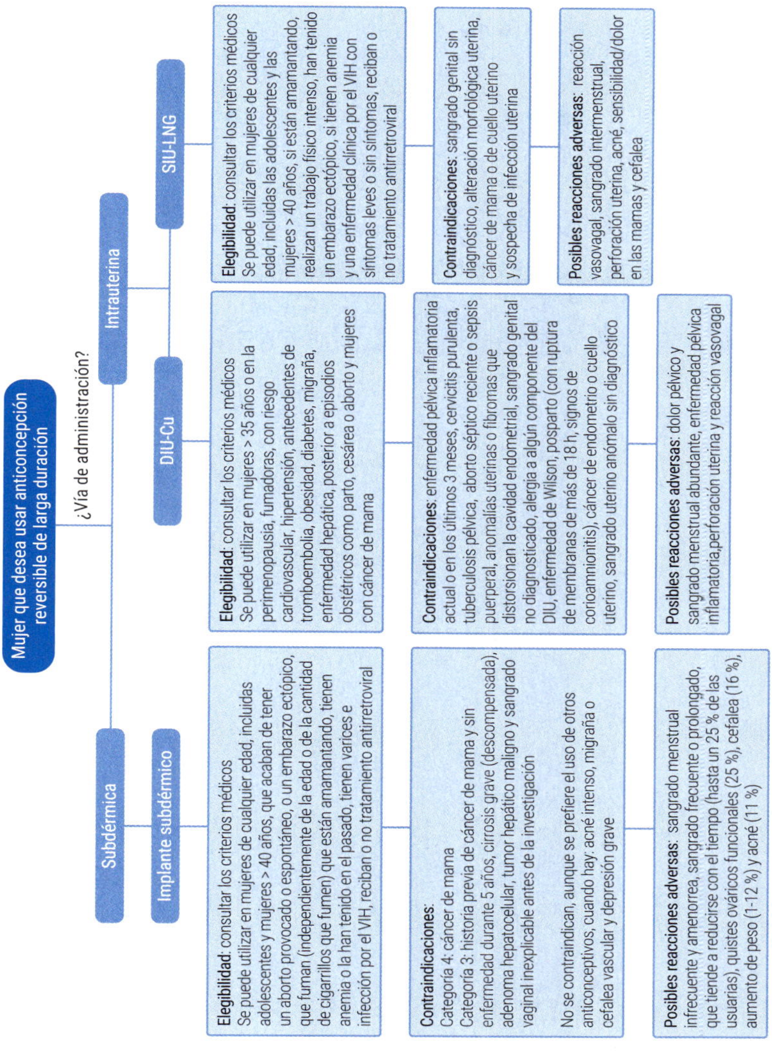

Introducción

Los anticonceptivos reversibles de larga duración (LARC, *long-acting reversible contraceptive*) son aquellos que proporcionan una alta eficacia anticonceptiva con una sola intervención y que pueden utilizarse durante un período prolongado. En esta categoría se incluyen los siguientes métodos:

- Dispositivos intrauterinos (DIU) de cobre.
- Sistemas intrauterinos de progestágeno solo (SIU-LNG).
- Implantes subdérmicos.

Los LARC son los métodos anticonceptivos más efectivos. En este capítulo se revisan los métodos más comúnmente utilizados en la actualidad, basándose en la evidencia científica disponible (**tabla 10-1**).

Tabla 10-1 Diferentes métodos anticonceptivos de larga duración

Método anticonceptivo	Especificaciones	Duración aprobada por la FDA	Cantidad de hormona	Liberación diaria de hormona	Eficacia (índice de Pearl)
Implante subdérmico	1 cilindro de etilvinilacetato, 4 cm longitud × 2 mm diámetro	3 años	68 mg de etonogestrel	67 µg/día	0.05
DIU de cobre (T 380)	Estructura de polietileno en forma de T, rodeado de cobre en su brazo longitudinal y dos pequeños anillos en el transversal (380 mm^2 de superficie de cobre)	10 años	N/A	N/A	0.6 (uso perfecto) 0.8 (uso típico)
DIU hormonal (Mirena®)	Dispositivo en forma de T (32 × 32 mm)	5 años	52 mg de levonorgestrel	20 µg/día	0.2
DIU hormonal (Levosert®/ Liletta®)	Dispositivo en forma de T de polietileno con un 20-24 % de sulfato de bario, hilo de polipropileno, azul de ftalocianina de cobre	6 años	52 mg de levonorgestrel	17 µg/día	0.15
DIU hormonal (Kyleena®)	Dispositivo en forma de T (28 × 30 × 1.55 mm)	5 años	19.5 mg de levonorgestrel	17.5 µg/día	0.30
DIU hormonal (Jaydess®/ Skyla®)	Dispositivo en forma de T (28 × 30 mm)	3 años	13.5 mg de levonorgestrel	14 µg/día	0.4

FDA, Food and Drug Administration.

Fuente: Secretaría de Salud, Subsecretaría de Prevención y Promoción de la Salud, Centro Nacional de Equidad de Género y Salud Reproductiva. Lineamientos técnicos para la prescripción y uso de métodos anticonceptivos en México. México; 2022. Disponible en: https://www.incmnsz.mx/2023/Lineamiento_TPUMAM_2022.pdf.

Historia de los dispositivos intrauterinos

Precursores del DIU

En el siglo XIX se utilizaron pesarios de vástago, estructuras en forma de botones que cubrían la abertura del cuello uterino y estaban unidas a vástagos que se extendían hacia el canal cervical. No se sabe con certeza si estos pesarios se utilizaron como anticonceptivo, pero parece que así fue, de modo que pueden considerarse como los **precursores de los DIU**.

En 1902, Carl Hollweg desarrolló en Alemania un pesario que se extendía hasta el útero y lo utilizó como anticonceptivo. En 1909, Richard Richter, también en Alemania, informó del éxito de un anillo de tripa de gusano de seda que tenía un alambre de níquel y bronce que sobresalía a través del cuello uterino. Poco después, Karl Pust combinó el **anillo de Richter** con el antiguo pesario tipo botón y reemplazó el alambre con un hilo de tripa.

En la década de 1920, Ernst Gräfenberg informó de su experiencia en 1930 utilizando anillos hechos de plata y oro enrollados y posteriormente de acero, lo que marcó un avance significativo en el desarrollo de los DIU modernos. El **anillo de Gräfenberg** se asoció con una alta tasa de expulsión. Esto lo resolvió Tenrei Ota en Japón, quien añadió una estructura de soporte en el centro de su anillo bañado en oro o plata en 1934 (**fig. 10-1**).

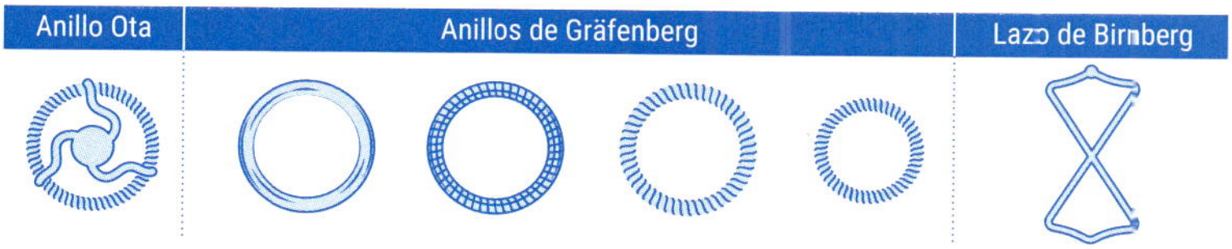

Figura 10-1 Muestra de algunos precursores del dispositivo intrauterino.

En las décadas de 1960 y 1970, el desarrollo de los DIU avanzó de manera significativa con la creación de dispositivos de plástico (polietileno) impregnados con sulfato de bario para que fueran visibles en radiografías:

- **Bobina de Margulies**: desarrollada por Lazer Margulies en 1960 en el Hospital Mount Sinai de la ciudad de Nueva York, fue el primer dispositivo de plástico con memoria, lo que permitía el uso de un insertador y la reconfiguración de la forma cuando era expulsado al útero.
- **DIU de Jack Lippes**: en 1962, Jack Lippes de Buffalo presentó el primer DIU con una cola, lo que facilitó la determinación de su posición y su extracción. Adquirido por Ortho Pharmaceutical Corporation en 1966, rápidamente se convirtió en el DIU más recetado en Estados Unidos durante la década de 1970. Jack Lippes fue reclutado por Paul H. Bronnenkant en su empresa de fabricación de plásticos, Hallmark Plastics. Una empresa sucesora, Finishing Enterprises, dirigida por el hijo de Paul H. Bronnenkant, Lance Bronnenkant, fue la empresa original que continuó fabricando el TCu-380A desde su aprobación en Estados Unidos en 1984.

En Estados Unidos, el uso del DIU disminuyó significativamente debido al temor de las usuarias de desarrollar enfermedad pélvica inflamatoria (EPI) asociada con el dispositivo. Este miedo se agravó tras diversas publicaciones que también lo relacionaban con la infertilidad tubárica. Como resultado, el número de mujeres en edad reproductiva que utilizaban el DIU en Estados Unidos disminuyó en dos terceras partes entre 1982 y 1988, y pasó del 7.1 % al 2 %. Lo hizo aún más en 1995, momento en el que alcanzó la cifra mínima de uso, un 0.8 %. Desde entonces, su uso en Estados Unidos ha aumentado al 5 %, lo que refleja la popularidad del sistema de liberación de levonorgestrel (LNG), una hormona sintética similar a la progesterona.

En el resto del mundo, el DIU sigue siendo el método anticonceptivo reversible más utilizado. Actualmente, más de 180 millones de mujeres utilizan el DIU, lo que representa el 16.5 % de las mujeres en edad reproductiva en los países en desarrollo y el 9.4 %, en los países desarrollados (1).

El DIU moderno

La adición de cobre al DIU fue sugerida por Jaime Zipper de Chile, cuyos experimentos con metales indicaron que el cobre actuaba localmente en el endometrio. Howard Tatum, en Estados Unidos, combinó la sugerencia de Zipper con el desarrollo de la forma de T para disminuir la reacción uterina a la estructura del dispositivo, con lo que creó la T de cobre.

El primer **DIU de cobre**, conocido como T Cu-200 (Tatum-T), tenía alambre de cobre enrollado alrededor del eje recto de la T, con 200 mm^2 de alambre de cobre expuesto. Tatum razonó que la forma de T se ajustaría mejor a la forma natural del útero, en contraste con otros DIU que requerían que el útero se adaptara a su forma.

En 1971, se desarrolló el Cu-7, un dispositivo con un vástago enrollado en cobre, que rápidamente se convirtió en el DIU más popular en Estados Unidos. Sin embargo, tanto el Cu-7 como el Tatum-T fueron retirados del mercado estadounidense en 1986 por G.D. Searle and Company. A pesar de ello, el desarrollo del DIU continuó.

Investigadores del Population Council añadieron más cobre, lo que dio lugar al TCu-380A, que tiene 380 mm^2 de superficie de cobre expuesta. Este modelo cuenta con cobre enrollado alrededor del vástago y una funda de cobre en cada brazo horizontal. La «A» en TCu-380A indica la importancia de las mangas de cobre en los brazos del dispositivo. El TCu-380A se ha utilizado en más de 30 países desde 1982 y, en 1988, se comercializó en Estados Unidos bajo la marca Paragard® (1).

Dispositivos intrauterinos

Los dispositivos intrauterinos (DIU) son anticonceptivos reversibles de larga duración que se colocan en el útero para prevenir el embarazo. Tienen una duración de uso autorizada que varía entre 3 y 10 años, dependiendo del tipo y la marca. Existen dos tipos principales de DIU: los dispositivos intrauterinos de cobre (DIU-Cu) y sistemas intrauterinos liberadores de levonorgestrel (SIU-LNG).

Una de las principales ventajas de los DIU es su alta eficacia, con tasas de fracaso típicas muy bajas comparadas con otros métodos anticonceptivos, como los anticonceptivos orales. La tasa de embarazo es menor al 1 % por año de uso. Además, ofrecen protección anticonceptiva de larga duración, lo que reduce la necesidad de visitas frecuentes a los servicios de salud para renovación o mantenimiento. Aunque el coste inicial puede ser más alto, a largo plazo son más rentables que los métodos de acción corta debido a su durabilidad y a la baja tasa de fallo.

Los DIU son también una opción conveniente para muchas mujeres, ya que una vez insertados, no requieren acción diaria, semanal o mensual por parte de la usuaria. Además, la fertilidad suele restablecerse rápidamente después de la extracción del dispositivo.

Dispositivo intrauterino de cobre

Los dispositivos intrauterinos de cobre (DIU-Cu) no son un método anticonceptivo hormonal y varían en tamaño y forma. Están compuestos de cobre y plástico, y algunos contienen un núcleo de plata u otro metal noble, lo cual ayuda a prevenir la corrosión y reduce la fragmentación del cobre. En teoría, esto puede aumentar la longevidad del dispositivo. La mayoría de los DIU-Cu autorizados son radiopacos y contienen bario (2). En la **tabla 10-2** se muestran diferentes tipos de DIU no hormonales y sus principales características (3).

El **DIU-Cu 380** es una estructura de plástico (polietileno) en forma de T, con un recubrimiento tubular de cobre en su brazo longitudinal y dos pequeños anillos en el transversal. Tiene 380 mm^2 de superficie de cobre, de ahí su nombre.

Mecanismo de acción

- **Efectos prefertilización**:
  - El cobre afecta al moco cervical, lo que inhibe la penetración espermática.
  - El cobre es tóxico para el esperma.
- **Efectos posfertilización**:
  - Cambios inflamatorios en el endometrio previenen la implantación si la fertilización ya se ha producido.

Aunque existe la posibilidad de que el dispositivo interfiera con la implantación, se han observado tasas reducidas de formación de blastocistos en usuarias de DIU en comparación con las no usuarias. Esto sugiere que los efectos previos a la fertilización predominan en el modo de acción tanto de los DIU-Cu como de los SIU-LNG (4).

Un DIU-Cu es efectivo inmediatamente después de la inserción. Con su uso, la fertilización es inhibida por el efecto del cobre sobre el óvulo y el esperma. Las alteraciones causadas por el cobre en el moco cervical también inhiben la penetración de los espermatozoides. Si ya ha se ha producido la fertilización, se ha demostrado que la reacción inflamatoria endometrial tiene un efecto antiimplantación (5).

Tabla 10-2 Tipos de dispositivos intrauterinos no hormonales y sus principales características

Nombre del DIU	Descripción
DIU de cobre 380A	Consiste en un armazón de polietileno en forma de T de 36 mm de largo por 32 mm en el vástago horizontal. Incluye un alambre de cobre en espiral en su rama vertical, una camisa de cobre en cada una de sus ramas transversales y un filamento de polietileno unido a una esfera de 3 mm que se fija al vástago, que facilita su vigilancia y la retirada del dispositivo. Contiene sulfato de bario, que le permite ser radiopaco.
DIU de cobre 380 para nulíparas	Consiste en un armazón de dimetilpolisiloxano en forma de T de 28 mm de largo y 23 mm de ancho. Incluye un alambre de cobre en espiral en su rama vertical y de una camisa de cobre en cada una de sus ramas transversales. Tiene hilos guía para su identificación y extracción.
DIU de cobre 375	Consiste en un armazón de dimetilpolisiloxano con vástago vertical de 28 mm y segmentos laterales curvos, flexibles de 20 mm con 5 nódulos de retención plásticos. Tiene hilos guía para su identificación y extracción.
DIU de cobre 380 Ag	Consiste en un armazón de dimetilpolisiloxano con vástago vertical de 33 mm y segmentos laterales de 30 mm de ancho, y posee además un núcleo de plata. Tiene hilos guía para su identificación y extracción.
DIU de cobre 200	Consiste en un armazón de polietileno con vástago vertical de 32 mm y segmentos laterales de 30 mm de ancho, y posee además un núcleo de plata. Tiene hilos guía para su identificación y extracción.
DIU de cobre 375 Au	Consiste en una armadura en forma de Y con un filamento de cobre con núcleo de oro. Se presenta en tres tamaños: normal, maxi y mini. Tiene hilos guía para su identificación y extracción. El DIU de tamaño normal mide 20 mm × 30 mm El DIU de tamaño maxi mide 36.5 mm × 38 mm El DIU de tamaño mini mide 24 mm × 30 mm

Fuente: adaptado de Secretaría de Salud, Subsecretaría de Prevención y Promoción de la Salud, Centro Nacional de Equidad de Género y Salud Reproductiva. Lineamientos técnicos para la prescripción y uso de métodos anticonceptivos en México. México; 2022. Disponible en: https://www.incmnsz.mx/2023/Lineamiento_TPUMAM_2022.pdf.

Uso

El DIU-Cu es efectivo inmediatamente después de la inserción, por lo que puede insertarse en cualquier momento del período menstrual, siempre que se tenga certeza de que la mujer no está embarazada (**tabla 10-3**).

La evidencia sugiere que el momento de la inserción de un DIU-Cu en diferentes días del ciclo menstrual no tiene un efecto significativo en los resultados a largo o corto plazo, tales como la continuación del uso, tasas de embarazo, expulsión, sangrado durante la inserción o dolor en la inserción. Por lo tanto, no es necesario insertar el DIU-Cu únicamente durante la menstruación, siempre que pueda excluirse adecuadamente el riesgo de embarazo.

Tabla 10-3 Criterios para excluir el embarazo antes de la utilización del DIU

Los profesionales de la salud pueden estar «razonablemente seguros» de que una mujer no está actualmente embarazada si se cumplen uno o más de los siguientes criterios y no hay síntomas o signos de embarazo:
• No ha tenido relaciones sexuales desde la última menstruación normal
• La mujer ha estado usando correcta y consistentemente un método anticonceptivo confiable
• La mujer está dentro de los primeros 7 días del inicio de un período menstrual normal
• La mujer no está amamantando y le faltan menos de 4 semanas de puerperio
• La mujer está amamantando completamente, o casi completamente, en amenorrea y menos de 6 meses después del parto
• La mujer se encuentra dentro de los primeros 7 días posteriores al aborto
Una prueba de embarazo negativa, si está disponible, añade peso a la exclusión de embarazo, pero solo si ≥ 3 semanas desde la última relación sexual sin protección.

Agentes de preparación cervical

El misoprostol ha sido ampliamente estudiado en relación con la facilidad de inserción y el dolor durante la colocación del DIU. Una revisión Cochrane concluyó que ninguno de los agentes de preparación cervical investigados, incluido el misoprostol, logró reducir el dolor durante la inserción del DIU. Además, varios estudios informaron de los efectos secundarios asociados con el uso de misoprostol (6).

También se han utilizado geles que contienen los fármacos dilatadores del músculo liso, como el nitroprusiato y la nitroglicerina, para madurar el cuello uterino antes de la inserción del DIU. Sin embargo, estos geles no han mostrado efectos significativos sobre la facilidad de inserción ni sobre el dolor durante el procedimiento (7,8).

Analgesia oral profiláctica

No se ha demostrado que el ibuprofeno por vía oral administrado en dosis de hasta 600 mg y en diferentes intervalos antes de la inserción reduzca el dolor en el momento de la introducción del DIU. Hay evidencia limitada que sugiere que otros fármacos antiinflamatorios no esteroideos (AINE) (p. ej., naproxeno y ácido mefenámico) pueden aliviar el dolor posterior a la inserción.

Expulsión

El riesgo de expulsión del DIU es de aproximadamente el 5 %, es decir, 1 de cada 20 usuarias, y es más común durante el primer año de uso, sobre todo en los primeros 3 meses posteriores a la inserción.

Duración

La Food and Drug Administration (FDA) ha aprobado el uso continuo del DIU-Cu hasta 10 años consecutivos (9).

Valoración antes de la colocación

Tanto para el DIU-Cu como para el SIU-LNG, es esencial realizar una anamnesis completa y, si es necesario, verificar los criterios médicos de elegibilidad de una mujer en particular (10).

Es posible solicitar un hemograma completo, una ecografía pélvica y una biopsia endometrial antes o en el momento de la inserción del DIU en mujeres con sangrado menstrual abundante, especialmente si otros tratamientos no han sido efectivos o si existen factores de riesgo de enfermedad ginecológica.

Es importante realizar una evaluación del historial sexual para identificar a las mujeres en riesgo de infecciones de transmisión sexual (ITS) (11). La British Association for Sexual Health and HIV (BASHH) (12) proporciona una guía para este propósito. Entre los factores de riesgo se incluyen:

- Tener una nueva pareja sexual en los últimos 3 meses.
- Tener más de una pareja sexual en el último año.
- Tener una pareja sexual habitual que tiene otras parejas sexuales.
- Antecedentes de ITS.
- Abuso de alcohol o sustancias.

Si se diagnostica o se sospecha vaginosis bacteriana o candidiasis, debe tratarse la infección y colocar el método de inmediato.

Eficacia

El uso correcto del DIU-Cu es comparable a la esterilización quirúrgica en términos de eficacia anticonceptiva. La tasa de fallo es del 0.6 % con uso perfecto y del 0.8 % con uso típico, lo que significa que aproximadamente solo el 1 % que lo utiliza quedará embarazada a lo largo de 1 año de uso, generalmente durante el primer año. La tasa final de embarazo es del 1.5 % en 7 años (13).

Retorno a la fertilidad

La literatura no muestra demoras en el retorno de la fertilidad entre mujeres, principalmente multíparas, que utilizan el DIU-Cu. Se considera que el retorno de la fertilidad después del uso del DIU es generalmente similar a las tasas de fertilidad después de interrumpir el uso de anticonceptivos orales o métodos de barrera.

Elegibilidad

El DIU-Cu es la opción preferida para muchas mujeres debido a que no interactúa con medicamentos, es seguro durante la lactancia y tiene pocos efectos secundarios. Es especialmente recomendable para mujeres mayores de 35 años o en la perimenopausia, así como para aquellas que presentan las siguientes condiciones: fumadoras, riesgo cardiovascular, hipertensión, antecedentes de tromboembolia, obesidad, diabetes, migraña, enfermedad hepática, antecedentes obstétricos como parto, cesárea o aborto, y mujeres con cáncer de mama.

Contraindicaciones (13)

El DIU-Cu no se recomienda para mujeres con las siguientes condiciones:

- Antecedentes actuales o recientes (dentro de los últimos 3 meses) de EPI.
- Cervicitis purulenta.

- Tuberculosis pélvica.
- Embarazo actual (excepto cuando se usa como anticonceptivo de emergencia).
- Aborto séptico reciente o sepsis puerperal.
- Anomalías uterinas o fibromas que distorsionan la cavidad endometrial.
- Sangrado genital no diagnosticado.
- Alergia a algún componente del DIU.
- Enfermedad de Wilson (DIU que contiene cobre).
- Posparto con rotura de membranas de más de 18 h, signos de corioamnionitis, aborto séptico reciente, infección pélvica en los **últimos** 3 meses, cervicitis purulenta, alteraciones en la anatomía uterina (miomas de grandes elementos, septos, estenosis cervical), cáncer de endometrio o cuello uterino, sangrado uterino anómalo sin diagnóstico.

Modo de colocación (1)

1. Realizar un examen pélvico bimanual:
   - Determinar el tamaño, la forma y la posición del útero (una posición posterior extrema es la causa más común de perforación uterina).
   - Usar la ecografía para evaluar el tamaño del útero en caso de una profundidad de sonido inesperada de menos de 6 cm.
2. Descartar una infección pélvica: hay que asegurarse de que no haya infecciones pélvicas presentes antes de proceder.
3. Preparar y realizar el aseo del cuello uterino: insertar un espéculo estéril y limpiar el cuello uterino con yodo o clorhexidina.
4. Mantener la técnica de punta estéril:
   - Hay que asegurarse de que cualquier instrumento que se pase a la cavidad uterina (histerómetro, dilatadores e insertador de DIU) no toque ninguna área no estéril.
   - La inserción no requiere el uso de guantes estériles cuando se emplea la técnica sin contacto.
5. Sujetar el cuello uterino:
   - Sujetar el labio cervical anterior con el tenáculo de forma lenta y deliberada, solo hasta la primera posición. Colocar el tenáculo en el cuello uterino posterior puede mejorar la facilidad de inserción en un útero en retroversión.
   - Usar anestésico local antes de la colocación del tenáculo si se considera necesario, pero tener en cuenta que la evidencia no es concluyente. Como alternativa, solicitar a la paciente que tosa durante la colocación del tenáculo para reducir el malestar.
6. Verificar y dilatar el cuello uterino:
   - No debe abrirse el paquete protector del dispositivo hasta que se verifique que el histerómetro puede pasar a través del cuello uterino. Esto puede requerir dilatación cervical.
   - Asegurar una profundidad uterina de al menos 6 cm a 9 cm, ya que las longitudes menores pueden estar asociadas con un mayor riesgo de expulsión.
7. Cargar el DIU en el insertador y colocar la brida en el tubo de inserción a la distancia medida. Debe utilizarse la técnica adecuada según el tipo de estructura del DIU.
8. Insertar el DIU:
   - Dispositivos Tatum-T (como el TCu-380A; **fig. 10-2**):

- Cargar doblando los brazos hacia abajo en el extremo del tubo de inserción.
- Mantener el vástago del DIU en la posición correcta con un obturador.
- Avanzar el tubo de inserción hasta que el reborde entre en contacto con el cuello uterino y luego tirar del tubo de inserción hacia atrás (técnica de tracción) para liberar los brazos mientras el obturador permanece estabilizado.

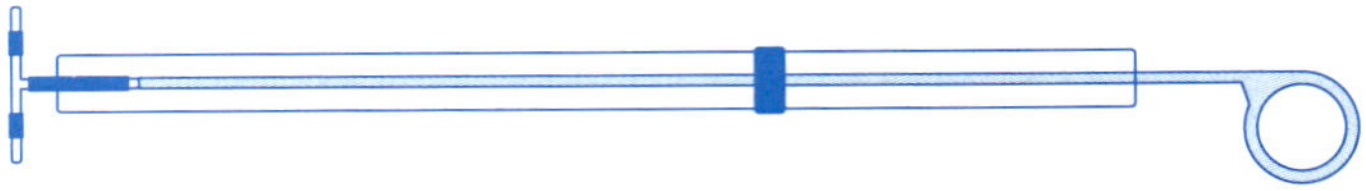

Figura 10-2 Insertor Paragard.
Fuente: Jensen JT, Creinin MD. Speroff & Darney's Clinical Guide to Contraception (6.ª ed.). Wolters Kluwer Health; 2019. Con permiso.

- Dispositivos con marco Nova-T (**figs. 10-3** y **10-4**):
  - Cargar el dispositivo tirándolo hacia el interior del tubo de inserción, doblando los brazos hacia arriba.
  - Avanzar el insertador hasta que el reborde esté entre 1.5 cm y 2 cm del cuello uterino y luego desdoblar los brazos en la cavidad media tirando hacia atrás de una palanca deslizante en el mango del dispositivo de inserción.
  - Una vez desplegados los brazos, avanzar el DIU hasta que el reborde toque el cuello uterino para colocarlo en el fondo del útero.

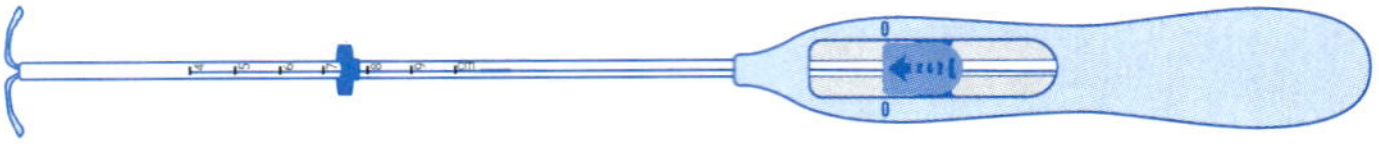

Figura 10-3 Insertor Mirena®.
Fuente: Jensen JT, Creinin MD. Speroff & Darney's Clinical Guide to Contraception (6.ª ed.). Wolters Kluwer Health; 2019. Con permiso.

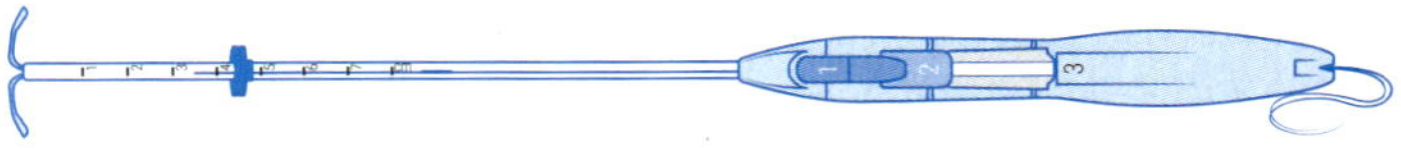

Figura 10-4 Insertor Liletta®.
Fuente: Jensen JT, Creinin MD. Speroff & Darney's Clinical Guide to Contraception (6.ª ed.). Wolters Kluwer Health; 2019. Con permiso.

9. Finalizar el procedimiento: retirar el insertador y recortar los hilos del DIU a una longitud de 2 cm a 3 cm.

Interacciones

El DIU-Cu no interactúa con medicamentos, es seguro durante la lactancia y tiene pocos efectos secundarios.

Reacciones adversas

- **Dolor pélvico y sangrado menstrual abundante**: son los principales efectos adversos notificados.
- **EPI**: en las usuarias de DIU, la EPI parece estar más relacionada con el procedimiento de inserción y con el riesgo de ITS. La literatura ha notificado un aumento de seis veces en el riesgo de EPI durante los 20 días posteriores a la inserción, después de ajustar por factores de confusión, aunque el riesgo general sigue siendo bajo. Después de este tiempo, el riesgo es bajo y se mantiene así a menos que haya exposición a ITS.
- **Perforación uterina**: la tasa de perforación uterina asociada con el DIU es de hasta 2 por cada 1 000 inserciones, y es aproximadamente seis veces mayor en mujeres que están amamantando (14).
- **Reacción vasovagal**: la estimulación cervical durante la inserción de métodos intrauterinos puede provocar una reacción vasovagal, bradicardia y otras arritmias. En mujeres sanas, los incidentes vasovagales suelen resolverse con simples medidas de reanimación; la bradicardia raramente persiste, y se trata con atropina intravenosa o intramuscular (15).

Situaciones especiales

- **ITS**:
  - Después de un resultado positivo de clamidia o gonorrea, puede insertarse un método intrauterino si la mujer está asintomática y ha completado el tratamiento con antibióticos. En una mujer con clamidia asintomática en una situación de emergencia, se puede insertar el DIU el mismo día que se inicia el tratamiento.
  - Si una mujer ha sido examinada para detectar ITS el día de la inserción del DIU o antes, pero los resultados aún no están disponibles, puede insertarse un DIU sin tratamiento antibiótico profiláctico siempre que la mujer esté asintomática y se pueda contactar y tratar de inmediato cuando se conozcan los resultados.
  - Idealmente, las mujeres que tienen síntomas de una posible infección por ITS y/o EPI deben retrasar la inserción del DIU hasta que estén disponibles los resultados de la prueba, hasta que se haya tratado la EPI o la infección por ITS confirmada y hasta que los síntomas se hayan resuelto. Debe ofrecerse un método anticonceptivo puente si es necesario. Debe recomendarse a las mujeres diagnosticadas con una ITS o una EPI que se abstengan de tener relaciones sexuales hasta que ellas y sus parejas sexuales actuales hayan terminado el tratamiento o durante 1 semana después del tratamiento con una dosis única de azitromicina[16].
  - En mujeres que requieren un DIU de emergencia y presentan síntomas o tienen un alto riesgo de ITS (p. ej., si se sabe que su pareja está infectada), se puede considerar la profilaxis con antibióticos para clamidia (y gonorrea si la prevalencia local o los factores de riesgo individuales lo justifican).
- **Quistes ováricos**: no se ha encontrado que los DIU-Cu estén asociados con el desarrollo de quistes ováricos funcionales.
- **Sangrado intermenstrual/abundante**: los AINE pueden considerarse en el tratamiento del sangrado problemático con el uso de DIU-Cu.

Sistema intrauterino de levonorgestrel

El SIU-LNG es un dispositivo en forma de T con un núcleo de elastómero que contiene LNG. En la **tabla 10-4** se describen los diferentes DIU hormonales y sus características distintivas (3). A continuación se muestran varios dispositivos habituales:

- **Mirena® 52 mg** (duración, 5 años): dispositivo en forma de T (32 × 32 mm) con 52 mg de LNG. Libera unos 20 μg/día de LNG, lo que se reduce a aproximadamente 10 μg/día después de 5 años (16).
- **Jaydess® 13.5 mg** (duración, 3 años): dispositivo en forma de T LNG (28 × 30 mm, diseñado para nulíparas) con 13.5 mg. Este dispositivo libera unos 14 μg/día durante los primeros 24 días, y disminuye a 5 μg/día después de 3 años (17).
- **Kyleena® 19.5 mg** (duración, 5 años): dispositivo en forma de T (28 × 30 × 1.55 mm) con 19.5 mg de LNG. La tasa de liberación *in vivo* es de unos 17.5 μg/24 h después de 24 días, la cual se reduce a aproximadamente 15.3 μg/24 h después de 60 días y a 9.8 μg/24 h después de 1 año (18).

Tabla 10-4 Tipos de dispositivos intrauterinos hormonales y sus características principales

<table>
<tr><th rowspan="2">Diseño</th><th colspan="2">Dosis de LNG</th><th rowspan="2">Características adicionales</th></tr>
<tr><th>Reservorio (mg)</th><th>Tasa de liberación (μg/24 h)</th></tr>
<tr><td rowspan="3">Dispositivo en forma de T con un depósito conectado al brazo vertical que contiene levonorgestrel disperso en polidimetilsiloxano</td><td>13.5</td><td>14.0</td><td>Diámetro del tubo de inserción: 3.8 mm
Posee un anillo de plata en el eje vertical
Hilos guía de color café oscuro
Mide 28 mm × 30 mm</td></tr>
<tr><td>19.5</td><td>17.5</td><td>Diámetro del tubo de inserción: 3.8 mm
Posee un anillo de plata en el eje vertical
Hilos guía de color azul
Mide 28 mm × 30 mm</td></tr>
<tr><td>52.0</td><td>20.0</td><td>Diámetro del tubo de inserción: 4.7 mm
Hilos guía de color café oscuro
Mide 32 mm × 32 mm</td></tr>
</table>

Fuente: adaptado de Secretaría de Salud, Subsecretaría de Prevención y Promoción de la Salud, Centro Nacional de Equidad de Género y Salud Reproductiva. Lineamientos técnicos para la prescripción y uso de métodos anticonceptivos en México. México; 2022. Disponible en: https://www.incmnsz.mx/2023/Lineamiento_TPUMAM_2022.pdf.

- **Levosert® 52 mg** (duración, 6 años): dispositivo en forma de T con 52 mg de LNG y una duración de 6 años. La tasa de liberación inicial es de 19.5 μg/día. El dispositivo consta de un reservorio y una membrana, ambos de polidimetilsiloxano. El cuerpo del dispositivo está hecho de polietileno con un 20 % a un 24 % de sulfato de bario. Además, cuenta con un hilo de polipropileno y está coloreado con azul de ftalocianina de cobre (19).

Mecanismo de acción

Moco cervical y endometrio

El sistema SIU-LNG actúa mediante varios mecanismos. Entre estos, el **engrosamiento del moco cervical**, que se vuelve más impermeable al esperma, es uno de los más importantes. Además, causa **decidualización endometrial** y **atrofia glandular**, así como induce la expresión de glicodelina A en las glándulas endometriales, lo que inhibe la unión del esperma al óvulo y produce una inhibición parcial de la ovulación.

Las **alteraciones en el moco cervical** y los **cambios endometriales** inhiben la penetración, capacitación y supervivencia de los espermatozoides. En el caso del LNG 20, solo el 20 % de los ciclos inhiben la ovulación, por lo que no es su mecanismo de acción principal. En el caso del LNG 14, menos del 4% de los ciclos lo hacen.

Si bien se han demostrado los efectos progestágenos del SIU-LNG en el moco cervical, aún no se comprende completamente la rapidez con la que se establecen estos cambios. Un pequeño estudio descriptivo mostró que el moco cervical seguía siendo penetrable por los espermatozoides hasta 5 días después de la inserción a mitad del ciclo de un SIU-LNG de 52 mg (20).

La prevención de la implantación se logra mediante un **efecto progestágeno sobre el endometrio**. En el plazo de 1 mes después de la inserción, las altas concentraciones intrauterinas de LNG inducen atrofia endometrial. Además, diversos cambios en las uniones intercelulares entre el epitelio endometrial y las células estromales, junto con un aumento en las células fagocíticas endometriales, pueden contribuir al efecto anticonceptivo. Los efectos sobre el endometrio y el moco cervical son similares tanto para el SIU-LNG de 13.5 mg como para el de 52 mg (21).

Las **progestinas**, independientemente de su vía de administración, tienen varios efectos: inhiben la ovulación al suprimir la hormona luteinizante (LH) (solo con dosis altas), espesan el moco cervical dificultando el transporte espermático, causan luteólisis prematura, posiblemente inhiben la capacitación espermática, alteran la movilidad tubárica y dificultan la implantación al decidualizar y producir una reacción inflamatoria en el endometrio.

El **efecto de cuerpo extraño** puede ser un factor contribuyente del SIU-LNG, similar a lo observado con otros métodos intrauterinos. El SIU-LNG tiene un impacto mínimo sobre el eje hipotálamo-hipófiso-ovárico, al mantener las concentraciones séricas de estradiol y permitir que la mayoría de las mujeres (> 75 %) continúen ovulando. La incidencia de anovulación es menor con la dosis de 13.5 mg de SIU-LNG en comparación con la de 52 mg. Un ensayo clínico mostró que en los años 1, 2 y 3, respectivamente, el 97.1 % (34/35), el 96.2 % (25/26) y el 100 % (26/26) de las mujeres continuaron ovulando (17).

Uso

No hay suficiente información para determinar con precisión el tiempo que transcurre después de la inserción del SIU-LNG hasta que se establece la protección anticonceptiva (22). Tanto la Faculty of Sexual and Reproductive Healthcare (FSRH) como la Organización Mundial de la Salud (OMS) aconsejan que el SIU-LNG puede insertarse hasta el día 7 del ciclo menstrual sin necesidad de anticoncepción adicional. Si se inserta más tarde en el ciclo menstrual, se recomienda utilizar un anticonceptivo adicional durante 7 días (23).

Inserción

Un SIU-LNG puede insertarse en cualquier momento del ciclo menstrual, siempre que se confirme que la mujer no está embarazada ni en riesgo de embarazo. Las recomendaciones específicas son (24):

- Si se inserta en los primeros 7 días desde el comienzo del sangrado menstrual, no se necesita protección anticonceptiva adicional.
- Si se inserta después de los 7 días del inicio del sangrado menstrual, se requiere protección adicional durante 7 días.
- En casos de amenorrea (no posparto), debe excluirse el embarazo y aconsejar 7 días de protección adicional.
- En el posparto (vaginal o cesárea) puede insertarse inmediatamente después del parto o durante la cesárea.
- De 48 h a menos de 4 semanas posparto, el uso del DIU-LNG no se recomienda a menos que no haya otros métodos más adecuados disponibles (categoría 3).
- Si una mujer está en puerperio (4 semanas o más), se encuentra en amenorrea y está amamantando de forma exclusiva (≥ 85 % de los alimentos proviene de la lactancia materna), no necesita protección anticonceptiva adicional.
- Una mujer con más de 21 días de puerperio y su ciclo menstrual aún no ha regresado, debe abstenerse de tener relaciones sexuales o usar protección adicional durante 7 días.
- Si han regresado los ciclos menstruales y han pasado más de 7 días desde el inicio del sangrado, debe abstenerse de tener relaciones sexuales o usar protección adicional durante 7 días.
- Después de un aborto (espontáneo o inducido), el DIU-LNG puede insertarse en los primeros 7 días, pero no inmediatamente después de un aborto séptico.
- Al cambiar desde otro método anticonceptivo, se recomienda iniciar el nuevo método de inmediato, y si es después de 7 días, se necesita protección adicional.
- Generalmente, no se recomiendan antibióticos profilácticos para la inserción de DIU-Cu o DIU-LNG.

Modo de colocación

- **Preparación**:
  - Administrar 600-800 mg de ibuprofeno 1 h antes del procedimiento.
  - Realizar un tacto vaginal para determinar la posición del útero (o utilizar ultrasonido).
- **Inserción**:
  - Colocar un espejo vaginal y limpiar con Isodine® o povidona yodada.
  - Pinzar el labio anterior del cuello uterino con una pinza de Pozzi.
  - Realizar histerometría.
  - Abrir el envase del SIU-LNG y comprobar que el deslizador esté en su posición más distal.

- Empujar hacia distal el deslizador para cargar el SIU-LNG; los brazos horizontales se insertarán automáticamente en el aplicador.
- Desplazar el anillo móvil en el tubo de inserción, hasta la profundidad uterina previamente determinada.
- Introducir el aplicador en el útero hasta que el anillo quede a 1.5-2 cm del cuello uterino para permitir la apertura de los brazos.
- Soltar los brazos desplazando el deslizador hasta la marca (línea horizontal en relieve) y esperar de 10 s a 30 s hasta que los brazos se abran completamente.
- Empujar el deslizador hasta que el anillo móvil entre en contacto con el cuello uterino, asegurando que el SIU-LNG quede en el fondo uterino.
- Liberar el SIU-LNG tirando el deslizador hacia abajo y comprobar que los hilos queden libres.
- Extraer el aplicador y cortar los hilos a 2-3 cm del cuello uterino.

- **Finalización**:
  - Retirar la pinza del cuello uterino.
  - Comprobar la hemostasia.
  - Retirar el espejo vaginal.
- **Seguimiento**:
  - Se sugiere una revisión al mes para corroborar la adecuada colocación del SIU-LNG (25).

Duración

- El SIU-LNG de 52 mg (Mirena®) tiene licencia para 5 años de uso, pero hay evidencia que sugiere que puede proporcionar anticoncepción eficaz durante más de 5 años. Para Mirena®, que libera inicialmente 20 µg de LNG, los estudios han informado tasas acumulativas de embarazo de hasta el 1 % a los 5 años y hasta del 1.1 % a los 7 años. Las bajas tasas de embarazo notificadas con el uso a largo plazo del SIU-LNG también podrían deberse al reducido número de usuarias a largo plazo, que probablemente sean mujeres de mayor edad y tengan un SIU-LNG bien posicionado (26).
- El SIU-LNG 13.5 mg (Jaydess®) tiene licencia para 3 años.

Eficacia

- Las tasas de fallo por año para diferentes dosis del SIU-LNG son muy bajas, con un índice de Pearl de 0.2. En concreto:
  - SIU-LNG 8: 0.41.
  - SIU-LNG 16: 0.16.
  - SIU-LNG 20: 0.226 (24).
- La alta eficacia del SIU-LNG se debe en parte a que no depende de la usuaria. Es igual de efectivo en nulíparas y multíparas, con una tasa de fallo del 0.5 % en uso perfecto y del 0.7 % en uso habitual.

Retorno a la fertilidad

Hay poca información disponible sobre el retorno de la fertilidad tras el uso de SIU-LNG de 52 mg. Las revisiones de la evidencia sugieren que no hay demora (25).

Expulsión

La tasa de expulsión del SIU-LNG en mujeres nulíparas y multíparas es del 1-5 %. Además, se notifica una tasa de expulsión de 1 en 20 mujeres a los 5 años de uso.

Contraindicaciones

Las siguientes son contraindicaciones para el uso del SIU-LNG:

- Sangrado genital sin diagnóstico.
- Alteración morfológica uterina.
- Cáncer de mama o de cuello uterino.
- Sospecha de infección uterina.

Reacciones adversas

Las siguientes son reacciones adversas del uso del SIU-LNG:

- **Perforación uterina**: la tasa de perforación uterina es de 1 en 1000 inserciones. Con el SIU-LNG de 52 mg, la tasa de perforación notificada es de 0.9 por 1000 inserciones.
- **Efectos secundarios**: los SIU-LNG de 13.5 mg y 52 mg tienen perfiles de efectos secundarios similares (como **acné, sensibilidad/dolor en las mamas** y **cefalea**), y las reacciones adversas hormonales a menudo desaparecen con el tiempo.
- Se ha observado **aumento de peso** con el uso de DIU. Sin embargo, no hay una diferencia significativa entre los métodos intrauterinos hormonales y no hormonales. La evidencia sugiere que el incremento de peso podría deberse a factores como el aumento de la edad.
- **Patrones de sangrado**: los patrones de sangrado en usuarias de SIU-LNG tienden a mejorar o estabilizarse después de más de 3 meses de la inserción. Sin embargo, el sangrado irregular puede persistir en alrededor del 20% de las mujeres al año de uso. En los primeros 3 a 6 meses después de la inserción del DIU, las mujeres pueden experimentar sangrado irregular, prolongado o frecuente, pero estos patrones tienden a mejorar con el tiempo (27).
  - **Sangrado intermenstrual/abundante**: no se ha demostrado beneficio al utilizar ácido tranexámico (500 mg) o ácido mefenámico (500 mg) tres veces al día, en comparación con placebo, durante el período de sangrado o *spotting*. En ausencia de evidencia, la FSRH recomienda que, como tratamiento empírico a corto plazo, puede considerarse el uso de anticonceptivos orales combinados (AOC; 30-35 μg de etinilestradiol con LNG o noretisterona) hasta 3 meses continuos o en el régimen cíclico habitual para mujeres elegibles que experimentan sangrado no programado con el SIU-LNG de 52 mg.
- **Densidad mineral ósea** (**DMO**): los estudios no han encontrado diferencias significativas en la DMO entre usuarias de SIU-LNG de 52 mg y usuarias de DIU-Cu, específicamente en la diáfisis media del cúbito o el radio distal (28).
- **Cáncer**: la evidencia no respalda un vínculo entre el uso del SIU-LNG y el cáncer de mama.
- **Tromboembolia venosa** (**TEV**) o **infarto de miocardio** (**IM**): la evidencia sugiere que hay poco o ningún aumento del riesgo de TEV o IM asociado con el uso de un SIU-LNG.
- **Embarazo ectópico**: el riesgo absoluto de embarazo ectópico es menor en mujeres que usan un DIU en comparación con las que no usan ningún método anticonceptivo. En un metaanálisis no se notificó mayor riesgo de embarazo ectópico con el uso actual del DIU en comparación con controles

no embarazadas ([OR, *odds ratio*], 1.06; intervalo de confianza [IC] del 95 %, 0.91-1.59). El estudio EURAS-IUD informó de una tasa de embarazo ectópico de 0.02 por 100 años-mujer (IC del 95 %, 0.01-0.03) para el SIU-LNG de 52 mg y de 0.08 por 100 años-mujer (IC del 95 %, 0.04-0.13) para el DIU-Cu (29). Aunque el riesgo absoluto de embarazo ectópico no aumenta con el uso de DIU, si se produce un embarazo con un DIU *in situ*, la probabilidad de que sea ectópico es mayor. En algunos estudios, la mitad de los embarazos con DIU fueron ectópicos.

Situaciones especiales

Quistes ováricos

Se ha observado una mayor incidencia de quistes ováricos funcionales benignos en usuarias de SIU-LNG de 52 mg. La mayoría de los quistes que se desarrollan en usuarias de SIU-LNG son asintomáticos y se resuelven espontáneamente. No hay restricción en el uso de SIU-LNG en mujeres con antecedentes de quistes ováricos y no hay necesidad de retirar el método a menos que la mujer lo solicite (30).

Dispositivo intrauterino no localizable

Los hilos del DIU pueden no ser visibles en la vagina por diversas razones, como la expulsión, perforación uterina o embarazo, aunque a menudo la causa es la retracción de los hilos hacia el canal cervical o el útero. Si los hilos no son visibles en el examen con espéculo, se deben tomar las siguientes medidas: en primer lugar, debe descartarse el embarazo (**fig. 10-5**). Posteriormente, se recomiendan precauciones adicionales hasta confirmar la ubicación del DIU, para lo cual se realiza una ecografía para confirmar dicha ubicación (**fig. 10-6**):

- Si se confirma que el dispositivo está dentro de la cavidad uterina: puede dejarse el dispositivo *in situ*. Si es necesario retirarlo, pueden usarse extractores de hilo (como Retrievette® o Emmett) o fórceps de Spencer Wells® para facilitar el proceso.
- No es aconsejable usar un recuperador de hilos o fórceps a ciegas sin confirmar primero la ubicación intrauterina del dispositivo y descartar el embarazo.
- Si el dispositivo DIU no se puede quitar fácilmente, la guía por ecografía puede ser útil; en ocasiones se requiere la extracción histeroscópica (31).

Dispositivos intrauterinos y embarazo

Una revisión sistemática de estudios observacionales concluyó que, en comparación con las mujeres que conciben sin un DIU *in situ*, aquellas que lo hacen tienen un mayor riesgo de resultados adversos del embarazo, como aborto espontáneo, parto prematuro, aborto séptico y corioamnionitis (32). Si una mujer queda embarazada mientras usa un DIU, debe determinarse el sitio del embarazo mediante una ecografía y proporcionar asesoramiento sobre la extracción adecuada del dispositivo antes de las 12 semanas de gestación, cuando sea posible. La ficha técnica del SIU-LNG de 52 mg sugiere que, en caso de un embarazo

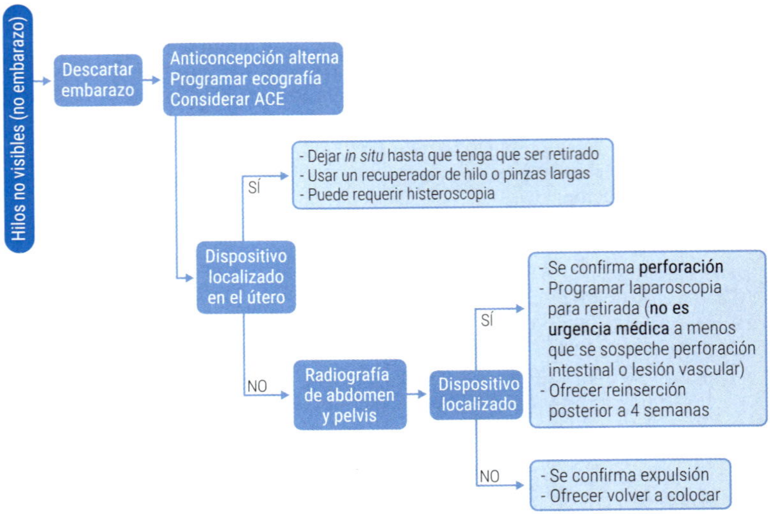

Figura 10-5 Algoritmo de actuación cuando los hilos del dispositivo intrauterino (DIU) no son visibles y no hay embarazo. ACE, anticonceptivo de emergencia.
Fuente: adaptado de FSRH Guideline, The Faculty of Sexual and Reproductive Healt-care, progestogen only implants, February 2014, 2-4. Con permiso.

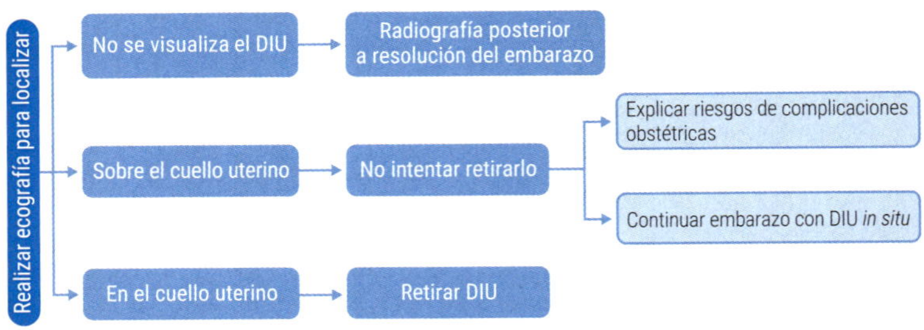

Figura 10-6 Algoritmo para ubicar un dispositivo intrauterino (DIU) no localizable mediante ecografía.
Fuente: adaptado de Committee on Practice Bulletins-Gynecology, Long-Acting Reversible Contraception Work Group. Practice Bulletin No. 186: Long-Acting Reversible Contraception: Implants and Intrauterine Devices. Obstet Gynecol 2017;130 (5):e251-e269.

accidental con el dispositivo *in situ*, debe descartarse un embarazo ectópico y retirar el DIU, considerando la interrupción del embarazo. Aunque hay evidencia limitada sobre los resultados del embarazo con un SIU-LNG de 52 mg *in situ*, hasta la fecha no se han encontrado indicios de defectos de nacimiento (16) (**fig. 10-7**).

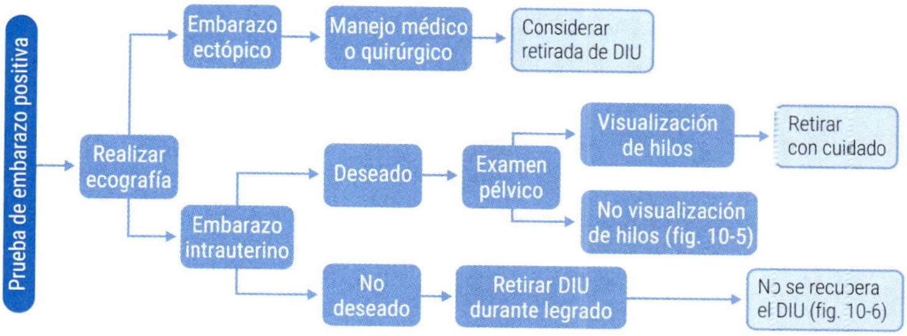

Figura 10-7 Algoritmo de actuación en usuarias de dispositivo intrauterino (DIU) cuando se confirma el embarazo.
Fuente: adaptado de Committee on Practice Bulletins-Gynecology, Long-Acting Reversible Contraception Work Group. Practice Bulletin No. 186: Long-Acting Reversible Contraception: Implants and Intrauterine Devices. Obstet Gynecol 2017; 130(5):e251-e269. Con permiso.

Sospecha de enfermedad pélvica inflamatoria y dispositivo intrauterino

Si una mujer diagnosticada con una infección pélvica desea continuar usando el DIU, no es necesario retirarlo de forma rutinaria; se puede iniciar el tratamiento antibiótico adecuado (11). No obstante, la extracción debe considerarse si no hay respuesta al tratamiento después de aproximadamente 72 h. Además, puede ser necesario un seguimiento adicional de 2 a 4 semanas después del tratamiento (33). Este mismo criterio debe aplicarse en las mujeres con EPI (**fig. 10-8**).

EPI + DIU			
Antibiótico	Desea retirada	Realiza retirada	No hay mejoría en 72 h
No indicada la retirada del DIU	Retirada posterior del antibiótico	Retirada posterior del antibiótico	Retirada **indicada**

Figura 10-8 Actuación en usuarias de dispositivo intrauterino (DIU) con enfermedad pélvica inflamatoria (EPI).

Seguimiento posterior a la colocación del dispositivo intrauterino

Puede recomendarse una visita de seguimiento de rutina después de la primera menstruación tras la inserción del DIU o de 3 a 6 semanas después. No obstante, esta visita no es imprescindible. Es más importante asesorar a las mujeres sobre los signos y síntomas de infección, perforación y expulsión del DIU, y aconsejarles que regresen si experimentan algún problema relacionado con su método intrauterino (12).

Retirada/recolocación del dispositivo intrauterino

Las siguientes son recomendaciones para la extracción/reemplazo del DIU según su situación específica (40):

1. Para un embarazo planificado: se recomienda dar asesoramiento previo al embarazo sobre estilo de vida, dieta, ácido fólico, inmunidad a la rubéola, vitamina D, y extraer el dispositivo en cualquier momento del ciclo menstrual cuando la mujer esté lista para concebir.
2. Cuando la extracción se efectúa dentro del período autorizado y se elige un método anticonceptivo alternativo:
   - Las mujeres con DIU-Cu pueden retirarlo hasta el día 3 después del inicio de la menstruación sin necesidad de precauciones adicionales.
   - Si se retira el DIU-Cu después del día 3 o en cualquier momento en el caso de un SIU-LNG, se debe evitar el coito o usar otro método anticonceptivo al menos 7 días antes de la extracción. Se debe asesorar sobre la anticoncepción posterior.
3. Cuando el reemplazo se efectúa dentro del período autorizado: se aconseja el uso de condones durante al menos 7 días antes del procedimiento, en caso de que la reinserción no sea posible de inmediato.
4. Cuando la extracción/reemplazo está fuera de la duración autorizada:
   - Un DIU-Cu insertado a los 40 años o más puede mantenerse hasta 1 año después de la última menstruación si la mujer tiene más de 50 años (2 años si es menor de 50 años).
   - Las mujeres que deseen reemplazar un DIU-Cu fuera de la duración autorizada deben excluir el embarazo antes del reemplazo o cumplir con los criterios para un DIU de emergencia.
   - Las mujeres con un dispositivo de 52 mg de SIU-LNG insertado para anticoncepción o control del sangrado menstrual pueden usarlo durante 7 años o hasta la menopausia, momento en que debe retirarse.
   - Si una mujer tenía menos de 45 años en el momento de la inserción de un SIU-LNG de 52 mg, puede reemplazarse después de 5 a 7 años si el test de embarazo es negativo, y la prueba de embarazo debe realizarse 3 semanas después de la última relación sexual sin protección.
   - Si la mujer es menor de 45 años y han pasado más de 7 años desde la inserción, el reemplazo debe retrasarse hasta que la prueba de embarazo sea negativa.
   - Las mujeres que mantengan un dispositivo de 13.5 mg de SIU-LNG más de 3 años deben usar protección adicional hasta que se pueda excluir el embarazo y se inserte un dispositivo nuevo.

Si se inserta de forma inadvertida un dispositivo después de la fecha de vencimiento indicada en el envase, se debe informar a la mujer que, si el dispositivo ha vencido recientemente, es poco probable que esto afecte a la eficacia anticonceptiva. El riesgo de infección debido a la pérdida de esterilidad microbiológica suele ser menor que el riesgo de infección asociado con el reemplazo del dispositivo. Por lo tanto, no es necesario retirar el dispositivo a menos que la mujer lo solicite.

Situaciones especiales

- Las copas menstruales y los tampones no parecen estar asociados con un mayor riesgo de expulsión del DIU.
- Para nulíparas y adolescentes, el uso de métodos intrauterinos no debe restringirse solo con base en la paridad o la edad.
- En mujeres perimenopáusicas, el SIU-LNG Mirena® de 52 mg ofrece protección frente a los efectos estimulantes del estrógeno como parte de la terapia de reemplazo hormonal. Además, es útil para reducir el sangrado menstrual abundante que las mujeres pueden experimentar durante la perimenopausia. En mujeres mayores de 45 años en las que haya fracasado un tratamiento médico, como el SIU-LNG, debe considerarse la realización de una biopsia endometrial.
- Para mujeres con cardiopatía, la decisión de usar un DIU debe involucrar a un cardiólogo. Este dispositivo debe instalarse en un entorno hospitalario si una reacción vasovagal presenta un riesgo particularmente alto, como en mujeres con circulación de ventrículo único, síndrome de Eisenmenger, taquicardia o bradicardia preexistente.

Implante subdérmico

Historia del implante subdérmico

Norplant®

Norplant® fue desarrollado por el Population Council y aprobado por primera vez en 1983 en Finlandia, donde se fabricó. Fue aprobado en Estados Unidos en 1990, comercializado en 1991 y retirado del mercado en 2002 (1).

Norplant® es un sistema de liberación sostenida que utiliza tubos Silastic™ (copolímero de polidimetilsiloxano y metilvinilsiloxano) permeables a las moléculas de esteroides para proporcionar concentraciones circulantes estables de progestina sintética durante años. El sistema consta de seis cápsulas, cada una de las cuales mide 34 mm de longitud, con un diámetro exterior de 2.4 mm y 36 mg de LNG cristalino. El sistema, por lo tanto, contiene un total de 216 mg de LNG.

Las cápsulas están hechas de un tubo Silastic™ flexible de grado médico, sellado con adhesivo médico Silastic™ (polidimetilsiloxano). El LNG es muy estable, y se mantiene sin cambios en las cápsulas incluso después de más de 9 años de uso.

Jadelle®

Jadelle® también fue desarrollado por el Population Council y fabricado en Finlandia. Fue aprobado en Estados Unidos en 1996. Las delgadas y flexibles varillas Jadelle® están envueltas en tubos de Silastic™, el mismo material utilizado por Norplant®. Dichas varillas tienen 43 mm de longitud y 2.5 mm de diámetro, por lo que son ligeramente más largas y gruesas que las cápsulas de Norplant®. Cada una contiene 75 mg de LNG para un total de 150 mg, 66 mg menos que Norplant®. Mientras que el LNG de Norplant® está envasado en cápsulas en forma cristalina, el núcleo de la varilla de Jadelle® es una mezcla de LNG y un polímero elástico (dimetilsiloxano/metilvinilsiloxano) (1).

Jadelle® se registró por primera vez en Tailandia e Indonesia para un uso de hasta 3 años y luego se registró para un uso de hasta 5 años en Estados Unidos y algunos países de Europa (34).

Implanon®

Implanon® es un implante anticonceptivo que consiste en una única varilla flexible de 4 cm de largo y 2 mm de diámetro. Esta varilla contiene 68 mg de etonogestrel (3-ceto desogestrel), el metabolito activo del desogestrel, disperso en un núcleo de etilvinilacetato y envuelto en una varilla de 0.6 mm de grosor del mismo material. El implante es fabricado por la empresa holandesa Organon y fue registrado por primera vez en Indonesia en 1998. Desde entonces, se ha registrado en más de 90 países (34).

Nexplanon®

Nexplanon® es una versión mejorada del implante de varilla única de etonogestrel, que reemplazó a Implanon® en 2011. Este nuevo implante incluyó modificaciones en el dispositivo de inserción para mejorar la seguridad del procedimiento de colocación. Además, se añadió sulfato de bario para hacer que el implante fuera radiopaco, lo que facilitó la localización de un dispositivo no palpable (1).

Nuevos dispositivos

Investigadores del Population Council están desarrollando un nuevo dispositivo: un implante de una sola varilla que libera el progestágeno sintético nestorona. Otro dispositivo en desarrollo es Uniplant® (o Surplant®), que administra el progestágeno sintético acetato de nomegestrol. Sin embargo, dado que este dispositivo ofrece poca o ninguna ventaja sobre otros dispositivos existentes, la empresa titular de su patente ha archivado sus planes de comercializarlo.

Implante subdérmico (Implanon NXT®)

Originalmente, se desarrolló Norplant®, un sistema subdérmico de liberación de LNG, compuesto por seis tubos que contienen 36 mg de LNG cada uno. Posteriormente, este sistema evolucionó a dos tubos. El sistema actual más comercializado es Implanon®/Nexplanon®, de un solo tubo.

El primer Implanon® no era radiopaco, por lo que solo podía identificarse mediante ecografía o resonancia magnética (RM). La versión actual, denominada Implanon NXT® (Nexplanon®), contiene 15 mg de sulfato de bario en su núcleo de etilvinilacetato para ser visible en radiografías o ecografías.

Las siguientes son las características principales del implante subdérmico Implanon NXT® (**fig. 10-9**) (1):

- **Composición**: un cilindro de etilvinilacetato (40 %), de 4 cm de longitud y 2 mm de diámetro.
- **Contenido**: 68 mg (60 %) de etonogestrel.
- **Liberación**: libera 67 µg/día de etonogestrel inicialmente; después de 2 años, libera 30 µg/día.
- **Visibilidad**: contiene sulfato de bario, lo que lo hace visible en radiografías.
- **Aprobación**: está aprobado para su uso durante 3 años.

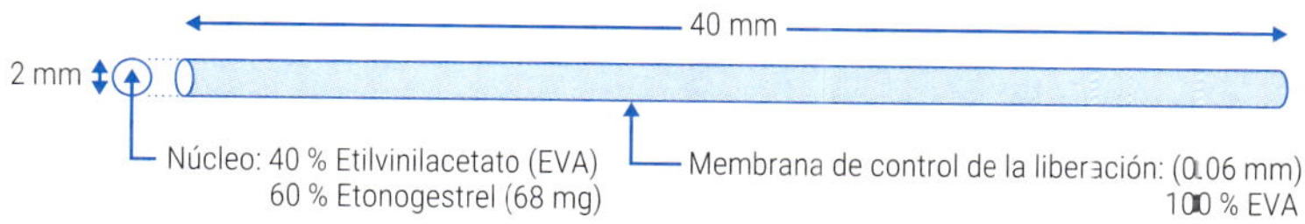

Figura 10-9 Varilla única de Implanon NXT®.
Fuente: Jensen JT, Creinin MD. Speroff & Darney's Clinical Guide to Contraception (6.ª ed.). Wolters Kluwer Health; 2019. Con permiso.

El implante de LNG de 6 varillas se retiró del mercado canadiense en septiembre de 2000 y ya no se fabrica. Existe un implante de LNG de dos varillas disponible en algunos países, como Nueva Zelanda (Jadelle®) y China (Sino-implant II®). Las dos varillas se colocan en forma de V, que se abren en dirección al hombro. Estos implantes tienen licencia para proporcionar protección anticonceptiva durante 5 y 4 años, respectivamente.

En la **tabla 10-5** se muestra una comparativa de distintos implantes anticonceptivos, mientras que en la **tabla 10-6** se indican varios implantes anticonceptivos, tanto disponibles como en desarrollo.

Tabla 10-5 Comparación de implantes anticonceptivos

Características	Implanon NXT®.	Norplant®-2, Jadelle®, Sino-implant II®	Norplant®*
Número de varillas	1	2	6
Hormona	Etonogestrel	Levonorgestrel	Levonorgestrel
Longitud de la varilla	4 cm	4.3 cm	3.4 cm
Diámetro de la varilla	2 mm	2.4 mm	2.4 mm
Cantidad de hormona	68 mg	75 mg (total 150 mg)	36 mg (total 216 mg)
Duración de efectividad	3 años	3-5 años	5-7 años

* Ya no se fabrica.

Fuente: Senanayake P, Potts M. Atlas of Contraception, 2.ª ed. Boca Ratón, FL, Estados Unidos de América: CRC Press; 2008. Con permiso.

Mecanismo de acción

El principal mecanismo de acción es la inhibición de la ovulación. Además, previene la penetración de espermatozoides al alterar el moco cervical y posiblemente también previene la implantación al adelgazar o decidualizar el endometrio (35).

Tabla 10-6 Implantes anticonceptivos, disponibles o en desarrollo

Implante	Componentes distintivos	Registro	Duración (años)	Porcentaje de fallos (embarazos por año)	Mecanismo de acción principal
Norplant®	6 cápsulas de silicona que liberan levonorgestrel	En unos 60 países	7*	< 1	Inhibe la ovulación y hace que el moco cervical sea impenetrable por los espermatozoides
Jadelle®	2 varillas de silicona que liberan levonorgestrel	En algunos países de la Unión Europea, Estados Unidos, Tailandia e Indonesia	5	< 1	Inhibe la ovulación y hace que el moco cervical sea impenetrable por los espermatozoides
Implanon®	1 varilla de polímero (resina) que libera etonogestrel	En más de 90 países, incluyendo Australia, Indonesia, Estados Unidos y muchos países de la Unión Europea	3	< 1	Inhibe la ovulación y el desarrollo endometrial
Nestorone®	1 varilla de silicona que libera nestorona	En Brasil	2*	< 1	Inhibe la ovulación
Nestorone® (Elcometrine®)	1 cápsula de silicona que libera nestorona	En Brasil	0.5*	Desconocido	Inhibe la ovulación
Uniplant®	1 cápsula de silicona que libera acetato de nomegestrol	No disponible	1	≈ 1	Inhibe la ovulación y hace que el moco cervical sea impenetrable por los espermatozoides

*Aprobado para 5 años.

Fuente: Senanayake P, Potts M. Atlas of Contraception, 2.ª ed. Boca Ratón, FL, Estados Unidos de América: CRC Press; 2008. Con permiso.

Uso

Antes de la inserción del dispositivo, es necesario firmar el consentimiento informado y asegurar la ausencia de embarazo. El dispositivo debe aplicarse en los primeros 5 días de la regla en mujeres que no usan un método anticonceptivo previo, o en cualquier día si ya están usando otro método hormonal. También puede aplicarse los primeros 5 días después de un aborto, o antes de la 4.ª semana posparto, independientemente de si la mujer está lactando o no.

- **Ciclos menstruales**:
  - Primeros 7 días: colocación sin protección adicional.
  - Después de 7 días: se descarta embarazo + protección 7 días.
- **Puerperio (con lactancia)**:
  - < 6 semanas: puede colocarse (categoría 2).
  - 6 semanas - 6 meses: con lactancia exclusiva, puede colocarse en cualquier momento sin protección adicional.
- **Puerperio (sin lactancia)**:
  - < 21 días: puede colocarse sin protección adicional.
  - > 21 días y sin retorno de menstruación: se descarta embarazo + protección 7 días.
- **Postaborto**:
  - Puede colocarse inmediatamente sin protección adicional.
- **Cambio de método (anterior hormonal)**:
  - Colocación inmediata, en caso de inyectable, el día que tocaría la siguiente dosis.
- **Cambio de método (anterior no hormonal o DIU)**:
  - Colocación inmediata si no hay embarazo.
  - Si son más de 7 días desde el inicio del sangrado: protección de 7 días.

Modo de aplicación

Se recomienda la inserción en la cara superointerna del brazo no dominante (**fig. 10-10**) (1).

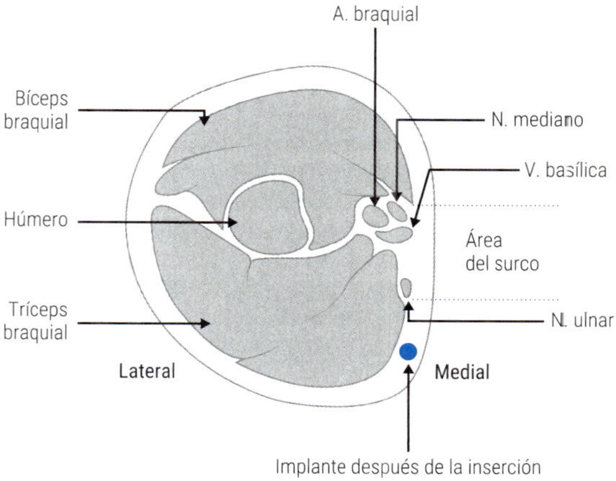

Figura 10-10 Anatomía transversal de la parte superior del brazo (después de la inserción del implante).
Fuente: Jensen JT, Creinin MD. Speroff & Darney's Clinical Guide to Contraception (6.ª ed.). Wolters Kluwer Health; 2019.

- **Equipo necesario**:
  - Guantes estériles.
  - Jeringa de 2.5 mL.
  - Aguja.
  - Lidocaína al 1 % sin epinefrina.
  - Solución antiséptica.
  - Parche adhesivo redondo.
  - Venda elástica de 5 cm.
  - Aplicador desechable precargado.
- **Procedimiento**:
  - Colocar a la usuaria en decúbito supino, con el brazo totalmente extendido, el codo flexionado y girado hacia fuera para exponer el área de aplicación.
  - Aplicar solución antiséptica en el sitio de inserción, 3-4 dedos de ancho por encima del epicóndilo interno del húmero (**fig. 10-11**) (1).

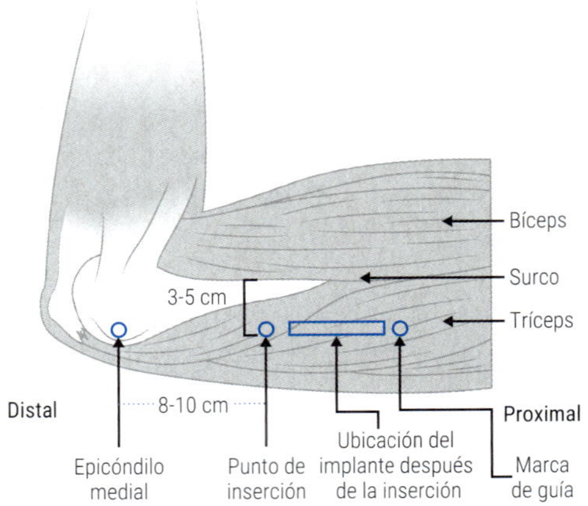

Figura 10-11 Marcado y ubicación correctos de la colocación del implante de etonogestrel. Fuente: Jensen JT, Creinin MD. Speroff & Darney's Clinical Guide to Contraception (6.ª ed.). Wolters Kluwer Health; 2019. Con permiso.

  - Aplicar 1-2 mL de anestésico local debajo de la piel y a lo largo del trayecto del trócar.
  - Asegurarse de la presencia del implante en la punta del trócar.
  - Introducir el trócar en un ángulo no mayor a 30° desde el sitio donde se aplicó el anestésico, empujando el trócar de forma horizontal.
  - Una vez que el trócar esté completamente introducido, accionar la lengüeta deslizante púrpura del aplicador para liberar el implante.
  - Retirar el aplicador, asegurándose de la presencia del implante al verlo o tocarlo.
  - Aplicar el parche adhesivo y colocar un vendaje compresivo (**fig. 10-12**) (1).
  - *Nota*: en caso de dolor, se puede indicar el uso de algún antiinflamatorio no esteroideo (AINE).

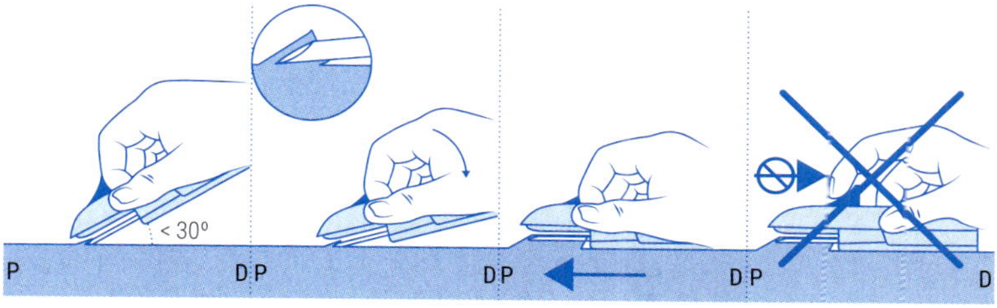

Figura 10-12 Técnica para la colocación de Nexplanon®. D, distal; P, proxima . Fuente: Jensen JT, Creinin MD. Speroff & Darney's Clinical Guide to Contraception (6.ª ed.). Wolters Kluwer Health; 2019. Con permiso.

Retirada

Procedimiento ambulatorio (1):

- **Equipo necesario**:
  - Guantes estériles.
  - Jeringa de 3 ml.
  - Aguja calibre 25 × 1.25 cm para anestésico.
  - Lidocaína al 1 % con epinefrina.
  - Solución antiséptica.
  - Bisturí con hoja del 11.
  - Pinzas mosquito (una curva y otra recta).
  - Campo estéril fenestrado.
  - Gasas.
  - Tela adhesiva o material de sutura (3 ceros).
  - Venda elástica de 5 cm.
- **Procedimiento**:
  - Colocar a la usuaria en la misma posición que para la inserción, con el brazo extendido y el codo flexionado.
  - Palpar el implante y realizar la antisepsia del área. Colocar el campo estéril.
  - Aplicar el anestésico en el sitio de la incisión y por encima del implante.
  - Realizar una incisión en la piel de 2-3 mm justo por debajo de la punta distal del implante.
  - Tunelizar la incisión con la pinza mosquito curva.
  - Con un dedo, empujar la punta proximal del implante hacia el sitio de la incisión y tomar el extremo distal de la varilla con la pinza mosquito recta.
  - Disecar con gasa o con el bisturí para incidir la vaina fibrosa que se forma alrededor del implante.
  - Una vez expuesto el implante, traccionar con la pinza mosquito para retirarlo.
  - Cerrar la incisión con tela adhesiva o con un punto de sutura.
  - Cubrir la incisión con gasa y colocar un vendaje compresivo.

Eficacia

El implante subdérmico es el método anticonceptivo más eficaz, incluyendo los métodos quirúrgicos. Tiene un índice de Pearl de 0.1 tanto en uso perfecto como en uso habitual.

Contraindicaciones

- **Categoría 4**: cáncer de mama.
- **Categoría 3**: los riesgos para la salud teóricos o probados generalmente superan las ventajas. Las mujeres con una afección médica de categoría 3 pueden beneficiarse de la consulta de un experto antes de desaconsejar el método, como por ejemplo (36):
  - Historia previa de cáncer de mama y sin enfermedad durante 5 años.
  - Cirrosis grave (descompensada).
  - Adenoma hepatocelular.
  - Tumor hepático maligno.
  - Sangrado vaginal inexplicable antes de la investigación.
- No se contraindican, aunque se prefiere el uso de otros anticonceptivos, cuando hay:
  - Acné intenso.
  - Migraña o cefalea vascular.
  - Depresión grave.

Interacciones

- Las mujeres que toman inhibidores de la transcriptasa inversa análogos de nucleósidos (ITIN) como abacavir, tenofovir, zidovudina, lamivudina, didanosina, emtricitabina, estavudina o raltegravir pueden usar implantes de etonogestrel sin restricciones (**categoría 1**).
- Las mujeres que usan inhibidores de la transcriptasa inversa no análogos de nucleósidos (ITINN) que contienen efavirenz o nevirapina, o aquellas que usan inhibidores de la proteasa (atazanavir, darunavir, lopinavir/ritonavir, ritonavir), generalmente pueden usar implantes de etonogestrel (**categoría 2**).
  - Las mujeres que usan ITINN más nuevos, como etravirina o rilpivirina, pueden usar todos los anticonceptivos hormonales sin restricción (**categoría 1**).
- Las mujeres que están tomando los siguientes medicamentos generalmente pueden usar implantes de etonogestrel, aunque en teoría estos medicamentos pueden reducir su eficacia anticonceptiva: anticonvulsivos (barbitúricos, carbamazepina, oxcarbazepina, fenitoína, primidona, topiramato), rifampicina, bosentán, hierba de San Juan y acetato de ulipristal. Las mujeres tratadas con cualquiera de estos medicamentos deben usar un método de barrera, además del implante, o elegir otro método anticonceptivo.
- Hay informes en la literatura de fallos del implante de etonogestrel con el ITINN efavirenz, los anticonvulsivantes, carbamazepina y fenitoína, fenobarbital, rifampicina, primidona, hierba de San Juan, nelfinavir y ritonavir (36).
- No se ha demostrado un mayor riesgo de embarazo en mujeres con obesidad que pesan hasta 149 kg. Sin embargo, debido a la relación inversa entre el peso y las concentraciones séricas de etonogestrel, no se puede excluir por completo una reducción en la duración de la eficacia anticonceptiva.

Reacciones adversas

Raramente, en el sitio de aplicación del implante pueden ocurrir infecciones, hematomas y expulsión. La infección no es motivo para retirar el implante y no altera la densidad ósea. Las reacciones adversas principales son las siguientes:

- Sangrado menstrual infrecuente y amenorrea (reacciones adversas más comunes).
- Sangrado frecuente o prolongado, que tiende a reducirse con el tiempo (hasta un 25 % de las usuarias).
- Quistes ováricos funcionales (25 % de las usuarias).
- Cefalea (16 % de las usuarias).
- Aumento de peso (1-12 % de las usuarias).
- Acné (11 % de las usuarias).

Situaciones especiales

Implante no localizable

La ubicación de un implante impalpable o profundo debe identificarse antes de intentar una cirugía exploratoria. Se recomienda remitir a la paciente a un centro experto en la extracción de implantes. En la **figura 10-13** se muestra el manejo de los casos de implantes no localizables (35).

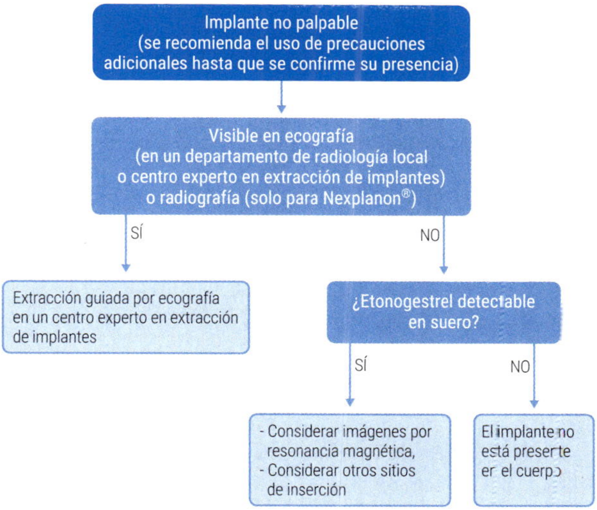

Figura 10-13 Manejo del implante no palpable.

Sangrado vaginal

La patología ginecológica debe excluirse en mujeres con sangrado problemático persistente o con sangrado después de un episodio de amenorrea.

- **Procedimientos recomendados**: realizar citología cervicovaginal.
- **Tratamientos**: se ha demostrado que la mifepristona en combinación con etinilestradiol o doxiciclina es significativamente más eficaz que el placebo, o que la doxiciclina sola o en combinación con etinilestradiol, para detener un

episodio de sangrado uterino. Sin embargo, no se ha demostrado que tenga un efecto mejorado sobre el sangrado posterior. La mifepristona no está autorizada para este uso.

- **AOC**: después de la exclusión de otras causas, a las mujeres que experimentan sangrado problemático mientras usan el implante de progestágeno solo y que son elegibles para usar anticonceptivos hormonales combinados se les puede ofrecer AOC de forma cíclica o continua durante 3 meses.

MITOS

«El DIU causa infertilidad permanente»
No hay evidencia de que provoque infertilidad permanente. Una vez retirado, la fertilidad de la mujer regresa rápidamente, comparable a la de aquellas que no han utilizado un DIU.

«Los DIU no son adecuados para mujeres jóvenes o sin hijos»
El uso de DIU no está restringido por la edad ni por el hecho de haber tenido hijos. Son seguros y efectivos para mujeres de todas las edades, incluidas las adolescentes y las que no han tenido embarazos.

«Los implantes subdérmicos causan daños permanentes en el brazo»
La inserción y extracción de los implantes subdérmicos no causan daños permanentes en el brazo. El procedimiento es sencillo y seguro cuando lo realiza un profesional capacitado.

«El DIU puede moverse dentro del cuerpo y llegar a otros órganos»
Es extremadamente raro que un DIU se desplace más allá del útero. En la mayoría de los casos, el dispositivo permanece en su lugar y funciona según lo previsto. Cualquier complicación es inusual y suele poder corregirse fácilmente.

«Los DIU hormonales causan un aumento de peso significativo»
Los estudios han mostrado que el uso de DIU hormonales no está relacionado con un aumento significativo de peso. Los cambios de peso observados en algunas mujeres pueden estar más relacionados con otros factores, como la edad o el estilo de vida.

«Los DIU no son adecuados durante la lactancia»
El DIU, tanto de cobre como hormonal, es seguro para su uso durante la lactancia. No afecta a la calidad de la leche materna ni a la salud del bebé.

«El DIU solo debe insertarse durante la menstruación»
Aunque es común que el DIU se inserte durante la menstruación, puede colocarse en cualquier momento del ciclo menstrual, siempre que se confirme que la mujer no está embarazada.

«El implante subdérmico es doloroso durante toda su duración»
Aunque la inserción del implante puede causar molestias temporales, una vez colocado, la mayoría de las mujeres no experimentan dolor continuo y el implante se vuelve imperceptible con el tiempo.

«Los LARC solo son adecuados para mujeres que no planean tener hijos en el futuro cercano»
Los LARC, como los DIU y los implantes, son una opción adecuada para mujeres que desean prevenir el embarazo de manera efectiva, sin importar si planean tener hijos en el futuro. La fertilidad se restablece rápidamente tras la retirada del dispositivo.

Referencias bibliográficas

(1) Jensen J, Creinin M. Speroff & Darney's Clinical Guide to Contraception. Lippincott Williams & Wilkins; 2019.
(2) British Medical Association, Royal Pharmaceutical Society. British national formulary 2014;67. Londres: Bmj Group; 2014.
(3) Secretaría de Salud, Subsecretaría de Prevención y Promoción de la Salud, Centro Nacional de Equidad de Género y Salud Reproductiva. Lineamientos técnicos para la prescripción y uso de métodos anticonceptivos en México. México; 2022. Disponible en: https://www.incmnsz.mx/2023/Lineamiento_TPUMAM_2022.pdf.
(4) Ortiz ME, Croxatto HB. Copper-T intrauterine device and levonorgestrel intrauterine system: biological bases of their mechanism of action. Contraception 2007;75(6):S16-30.
(5) Ortiz ME, Croxatto HB. The mode of action of IUDs. Contraception 1987;36(1):37-53.
(6) López LM, Bernholc A, Zeng Y, Allen RH, Bartz D, O'Brien PA, et al. Interventions for pain with intrauterine device insertion. Cochrane Database of Systematic Reviews; 2015.
(7) Bednarek PH, Micks EA, Edelman AB, Li H, Jensen JT. The effect of nitroprusside on IUD insertion experience in nulliparous women: a pilot study. Contraception 2013;87(4):421-5. Disponible en: https://www.contraceptionjournal.org/article/S0010-7824(12)00961-4/fulltext.
(8) Micks EA, Jensen JT, Bednarek PH. The effect of nitroglycerin on the IUD insertion experience in nulliparous women: a pilot study. Contraception 2014;90(1):60-5.
(9) Committee on Practice Bulletins. Long-Acting Reversible Contraception Implants and Intrauterine Devices. Practice Bulletin number 186. American College of Obstetricians and Gynecologists; 2017.
(10) Faculty of Sexual & Reproductive Healthcare. UK Medical Eligibility Criteria for Contraceptive Use (UKMEC 2009); 2009.
(11) World Health Organization. (2004). Selected practice recommendations for contraceptive use, 2nd ed. World Health Organization. Disponible en: https://iris.who.int/handle/10665/43097.
(12) Brook G, Bacon L, Evans C, McClean H, Roberts C, Tipple C, et al. 2013 UK national guideline for consultations requiring sexual history taking. Clinical Effectiveness Group British Association for Sexual Health and HIV. International Journal of STD & AIDS 2013 [citado el 12 diciembre de 2019];25(6):391-404. Disponible en: https://journals.sagepub.com/doi/10.1177/0956462413512807.

(13) Black A, Guilbert E, Costescu D, Dunn S, Fisher W, Kives S, et al. Canadian Contraception Consensus (Part 3 of 4): Chapter 7 – Intrauterine Contraception. Journal of Obstetrics and Gynaecology Canada 2016 [citado el 2 de junio de 2021];38(2):182-222. Disponible en: https://www.jogc.com/article/S1701-2163(15)00024-9/abstract.

(14) Farmer M, Webb A. Intrauterine device insertion-related complications: can they be predicted? Journal of Family Planning and Reproductive Health Care 2003;29(4):227-31.

(15) Faculty of Sexual & Reproductive Healthcare of the Royal College of Obstetricians and Gynaecologists. Service Standards for Resuscitation in Sexual and Reproductive Healthcare Services. Faculty of Sexual and Reproductive Healthcare; 2013.

(16) Bayer plc. Mirena: Summary of Product Characteristics. 2013. Disponible en: https://www.medicines.org.uk/emc/medicine/1829 [Recuperado el 23 de marzo de 2015].

(17) Apter D, Gemzell-Danielsson K, Hauck B, Rosen K, Zurth C. Pharmacokinetics of two low-dose levonorgestrel-releasing intrauterine systems and effects on ovulation rate and cervical function: pooled analyses of phase II and III studies. Fertility and Sterility 2014; 101(6):1656-1662.e4.

(18) Cima. Ficha Técnica Kyleena 19,5 Mg Sistema De Liberación Intrauterino. Agencia Española de Medicamentos y Productos Sanitarios. Disponible en: https://cima.aemps.es/cima/dochtml/ft/81418/FT_81418.html [Recuperado el 23 de marzo de 2015].

(19) Gedeon Richter. Ficha Técnica Levosert 2 Sistema Intrauterino 20 Mcg/24 Horas (s/f). Gedeon Richter. Disponible en: https://grchile.cl/wp-content/uploads/2021/03/FICHA-TECNICA-LEVOSERT-2.pdf [Recuperado el 14 de agosto de 2023].

(20) Natavio MF, Taylor D, Lewis RA, Blumenthal P, Felix JC, Melamed A, et al. Temporal changes in cervical mucus after insertion of the levonorgestrel-releasing intrauterine system. Contraception 2013;87(4):426-31. Disponible en: https://pubmed.ncbi.nlm.nih.gov/23121828.

(21) Pakarinen PI, Lähteenmäki P, Lehtonen E, Reima I. The ultrastructure of human endometrium is altered by administration of intrauterine levonorgestrel. Human Reproduction 1998;13(7):1846-53.

(22) Whiteman MK, Tyler CP, Folger SG, Gaffield ME, Curtis KM. When can a woman have an intrauterine device inserted? A systematic review. Contraception 2013;87(5):666-73.

(23) World Health Organization Department of Reproductive Health and Research. Selected practice recommendations for contraceptive use; 2008.

(24) Bitzer J, Mahmood TA. Handbook of Contraception and Sexual Reproductive Healthcare. Cambridge University Press; 2022.

(25) FSRH Guideline (March 2023). Intrauterine contraception 2023;49(Suppl 1):1-142.

(26) Diaz J, Bahamondes L, Monteiro I, Petta C, Hildalgo MM, Arce XE. Acceptability and performance of the levonorgestrel-releasing intrauterine system (Mirena®) in Campinas, Brazil. Contraception 2000;62(2):59-61.

(27) Suvisaari J, Lähteenmäki P. Detailed analysis of menstrual bleeding patterns after postmenstrual and postabortal insertion of a copper IUD or a levonorgestrel-releasing intrauterine system. Contraception. 1996 [citado el 20 de setiembre de 2020];54(4):201-8. Disponible en: https://www.sciencedirect.com/science/article/abs/pii/S0010782496001898.

(28) Bahamondes MV, Monteiro I, Castro S, Espejo-Arce X, Bahamondes L. Prospective study of the forearm bone mineral density of long-term users of the levonorgestrel-releasing intrauterine system. Human Reproduction 2010;25(5):1158-64.

(29) Heinemann K, Reed S, Moehner S, Do Minh T. Comparative contraceptive effectiveness of levonorgestrel-releasing and copper intrauterine devices: the European Active Surveillance Study for Intrauterine Devices. Contraception 2015;91(4):280-3.

(30) Inki P, Hurskainen R, Palo P, Ekholm E, Grenman S, Kivelä A, et al. Comparison of ovarian cyst formation in women using the levonorgestrel-releasing intrauterine system vs. hysterectomy. Ultrasound in Obstetrics & Gynecology: The Official Journal of the International Society of Ultrasound in Obstetrics and Gynecology 2002 [citado el 13 de abril de 2023];20(4):381-5. Disponible en: https://pubmed.ncbi.nlm.nih.gov/12383322.

(31) Bounds W, Hutt S, Kubba A, Cooper KD, Guillebaud J, Newman GB. Randomised comparative study in 217 women of three disposable plastic IUCD thread retrievers. Bjog: An International Journal Of Obstetrics And Gynaecology 1992;99(11):915-9.

(32) Brahmi D, Steenland MW, Renner RM, Gaffield ME, Curtis KM. Pregnancy outcomes with an IUD in situ: a systematic review. Contraception 2012;85(2):131-9

(33) British Association for Sexual Health and HIV. UK National Guideline for the Management of Pelvic Inflammatory Disease; 2011.

(34) Senanayake P, Potts M. Atlas of Contraception, 2.ª ed. Boca Ratón, FL, Estados Unidos de América: CRC Press; 2008.

(35) Faculty of Sexual & Reproductive Healthcare. Progestogen-only Implant February 2021 (Amended July 2023). Faculty of Sexual & Reproductive Healthcare; 2021. Disponible en: https://fsrh.org/Public/Documents/clinical-guidance-progestogen-only-implants.aspx.

(36) Black A, Guilbert E, Costescu D, Dunn S, Fisher W, Kives S, et al. Canadian Contraception Consensus (Part 3 of 4): Chapter 8 – Progestin-Only Contraception. Journal of Obstetrics and Gynaecology Canada 2016;38(3):279-300. Disponible en: https://www.jogc.com/article/S1701-2163(15)00024-9/abstract.

CAPÍTULO 11

Anticoncepción de emergencia

Dr. Carlos A. Hernández Nieto

PUNTOS CLAVE

- La anticoncepción de emergencia (ACE) es el método utilizado para prevenir embarazos después de las relaciones sexuales sin protección.
- La ACE en general funciona por medio de la alteración del tiempo de ovulación o la prevención de la fertilización del óvulo; alteraciones en la fisiología espermática y transporte en el aparato genital femenino, y alteraciones en la fisiología endometrial.
- En general, ninguno de los anticonceptivos de emergencia se considera abortivo, con excepción de la mifepristona administrada a altas dosis.
- Los métodos de ACE pueden ser dispositivos intrauterinos (DIU de cobre o con levonorgestrel) o fármacos orales (acetato de ulipristal, levonorgestrel, mifepristona o método de Yuzpe).
- El método de ACE oral más efectivo es el acetato de ulipristal, seguido del levonorgestrel, la mifepristona y el método de Yuzpe.
- En general, el método de ACE considerado más efectivo es el DIU de cobre, seguido del DIU con levonorgestrel.
- Todos los métodos de ACE son seguros en pacientes en edad reproductiva, a menos que se tenga alguna contraindicación absoluta para su uso.
- Los ACE son seguros en pacientes adolescentes y durante la lactancia.
- La selección de cualquier método de ACE debe de ser personalizada, informada y planificada entre el médico o especialista en salud y la paciente.

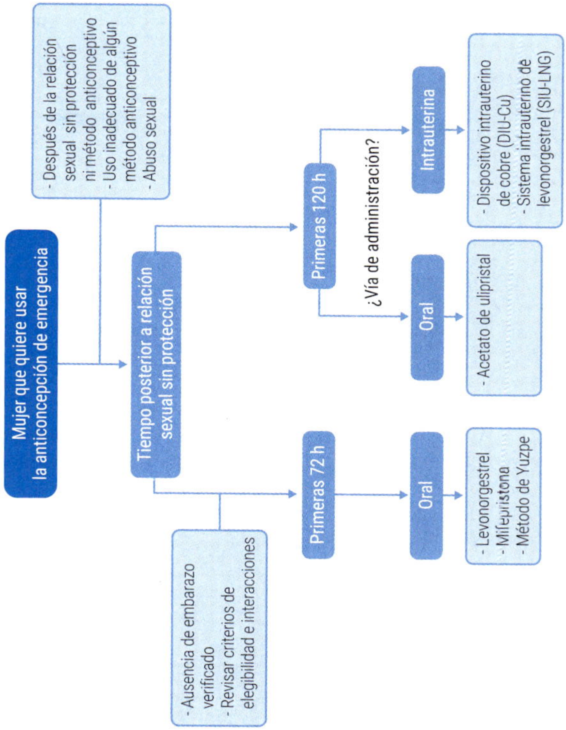

Introducción

El término «**anticoncepción de emergencia**» (**ACE**) se refiere a las intervenciones destinadas a prevenir un embarazo no deseado. Por lo general, estos métodos se emplean después de tener relaciones sexuales sin protección, cuando se ha usado un método anticonceptivo de manera inadecuada (p. ej., ruptura del condón, malposición del condón femenino, omisión de pastillas anticonceptivas, entre otras) o en casos de abuso sexual.

Los métodos de ACE más utilizados incluyen medicamentos administrados por vía oral y dispositivos intrauterinos (DIU). Los ACE orales suelen ser accesibles y pueden conseguirse sin receta médica, mientras que los ACE basados en DIU requieren ser insertados por un médico especialista o trabajador de la salud. En la **tabla 11-1** se describen las principales características de los métodos de ACE.

Es importante mencionar que la selección de cualquier método de ACE debe de ser personalizada, informada y planificada entre el médico o especialista en salud y la paciente. Antes de su administración, debe tomarse en consideración una correcta anamnesis, el tiempo desde que se tuvo sexo sin protección y las necesidades de la paciente, así como la disponibilidad de los ACE, sus perfiles de seguridad y sus potenciales interacciones.

Medicamentos orales

Los medicamentos o fármacos administrables mediante la vía oral que más se utilizan como ACE son el **acetato de ulipristal**, el **levonorgestrel (LNG)**, la **mifepristona** y el **régimen de Yuzpe**, que combina estrógenos con progestinas orales. En general, estos medicamentos previenen la ovulación o crean un ambiente endometrial adverso para la implantación embrionaria.

Para ser efectivos, los ACE orales deben iniciarse dentro de un período específico a partir de las relaciones sexuales sin protección. Estos medicamentos no están diseñados para usarse como métodos regulares o cotidianos de anticoncepción.

Acetato de ulipristal

Mecanismo de acción

El acetato de ulipristal es un fármaco derivado de la 19-norprogesterona que pertenece al grupo de los moduladores selectivos del receptor de progesterona. Estos fármacos pueden tener un efecto antagonista o agonista del receptor de progesterona, dependiendo del tejido donde actúan. El acetato de ulipristal presenta una alta afinidad por el receptor de progesterona, pero también se une a otros receptores con menor afinidad, como los receptores de andrógenos y glucocorticoides (1,2).

Su principal mecanismo de acción es prevenir o retrasar la ovulación, específicamente la ruptura folicular, mediante mecanismos moleculares intrínsecos al ovario (3). Este efecto es especialmente notable en el período preovulatorio y, a diferencia de otros anticonceptivos orales de emergencia, también puede prevenir la ruptura folicular posterior al pico de hormona luteinizante (LH) en el ciclo menstrual, aunque con menor efectividad (4). Al administrarse, el acetato de ulipristal ha demostrado retrasar la ruptura folicular hasta 5 días (5).

Secundariamente, se ha observado un efecto dependiente de la dosis de ulipristal a nivel endometrial. Entre los efectos a este nivel se incluyen el retraso en la maduración endometrial, la disminución del grosor endometrial y las modificaciones en la expresión de receptores de progesterona y marcadores de receptividad en el endometrio. En conjunto, todos estos factores pueden afectar a la implantación embrionaria, aunque este efecto aún se considera controvertido en la literatura científica (4,6).

Tabla 11-1 **Resumen de las características de los métodos anticonceptivos de emergencia**

Método	Mecanismo de acción	Dosis	Uso recomendado posterior al sexo sin protección	Eficacia (riesgo de embarazo)	Efectividad en pacientes con obesidad y sobrepeso
Dispositivo intrauterino de cobre (DIU-Cu)	- Alteración de la función espermática - Prevención de la fertilización - Alteraciones en el tejido endometrial	380 mm^2	Insertarse dentro de las primeras 120 h	0.1 %	No se altera
Sistema intrauterino de levonorgestrel (SIU-LNG)	- Alteración del transporte espermático - Alteración de la función espermática - Prevención de la fertilización - Alteraciones en el tejido endometrial	52 mg	Insertarse dentro de las primeras 120 h	0.3 %	No se altera
Acetato de ulipristal (oral)	- Retrasa o previene la ruptura folicular y la ovulación - Alteraciones en el tejido endometrial	30 mg	Una dosis por vía oral dentro de las primeras 120 h	0.9-1.8 %	Disminuida
Levonorgestrel (oral)	- Retrasa o previene la ruptura folicular y la ovulación	1.5 mg	Uso durante las primeras 72 h	1.5-2.6 %	Disminuida
Mifepristona (oral)	- Inhibe el desarrollo folicular - Retrasa o previene la ruptura folicular y la ovulación - Alteraciones en el tejido endometrial	10 mg, 25 mg, 50 mg, 200 mg, 600 mg	Uso durante las primeras 72 h	1.3-2.0 %	No descrita
Anticonceptivos orales combinados (método de Yuzpe)	- Retrasa la ruptura folicular y ovulación - Alteración en el tejido endometrial	Etinilestradiol 0.1 mg + Levonorgestrel 0.5 mg	Uso en las primeras 72 h y repetir dosis 12 h después de la primera	2.0 %	Disminuida

Uso

Puede utilizarse una dosis de 30 mg de acetato de ulipristal, administrada por vía oral, hasta 120 h (5 días) después del coito. Se recomienda utilizar métodos anticonceptivos de barrera o abstenerse de tener relaciones sexuales durante al menos 5 días después de haberlo tomado. Posteriormente, las pacientes pueden esperar su período menstrual en unas 3 semanas. En caso de no presentarse, debe realizarse una prueba de embarazo.

Eficacia

El acetato de ulipristal es uno de los métodos más efectivos de ACE. Después de su administración, se han notificado tasas de embarazo promedio del 0.9 % al 1.8 % (7,8). Otro parámetro útil para medir la eficacia anticonceptiva en estudios clínicos es la fracción de prevención de embarazo, definida como 1 menos el número de embarazos observados divididos por el número de embarazos esperados en ausencia de contracepción (1 – E obs/E esp). En el caso del ulipristal, se ha calculado una fracción de prevención de embarazo de hasta un 85 % (9).

En comparación con el LNG, se ha encontrado que el acetato de ulipristal es significativamente más efectivo al ser utilizado en las primeras 120 h poscoito en la prevención de un embarazo no deseado (10).

Elegibilidad

Casi todas las pacientes en edad reproductiva son elegibles para utilizar el acetato de ulipristal. El medicamento está aprobado para su uso en mujeres mayores de 18 años, pero también se ha estudiado en pacientes de hasta 16 años (11). El impacto del sobrepeso y la obesidad en la eficacia del acetato de ulipristal ha sido escasamente evaluado, pero la evidencia actual sugiere que las concentraciones séricas del medicamento en pacientes con obesidad son similares a los de un grupo control con índice de masa corporal (IMC) normal (12). Sin embargo, existen informes de que el riesgo de embarazo o fallo del ulipristal incrementa conforme aumenta el IMC (13).

Contraindicaciones

El acetato de ulipristal está contraindicado en pacientes con antecedentes de reacciones de hipersensibilidad al medicamento y durante un embarazo confirmado. El ulipristal es categoría X en el embarazo. Se considera seguro para su uso durante la lactancia; sin embargo, se recomienda la extracción y descarte de la leche materna durante 24 h a 36 h después de la administración del medicamento (14).

Interacciones

En caso de que se desee utilizar anticonceptivos orales o cualquier otro medicamento que contenga una progestina posterior a la administración de ulipristal, estos deben iniciarse al menos 5 días después de la administración de ulipristal. Esto se debe a que se ha demostrado que los anticonceptivos orales o progestinas pueden interferir con el efecto del ulipristal en la ovulación y disminuir su efectividad (15).

La administración de ulipristal con fármacos que disminuyen el pH gástrico o con inductores de la enzima CYP3A4, como rifampicina, dexametasona, fenitoína, carbamazepina, entre otros, puede inducir un metabolismo acelerado del acetato de ulipristal y disminuir su concentración en suero. De la misma manera, algunos inhibidores de CYP3A4, como itraconazol, eritromicina, inhibidores de proteasa del VIH y el jugo de uva, pueden incrementar las concentraciones plasmáticas de ulipristal y la incidencia de reacciones adversas (9).

Reacciones adversas

Se ha demostrado que el acetato de ulipristal tiene un perfil de seguridad favorable (7). Las reacciones adversas más comunes son menores e incluyen fatiga, dolor abdominal, náusea, mareo, cefalea y aumento en la sensibilidad (o dolor) de las mamas.

En cuanto al patrón de sangrado menstrual posterior a la utilización del medicamento, se ha descrito que el uso de ulipristal está asociado con un retraso en la menstruación de 3 a 5 días cuando se administra antes de la ovulación. En casos en los que se utiliza después de la ovulación, el período menstrual puede iniciarse hasta un día antes de lo esperado (16).

Situaciones especiales

En caso de vómito, algunos estudios sugieren repetir la dosis si el medicamento se ha vomitado en las primeras 3 h posteriores a su ingestión (17).

Levonorgestrel

Mecanismo de acción

El LNG es una progestina sintética de segunda generación que tiene afinidad por los receptores de progesterona y andrógenos a nivel celular. Como ACE, el LNG previene la ovulación si se administra en el período preovulatorio, al bloquear el pico de LH y posteriormente inhibir el desarrollo y la ruptura folicular. Una vez que se produce el pico de LH, el LNG no puede inhibir la ovulación.

El LNG no tiene efectos identificados a nivel endometrial y, hasta la fecha, no existe evidencia clara que sugiera que pueda interferir con la fertilización o la implantación embrionaria (18,19,20). Además, el previamente propuesto efecto sobre la motilidad espermática no se ha demostrado conclusivamente en estudios *in vivo* o *in vitro*. La evidencia actual parece concluir que, en dosis única por vía oral, el uso de LNG como ACE no tiene un impacto sobre la capacidad de fertilización del espermatozoide (21).

Uso

Puede utilizarse una dosis de 1.5 mg de LNG hasta 72 h después de las relaciones sexuales sin protección. Aunque se ha demostrado eficacia significativa hasta 120 h (5 días) después del coito (10), el momento ideal para su administración es dentro de las primeras 72 h. Existe otra presentación, que consiste en la administración de dos dosis de 0.75 mg cada una. Esta presentación también ha demostrado ser efectiva, pero actualmente se prefiere el uso de una sola dosis de 1.5 mg (22).

Se recomienda el uso de métodos anticonceptivos de barrera o abstinencia por lo menos durante 1 semana después de la administración de LNG. Posteriormente, las pacientes pueden esperar su período menstrual en aproximadamente 3 semanas. En caso de que la menstruación no se presente, deben realizarse una prueba de embarazo.

Algunos estudios han analizado el uso repetitivo de 1.5 mg de LNG como anticonceptivo regular, y no como ACE. Aunque no se recomienda utilizarlo de esta manera, estos estudios han demostrado que el uso de LNG pericoital en repetidas ocasiones tiene un índice de Pearl (IP) de entre 5.4 a 10.3 embarazos por 100 años-mujer (23).

Eficacia

Después de la administración de LNG se han notificado tasas de embarazo promedio de un 1.5 % a un 2.6 %. La fracción de prevención de embarazo del LNG es del 69 % (9).

Es importante ser consciente de que el riesgo de embarazo o fallo del LNG como ACE incrementa conforme aumenta el IMC de la paciente (13). Por este motivo, en algunos casos se recomienda incrementar la dosis hasta 3 mg para obtener una efectividad similar a la de pacientes sin sobrepeso u obesidad (24).

En comparación con el acetato de ulipristal, el LNG tiene una menor efectividad en la prevención de embarazo y de la ovulación. A diferencia del acetato de ulipristal, cuando se utiliza posterior al pico de LH, el LNG no es efectivo para la prevención de embarazo (10).

Elegibilidad

Casi todas las pacientes en edad reproductiva son elegibles para el uso de LNG. No obstante, debe prestarse atención en pacientes con enfermedad hepática, obesidad, sobrepeso o aquellos con antecedentes de cirugía bariátrica, debido a las alteraciones farmacocinéticas que estos factores presentan ante el medicamento.

Contraindicaciones

El LNG está contraindicado en pacientes con antecedentes de reacciones de hipersensibilidad al medicamento y durante el embarazo. Es categoría X en el embarazo.

En cuanto a la lactancia, se considera aceptable su utilización, aunque se han detectado concentraciones mesurables de LNG en la leche materna. Por lo tanto, debe usarse con cautela o, de preferencia, utilizarse otro método anticonceptivo. En caso de ser necesario, se recomienda la extracción y descarte de la leche materna durante 8 h a 24 h después de la administración del medicamento (25).

Interacciones

En pacientes que utilizaron LNG y desean continuar con algún método anticonceptivo que contenga progestina, este se puede iniciar al mismo tiempo, utilizando un método de barrera durante al menos 1 semana (26).

La administración de LNG junto con fármacos inductores de la enzima CYP3A4, como rifampicina, dexametasona, fenitoína y carbamazepina, puede inducir un metabolismo acelerado del LNG y disminuir su concentración en suero. De la misma manera, los inhibidores de CYP3A4, como itraconazol, eritromicina, inhibidores de proteasa del virus de la inmunodeficiencia humana (VIH) y jugo de uva, pueden incrementar las concentraciones plasmáticas de LNG (27).

Reacciones adversas

Las reacciones adversas más comunes del LNG incluyen náusea, dolor abdominal, fatiga, mareo, sensibilidad en las mamas y vómito (28).

En cuanto al patrón de sangrado menstrual posterior a la utilización del medicamento, se ha descrito que el uso de LNG está asociado con la presentación del período menstrual 1 semana antes de lo esperado, o con sangrado irregular, escaso y autolimitado (29).

Situaciones especiales

En pacientes que han pasado por una cirugía bariátrica, el LNG puede tener una absorción disminuida, lo que puede reducir las concentraciones séricas del medicamento. Por ello, debe usarse con cautela o considerarse otro método anticonceptivo en este grupo de pacientes (12).

En caso de presentarse vómito después de la administración del LNG, algunos estudios sugieren repetir la dosis si el medicamento se ha vomitado en las primeras 3 h posteriores a la ingesta (17).

Mifepristona

Mecanismo de acción

Previamente conocida como RU 486, la mifepristona es un fármaco derivado de la 19-nortestosterona que actúa como antagonista de los receptores de progesterona y glucocorticoides. En dosis bajas, es un antagonista selectivo de la progesterona que tiene el efecto contraceptivo de alterar negativamente el desarrollo folicular o inhibir y/o retrasar la ruptura folicular y la ovulación, similar al LNG cuando se usa antes del pico de LH en el ciclo menstrual (30).

A nivel uterino, se ha demostrado que la mifepristona puede alterar negativamente los efectos fisiológicos de la fase lútea y el desarrollo endometrial (31). En dosis altas (200-600 mg), el uso de mifepristona se considera abortivo y se utiliza terapéuticamente en la actualidad para la inducción del trabajo de parto y la terminación del embarazo.

Uso

La mifepristona por vía oral puede administrarse en distintos regímenes: dosis baja (10-25 mg) o dosis media (25-50 mg). Puede utilizarse en una sola toma hasta 72 h después de haber tenido relaciones sexuales sin protección. Hay evidencia de que su uso puede ser efectivo hasta 120 h después del coito, siempre y cuando se administre antes de la ovulación (32).

Se recomienda usar alguna forma de anticoncepción inmediatamente después del uso de mifepristona. Asimismo, se recomienda el uso de un anticonceptivo de barrera o la abstinencia de relaciones sexuales durante al menos 1 semana posterior a su uso.

Eficacia

Después de la administración de mifepristona, en un estudio se han notificado tasas de embarazo promedio del 1.3 % al 2.0 %. En este mismo estudio se ha notificado una fracción de prevención de embarazo del 77% (33,34). La eficacia entre dosis baja y media es similar. Algunos estudios han concluido que las dosis baja y media de mifepristona pueden ser más efectivas que el LNG oral (32).

Elegibilidad
Casi todas las pacientes en edad reproductiva son elegibles para el uso de mifepristona.

Contraindicaciones
La mifepristona está contraindicada en pacientes con antecedente de reacción de hipersensibilidad al medicamento y durante el embarazo. También está contraindicada en pacientes con insuficiencia suprarrenal, aquellos que toman corticoesteroides, con trombofilia y con porfirias. La mifepristona está categorizada dentro de la categoría X en el embarazo. En cuanto a la lactancia, hasta la fecha no existen estudios en humanos, por lo que su uso no se recomienda. En caso de requerirse, se recomienda extracción y descarte de leche materna durante 8 a 21 días posterior al uso del medicamento (35).

Interacciones
La administración de mifepristona con fármacos inductores de la enzima CYP3A4, como rifampicina, dexametasona, fenitoína y carbamazepina, entre otros, puede inducir un metabolismo acelerado de la mifepristona y disminuir su concentración en suero. De la misma manera, algunos inhibidores de CYP3A4, como itraconazol, eritromicina, inhibidores de proteasa del VIH y el jugo de uva, pueden incrementar las concentraciones plasmáticas de mifepristona (27).

Reacciones adversas
Las reacciones adversas más comunes del uso de mifepristona son sangrado uterino anómalo, náusea, cefalea y vómito. Además, su uso se ha asociado con un retraso variable en la aparición del período menstrual (36).

Situaciones especiales
En caso de presentarse vómito, algunos estudios sugieren repetir la dosis si el medicamento se ha vomitado en las primeras 3 h posteriores a la ingesta (17).

Anticonceptivos orales combinados: régimen de Yuzpe

Mecanismo de acción
El principal mecanismo de acción de los anticonceptivos orales combinados (AOC) en el régimen de Yuzpe es suprimir o retrasar el pico de LH (37,38). Este método también tiene la característica de prevenir la ruptura folicular si se administra de manera temprana (18-30 h) después del pico de LH (39).

A nivel uterino, se han demostrado algunos efectos del método sobre la maduración endometrial, aunque se desconoce si estos efectos están directamente asociados con su acción anticonceptiva (40,41). Finalmente, hasta la fecha, no existe evidencia clara de que el método afecte a la implantación embrionaria (42).

Uso
El método de Yuzpe consiste en dos dosis, cada una con 0.1 mg de etinilestradiol y 0.5 mg de LNG o su equivalente (p. ej., 1 mg de norgestrel). Las dosis se administran con 12 h de separación, con inicio en las primeras 72 h posteriores al coito sin protección.

Eficacia

La fracción de prevención del embarazo de este método tiene un intervalo de entre un 44.2 % a un 88.7 % (43). La tasa de embarazo promedio posterior a su uso se ha documentado con una frecuencia de hasta un 2 % (44). El método de Yuzpe es menos efectivo que otros métodos anticonceptivos de emergencia y presenta mayores reacciones adversas. Sin embargo, su amplia disponibilidad y su menor costo hacen que todavía sea utilizado en la práctica clínica.

Elegibilidad

El método de Yuzpe se recomienda generalmente cuando no se puede acceder a otras formas de ACE más efectivas y con menos reacciones adversas.

Contraindicaciones

Las pastillas anticonceptivas combinadas a base de estrógeno y progestina deben evitarse en las siguientes circunstancias: mujeres mayores de 35 años que fuman más de 15 cigarrillos al día; pacientes con más de dos factores de riesgo para enfermedad cardiovascular, como edad avanzada, tabaquismo, diabetes e hipertensión; pacientes con antecedente de tromboembolia venosa (TEV); pacientes con polimorfismos procoagulantes o trombofilias; antecedente de ictus; valvulopatía cardíaca; cáncer de mama; cirrosis hepática; migraña con aura, y cáncer hepático (14).

Interacciones

Las pacientes que utilizan el método de Yuzpe pueden comenzar cualquier otro método anticonceptivo después de la segunda dosis. Para aquellas que desean usar anticonceptivos hormonales como método posterior al uso del método de Yuzpe se recomienda abstenerse de tener relaciones sexuales o utilizar un método de barrera durante al menos 7 días antes de iniciar el nuevo anticonceptivo (26).

Reacciones adversas

Las reacciones adversas importantes posteriores a la administración de dosis elevadas de etinilestradiol y LNG incluyen náusea y vómito, que suelen ser más intensos que con la administración de otros métodos de ACE.

Situaciones especiales

En caso de presentarse vómito, algunos estudios sugieren repetir la dosis si el medicamento se ha vomitado en las primeras 3 h posteriores a la ingesta (45).

Dispositivos intrauterinos

Los DIU se consideran el método de ACE más efectivo. Estos dispositivos tienen la ventaja de ser utilizables como método de anticoncepción a largo plazo. En general, los mecanismos de los DIU incluyen la inhibición de la función espermática sobre el óvulo, la prevención de la fertilización, la alteración en el transporte normal de un óvulo fertilizado y, teóricamente, la inhibición de la implantación (46). Actualmente no existe evidencia clara de que tengan algún efecto postimplantación, motivo por el cual estos métodos no se consideran abortivos (47).

Entre las desventajas de utilizar DIU se encuentra la necesidad de que su inserción debe ser realizada por un médico especialista o entrenado, la disponibilidad del dispositivo, el costo de algunos modelos y la tolerabilidad de las pacientes. Es importante mencionar que el embarazo es una contraindicación para la aplicación de cualquier DIU. De igual forma, una enfermedad de transmisión sexual activa es una contraindicación para la inserción de un DIU, pero en situaciones en las que no hay sintomatología se puede valorar su uso (48,49).

Los dispositivos más utilizados como ACE son el DIU de cobre (DIU-Cu) y el sistema intrauterino de LNG (SIU-LNG) de 52 mg (v. también cap. 10).

Dispositivo intrauterino de cobre de 380 mm^2

Mecanismo de acción

En estudios a largo plazo se ha descrito que las partículas de cobre contenidas en el DIU-Cu pueden alterar la función espermática, así como la fisiología uterina y de las trompas de Falopio (tubas uterinas). La inserción del DIU-Cu como método de ACE tiene aparentemente el mismo efecto. En algunos estudios se ha sugerido que podría prevenir el proceso de implantación embrionaria (50), especialmente al crear alteraciones en el tejido endometrial, como atrofia, decidualización y reacción inflamatoria local (47).

Uso

El DIU-Cu (380 mm^2) o T380A debe insertarse en los primeros 5 días posteriores de haber tenido relaciones sexuales sin protección. Algunos informes indican que puede ser altamente eficaz hasta 7 días después, y otros estudios han observado beneficios cuando su inserción se realiza hasta 14 días posteriores al coito sin protección (51). Como método de anticoncepción a largo plazo, puede ser efectivo hasta durante 10 años (26).

Eficacia

Actualmente el DIU-Cu se considera el método de ACE más efectivo. El riesgo de embarazo posterior a su uso es del 0.1 %. Asimismo, se ha notificado una fracción de prevención del embarazo del 99 % (52,53).

Elegibilidad

Todas las pacientes en edad reproductiva son candidatas para usar el DIU-Cu, con la excepción de aquellas que presenten alguna contraindicación al mismo (v. a continuación).

Contraindicaciones

Las **contraindicaciones universales** para cualquier DIU incluyen:

- **Embarazo** (debe descartarse antes de introducir un DIU).
- **Enfermedad de transmisión sexual** o **enfermedad pélvica inflamatoria** activa en el momento de inserción.
- **Anomalías uterinas** que distorsionen la cavidad uterina.
- **Antecedentes de aborto séptico** o **endometritis** 3 meses antes de la aplicación del DIU.

- Sospecha o evidencia de **cáncer de cuello uterino**.
- **Sangrado uterino anómalo** sin diagnóstico.

Las **contraindicaciones específicas** para el uso de un DIU-Cu son enfermedad de Wilson y alergia al cobre (14).

Interacciones

No existe evidencia de que la efectividad del DIU-Cu se vea afectada por el ciclo menstrual, el número de episodios de sexo sin protección o el IMC de las pacientes. Puede utilizarse durante la lactancia (54).

Reacciones adversas

La mayoría de las **complicaciones** asociadas con los DIU están relacionadas con la técnica de inserción. Estas complicaciones incluyen dolor abdominal o pélvico durante o después de la inserción, sangrado, perforación uterina, infección pélvica, expulsión, inserción miometrial del dispositivo y rotura del dispositivo.

Las **reacciones adversas** más comunes notificadas son sangrado irregular y dolor pélvico. Estos, además, son causas comunes de solicitud de retiro del DIU en los primeros 6 meses de uso (55).

Situaciones especiales

Después de la inserción del DIU, no es necesario iniciar el uso de métodos anticonceptivos de barrera ni anticonceptivos orales.

Algunas sociedades recomiendan la utilización del DIU-Cu como primera línea de ACE en pacientes que han sufrido agresión o abuso sexual (17).

Sistema intrauterino de levonorgestrel (52 mg)

Mecanismo de acción

Los estudios han demostrado que el efecto de ACE del SIU-LNG se basa en la interferencia con el transporte de los espermatozoides en el aparato genital femenino, así como en la alteración de los procesos de capacitación espermática y reacción acrosómica. Otro mecanismo propuesto es la alteración en el transporte de un embrión a través de la trompa de Falopio, y también se sugiere que podría tener un efecto en la prevención de la implantación embrionaria, aunque este último no se ha demostrado de manera concluyente (56).

De manera similar al DIU-Cu, otro efecto importante demostrado del SIU-LNG en algunos estudios incluye alteraciones locales en el endometrio, como atrofia glandular, decidualización del estroma y una respuesta inflamatoria local (47).

Uso

El uso del SIU-LNG de 52 mg debe aplicarse idealmente en los primeros 5 días posteriores a haber tenido relaciones sexuales sin protección. De manera similar al DIU-Cu, hay estudios que demuestran que puede tener efectividad hasta 14 días después del coito sin protección (51).

La utilización de otros modelos disponibles de SIU-LNG en menores dosis, como los de 19.5 mg y 13.5 mg, no ha sido evaluada en estudios prospectivos aleatorizados, por lo que actualmente no existen recomendaciones que avalen su uso como ACE (57).

Eficacia

La tasa de embarazo posterior al uso urgente de SIU-LNG 52 mg es del 0.3 %, con una fracción de prevención del embarazo de un 98-99 %. Estos resultados demuestran que la efectividad del SIU-LNG no es inferior al del DIU-Cu (58).

Elegibilidad

Todas las pacientes en edad reproductiva son candidatas para usar el SIU-LNG, con la excepción de aquellas que presenten alguna contraindicación al mismo (v. a continuación).

Contraindicaciones

Las **contraindicaciones universales** para cualquier DIU incluyen:

- **Embarazo** (debe descartarse antes de introducir un DIU).
- **Enfermedad de transmisión sexual** o **enfermedad pélvica inflamatoria** activa en el momento de la inserción.
- **Anomalías uterinas** que distorsionen la cavidad uterina.
- **Antecedentes de aborto séptico** o **endometritis** 3 meses antes de la aplicación del DIU.
- Sospecha o evidencia de **cáncer de cuello uterino**.
- **Sangrado uterino anómalo** sin diagnóstico.

Las **contraindicaciones específicas** para el uso de un SIU-LNG incluyen pacientes con tumoraciones hepáticas, enfermedad hepática aguda y cáncer de mama u otros cánceres sensitivos a progestinas (14).

Interacciones

A pesar de que el LNG oral puede afectar a su absorción en pacientes con cirugía bariátrica, o en pacientes con obesidad y sobrepeso, el SIU-LNG presenta pocos efectos sistémicos y su uso tiene la misma eficacia que en pacientes sin obesidad o sin antecedente de cirugía bariátrica (12,59).

Reacciones adversas

La mayoría de las **complicaciones** asociadas con los DIU están relacionadas con la técnica de inserción. Estas complicaciones incluyen dolor abdominal o pélvico durante o después de la inserción, sangrado, perforación uterina, infección pélvica, expulsión, inserción miometrial del dispositivo y rotura del dispositivo.

Las **reacciones adversas** más frecuentes notificadas son sangrado irregular y dolor pélvico. Estas, además, son causas frecuentes de solicitud de retiro del DIU en los primeros 6 meses de uso (55).

Situaciones especiales

Después de la inserción de un SIU-LNG, no es necesario iniciar anticoncepción de barrera o anticonceptivos orales.

MITOS

«La ACE es abortiva»
La anticoncepción de emergencia no es abortiva. Su función es prevenir la ovulación o la fertilización antes de que ocurra un embarazo. No tiene efecto si el óvulo ya se ha implantado en el útero.

«Solo puedes usar la ACE una vez»
La anticoncepción de emergencia puede utilizarse más de una vez, pero no es recomendable como método anticonceptivo regular debido a su menor eficacia en comparación con métodos continuos.

«La ACE causa infertilidad»
No hay evidencia de que la anticoncepción de emergencia afecte a la fertilidad. Después de su uso, las mujeres pueden quedar embarazadas en ciclos posteriores sin problemas.

«Solo funciona dentro de las primeras 24 h»
Si bien la anticoncepción de emergencia es más efectiva cuanto antes se tome, algunos métodos, como el acetato de ulipristal, pueden ser efectivos hasta 120 h (5 días) después de las relaciones sexuales sin protección.

«La ACE no es segura para adolescentes»
La anticoncepción de emergencia es segura para mujeres de todas las edades en edad reproductiva, incluidas las adolescentes. Se considera un recurso seguro para prevenir embarazos no deseados.

«Es necesario esperar a que venga la menstruación después de usarla para estar protegida nuevamente»
Después de usar la anticoncepción de emergencia, no es necesario esperar a la menstruación para comenzar a usar métodos anticonceptivos regulares. De hecho, se recomienda comenzar de inmediato para evitar un nuevo embarazo.

Referencias bibliográficas

(1) Blithe DL, Nieman LK, Blye RP, Stratton P, Passaro M. Development of the selective progesterone receptor modulator CDB-2914 for clinical indications. Steroids 2003;68(10-13):1013-7.

(2) Madauss KP, Stewart EL, Williams SP. The evolution of progesterone receptor ligands. Medicinal Research Reviews 2007;27(3):374-400.

(3) Nallasamy S, Kim J, Sitruk-Ware R, Bagchi M, Bagchi I. Ulipristal Blocks Ovulation by Inhibiting Progesterone Receptor–Dependent Pathways Intrinsic to the Ovary. Reproductive Sciences 2012;20(4):371-81.

(4) Stratton P, Hartog B, Hajizadeh N, Piquion J, Sutherland D, Merino M, et al. A single mid-follicular dose of CDB-2914, a new antiprogestin, inhibits folliculogenesis and

endometrial differentiation in normally cycling women. Human Reproduction 2000;15 (5): 1092-9.

(5) Brache V, Cochon L, Jesam C, Maldonado R, Salvatierra AM, Levy D, et al. Immediate pre-ovulatory administration of 30 mg ulipristal acetate significantly delays follicular rupture. Human Reproduction 2010;25(9):2256-63.

(6) Li HWR, Resche-Rigon M, Bagchi IC, Gemzell-Danielsson K, Glasier A. Does ulipristal acetate emergency contraception (ella®) interfere with implantation? Contraception 2019;100(5):386-90.

(7) Creinin MD, Schlaff W, Archer DF, Wan L, Frezieres R, Thomas M, et al. Progesterone Receptor Modulator for Emergency Contraception. Obstetrics & Gynecology 2006;108 (5):1089-97.

(8) Shen J, Che Y, Showell E, Chen K, Cheng L. Interventions for emergency contraception. Cochrane Database of Systematic Reviews 2019.

(9) Gemzell-Danielsson K. Emergency contraception: potential role of ulipristal acetate. International Journal of Women's Health 2010;53-61.

(10) Glasier AF, Cameron ST, Fine PM, Logan SJS, Casale W, Van Horn J, et al. Ulipristal acetate versus levonorgestrel for emergency contraception: a randomised non-inferiority trial and meta-analysis. Lancet (London, England) 2010;375(9714):555-62.

(11) Kim A, Bridgeman MB. Ulipristal Acetate (ella): A Selective Progesterone Receptor Modulator For Emergency Contraception. P T. 2011;36(6):325-31.

(12) Victor A, Odlind V, Kral JG. Oral contraceptive absorption and sex hormone binding globulins in obese women: effects of jejunoileal bypass. Gastroenterol Clin North Am 1987; 16(3):483-91.

(13) Glasier A, Cameron ST, Blithe D, Scherrer B, Mathe H, Levy D, et al. Can we identify women at risk of pregnancy despite using emergency contraception? Data from randomized trials of ulipristal acetate and levonorgestrel. Contraception 2011;84(4):363-7. Disponible en: https://www.sciencedirect.com/science/article/pii/S0010782411000618?via%3Dihub.

(14) Curtis KM, Tepper NK, Jatlaoui TC, Berry-Bibee E, Horton LG, Zapata LB, et al. U.S. Medical Eligibility Criteria for Contraceptive Use, 2016. MMWR Recommendations and Reports 2016;65(3):1-103.

(15) Brache V, Cochon L, Duijkers IJM, Levy DP, Kapp N, Monteil C, et al. A prospective, randomized, pharmacodynamic study of quick-starting a desogestrel progestin-only pill following ulipristal acetate for emergency contraception. Human Reproduction 2015;dev241.

(16) Li HWR, Lo SST, Ng EHY, Ho PC. Efficacy of ulipristal acetate for emergency contraception and its effect on the subsequent bleeding pattern when administered before or after ovulation. Human Reproduction 2016;31(6):1200-7. Disponible en: https://academic.oup.com/humrep/article/31/6/1200/1749657.

(17) Faculty of Sexual & Reproductive Healthcare. Emergency Contraception March 2017 (Amended July 2023). UK; 2017 Mar. Disponible en: https://www.fsrh.org/standards-and-guidance/current-clinicalguidance/emergency-contraception.

(18) Croxatto HB, Brache V, Pavez M, Cochon L, Forcelledo ML, Álvarez F, et al. Pituitary-ovarian function following the standard levonorgestrel emergency contraceptive dose or a single 0.75 mg dose given on the days preceding ovulation. Contraception 2004;70:442-50.

(19) Marions L, Hultenby K, Lindell I, Sun X, Ståbi B, Gemzell Danielsson K. Emergency contraception with mifepristone and levonorgestrel: mechanism of action. Obstet Gynecol 2002;100(1):65-71.

(20) Lalitkumar PG, Lalitkumar S, Meng CX, Stavreus-Evers A, Hambiliki F, Bentin-Ley U, et al. Mifepristone, but not levonorgestrel, inhibits human blastocyst attachment to an in vitro endometrial three-dimensional cell culture model. Hum Reprod 2007;22(11): 3031-7.
(21) Kahlenborn C, Peck R, Severs WB. Mechanism of action of levonorgestrel emergency contraception. Linacre Q 2015;82(1):18-33.
(22) Von Hertzen H, Piaggio G, Ding J, Chen J, Song S, Bártfai G, et al. WHO Research Group on Post-ovulatory Methods of Fertility Regulation. Low dose mifepristone and two regimens of levonorgestrel for emergency contraception: a WHO multicentre randomised trial. Lancet 2002;360(9348):1803-10.
(23) Festin MP, Bahamondes L, Nguyen TM, Habib N, Thamkhantho M, Singh K, et al. A prospective, open-label, single arm, multicentre study to evaluate efficacy, safety and acceptability of pericoital oral contraception using levonorgestrel 1.5 mg. Hum Reprod 2016;31(3):530-40.
(24) Fok WK, Blumenthal PD. Update on emergency contraception. Curr Opin Obstet Gynecol 2016;28(6):522-9.
(25) Gainer E, Massai R, Lillo S, Reyes V, Forcelledo ML, Caviedes R, et al. Levonorgestrel pharmacokinetics in plasma and milk of lactating women who take 1.5 mg for emergency contraception. Hum Reprod 2007;22(6):1578-84.
(26) Curtis KM, Jatlaoui TC, Tepper NK, Zapata LB, Horton LG, Jamieson DJ, et al. U.S. Selected Practice Recommendations for Contraceptive Use, 2016. MMWR Recomm Rep 2016;65(4):1-66.
(27) Sunaga T, Cicali B, Schmidt S, Brown J. Comparison of contraceptive failures associated with CYP3A4-inducing drug-drug interactions by route of hormonal contraceptive in an adverse event reporting system. Contraception 2021;103(4):222-4.
(28) Teva Women's Health, Inc. Plan B (levonorgestrel). US FDA prescribing information. North Wales; 2017. Disponible en: https://www.accessdata.fda.gov/drugsatfda_ docs/label/2017/021045s016lbl.pdf.
(29) Practice Bulletin No. 152: Emergency Contraception. Obstet Gynecol 2015;126(3):e1-e11.
(30) Van Look PF, von Hertzen H. Clinical uses of antiprogestogens. Hum Reprod Update 1995;1(1):19-34.
(31) Trussell J, Cleland K, Bimla Schwarz E. Emergency Contraception. En: Hatcher RA, Nelson AL, Trussell J, Cwiak C, Cason P, Policar MS, et al. (eds). Contraceptive Technology, 21.ª ed. Nueva York: Ayer Company Publishers, Inc.; 2018. p. 329-365.
(32) Ashok PW, Wagaarachchi PT, Flett GM, Templeton A. Mifepristone as a late post-coital contraceptive. Hum Reprod 2001;16(1):72-5.
(33) Hamoda H, Ashok PW, Stalder C, Flett GM, Kennedy E, Templeton A. A randomized trial of mifepristone (10 mg) and levonorgestrel for emergency contraception. Obstet Gynecol 2004;104(6):1307-13.
(34) Jin J, Weisberg E, Fraser IS. Comparison of three single doses of mifepristone as emergency contraception: a randomised controlled trial. Aust N Z J Obstet Gynaecol 2005;45 (6):489-94.
(35) Sääv I, Fiala C, Hämäläinen JM, Heikinheimo O, Gemzell-Danielsson K. Medical abortion in lactating women--low levels of mifepristone in breast milk. Acta Obstet Gynecol Scand 2010;89(5):618-22.
(36) Glasier A, Thong KJ, Dewar M, Mackie M, Baird DT. Mifepristone (RU 486) compared with high-dose estrogen and progestogen for emergency postcoital contraception. N Engl J Med 1992;327(15):1041-4.

(37) Ling WY, Robichaud A, Zayid I, Wrixon W, MacLeod SC. Mode of action of DL-norgestrel and ethinylestradiol combination in postcoital contraception. Fertil Steril 1979;32(3): 297-302.

(38) Ling WY, Wrixon W, Zayid I, Acorn T, Popat R, Wilson E. Mode of action of dl-norgestrel and ethinylestradiol combination in postcoital contraception. II. Effect of postovulatory administration on ovarian function and endometrium. Fertil Steril 1983;39(3):292-7.

(39) Ling WY, Wrixon W, Acorn T, Wilson E, Collins J. Mode of action of dl-norgestrel and ethinylestradiol combination in postcoital contraception. III. Effect of preovulatory administration following the luteinizing hormone surge on ovarian steroidogenesis. Fertil Steril 1983;40(5):631-6.

(40) Yuzpe AA, Thurlow HJ, Ramzy I, Leyshon JI. Post coital contraception--A pilot study. J Reprod Med 1974;13(2):53-8.

(41) Koyama A, Hagopian L, Linden J. Emerging options for emergency contraception. Clin Med Insights Reprod Health 2013;7:23-35.

(42) Black A, Guilbert E, Costescu D, Dunn S, Fisher W, Kives S, et al. No. 329-Canadian Contraception Consensus Part 4 of 4 Chapter 9: Combined Hormonal Contraception. J Obstet Gynaecol Can 2017;39(4):229-268.e5.

(43) Trussell J, Raymond EG. Statistical evidence about the mechanism of action of the Yuzpe regimen of emergency contraception. Obstet Gynecol 1999;93(5 Pt 2):872-6.

(44) Leung VW, Soon JA, Levine M. Measuring and reporting of the treatment effect of hormonal emergency contraceptives. Pharmacotherapy 2012;32(3):210-21.

(45) Emergency contraception: Preventing pregnancy after you have had sex. Paediatr Child Health 2003;8(3):184-94.

(46) Gemzell-Danielsson K, Berger C, P G L L. Emergency contraception -- mechanisms of action. Contraception 2013;87(3):300-8.

(47) Ortiz ME, Croxatto HB. Copper-T intrauterine device and levonorgestrel intrauterine system: biological bases of their mechanism of action. Contraception 2007;75(6 Suppl):S16-30.

(48) Jatlaoui TC, Simmons KB, Curtis KM. The safety of intrauterine contraception initiation among women with current asymptomatic cervical infections or at increased risk of sexually transmitted infections. Contraception 2016;94(6):701-12.

(49) El Ayadi AM, Rocca CH, Averbach SH, Goodman S, Darney PD, Patel A, et al. Intrauterine Devices and Sexually Transmitted Infection among Older Adolescents and Young Adults in a Cluster Randomized Trial. J Pediatr Adolesc Gynecol 2021;34(3):355-61.

(50) Dean G, Schwarz EB. Intrauterine devices. En: Hatcher RA, Nelson AL, Trussell J, Cwiak C, Cason P, Policar MS, et al. (eds). Contraceptive Technology, 21 ed. Nueva York: Ayer Company Publishers, Inc.; 2018. p. 157.

(51) BakenRa A, Gero A, Sanders J, Simmons R, Fay K, Turok DK. Pregnancy Risk by Frequency and Timing of Unprotected Intercourse Before Intrauterine Device Placement for Emergency Contraception. Obstet Gynecol 2021;138(1):79-84.

(52) Cleland K, Zhu H, Goldstuck N, Cheng L, Trussell J. The efficacy of intrauterine devices for emergency contraception: a systematic review of 35 years of experience. Hum Reprod 2012;27(7):1994-2000.

(53) Turok DK, Godfrey EM, Wojdyla D, Dermish A, Torres L, Wu SC. Copper T380 intrauterine device for emergency contraception: highly effective at any time in the menstrual cycle. Hum Reprod 2013;28(10):2672-6.

(54) Long-term reversible contraception. Twelve years of experience with the TCu380A and TCu220C. Contraception 1997;56(6):341-52.

(55) Grunloh DS, Casner T, Secura GM, Peipert JF, Madden T. Characteristics associated with discontinuation of long-acting reversible contraception within the first 6 months of use. Obstet Gynecol 2013;122(6):1214-21.

(56) Black TR, Goldstuck ND, Spence A. Post-coital intrauterine device insertion - a further evaluation. Contraception 1980;22(6):653-8.

(57) Levonorgestrel 52 mg IUD for Emergency Contraception and Same-Day Start U.S. National Library of Medicine ClinicalTrials.gov. Disponible en: https://clinicaltrials.gov/ct2/show/NCT05444582?term=NCT05444582&draw=2&rank=1.

(58) Turok DK, Gero A, Simmons RG, Kaiser JE, Stoddard GJ, Sexsmith CD, et al. Levonorgestrel vs. Copper Intrauterine Devices for Emergency Contraception. N Engl J Med 2021;384(4):335-44.

(59) Festin MPR, Peregoudov A, Seuc A, Kiarie J, Temmerman M. Effect of BMI and body weight on pregnancy rates with LNG as emergency contraception: analysis of four WHO HRP studies. Contraception 2017;95(1):50-4.

CAPÍTULO

12

Métodos anticonceptivos de barrera

Dr. Jorge Alberto Campos Cañas

PUNTOS CLAVE

- Los métodos anticonceptivos de barrera (MAB) previenen la fecundación mediante un mecanismo físico o químico, evitando que los espermatozoides lleguen al óvulo.
- En usuarias de otros métodos anticonceptivos debe fomentarse el uso de un método doble que incluya un MAB (como el condón masculino o femenino) para aumentar la eficacia y reducir el riesgo de enfermedades de transmisión sexual.
- Los MAB incluyen el preservativo o condón, el diafragma, el capuchón cervical y la esponja anticonceptiva, así como los espermicidas. Las barreras químicas, como jaleas, espumas o películas, suelen usarse conjuntamente con las físicas para aumentar la eficacia.
- Los MAB están disponibles sin receta y su eficacia depende en gran medida del uso correcto durante el coito.
- Existe el temor de que los anticonceptivos puedan causar infertilidad, lo cual es infundado. Es crucial proporcionar asesoramiento en planificación familiar y MAB para aumentar la adherencia y corregir estos mitos.
- Dada la alta incidencia de enfermedades de transmisión sexual, especialmente entre los jóvenes, es vital informar sobre los beneficios adicionales de los MAB, como la prevención de infecciones de transmisión sexual, enfermedad pélvica inflamatoria e incluso infecciones neonatales, y realizar campañas de difusión y educación para facilitar el acceso a estos métodos.

Introducción

Los métodos anticonceptivos de barrera (MAB) son aquellos que, mediante un mecanismo físico o sustancias químicas, evitan la fecundación al impedir el acceso de los espermatozoides a la cavidad uterina y, por ende, la unión con el óvulo (1).

Los MAB son una de las técnicas más antiguas para la prevención del embarazo, con numerosas referencias históricas que datan de siglos atrás. Hasta principios del siglo XX, estos métodos eran las únicas opciones disponibles para muchas mujeres. En la actualidad, su uso ha disminuido debido a la disponibilidad de múltiples opciones anticonceptivas más efectivas.

Pertenecen a este grupo de anticonceptivos el **preservativo** o **condón**, el **diafragma**, el **capuchón cervical** y la **esponja anticonceptiva**, así como los **espermicidas**. También se encuentran las **barreras químicas**, que se presentan en forma de jalea, espuma o películas. A menudo, ambas clases de barreras se utilizan conjuntamente para aumentar su eficacia (2).

En general, este tipo de métodos tienen como inconveniente que su uso depende del coito. Por lo tanto, su eficacia depende ampliamente de la persona usuaria. Como consecuencia, las tasas de fallo con los usos típico y perfecto tienen amplias variaciones. Cabe mencionar que este tipo de métodos suelen encontrarse disponibles sin receta (OTC, *over the counter*) (3).

El diafragma All-Flex de látex y el capuchón cervical original («Prentif») fueron los primeros en estar a la venta, sin embargo, en la actualidad ya no se encuentran en el mercado. En 2014 se introdujo en Estados Unidos el diafragma de «talla única» (Caya®), mientras que el capuchón cervical FemCap™ estuvo disponible en Europa desde 1999 y en Estados Unidos desde 2003.

Alternativas al **nonoxinol 9** (**N-9**), el único espermicida aprobado actualmente por la Food and Drug Administration de (FDA), han estado en desarrollo durante décadas y algunas ya están disponibles en otros países. En la última década se han iniciado pruebas tempranas de productos de tecnologías de prevención multipropósito, que combinan métodos de barrera con estrategias de prevención del virus de la inmunodeficiencia humana (VIH). Un ejemplo de esto es un diafragma de tamaño único que administra un fármaco antirretroviral (4).

Uno de los impedimentos «sociales» para el uso de anticonceptivos en general es el temor de que estos métodos «puedan causar infertilidad». Según el estudio de Sedlander, hasta el 48 % de las mujeres creen en esta idea. Por lo tanto, es fundamental proporcionar un buen asesoramiento en planificación familiar y, específicamente, en métodos de barrera. Es importante enfatizar que no solo no causan infertilidad, sino que también desempeñan un papel crucial en la prevención de la infertilidad al reducir el contagio de enfermedades de transmisión sexual (ETS). Esta información es vital y puede aumentar la adherencia a estos métodos (5), y cobra aún mayor importancia cuando se considera que, desde 2014, ha habido un resurgimiento significativo de las ETS, que aumenta sobre todo en la población adulta joven de entre 15 y 24 años (6).

Por estos motivos, es importante informar ampliamente sobre los beneficios adicionales del uso de los anticonceptivos de barrera, como la prevención del embarazo ectópico, enfermedad pélvica inflamatoria, infecciones neonatales o, como se comenta antes, las ETS.

Tabla 12-1 Anticonceptivos de barrera

Método	Forma de uso	Elaboración	Eficacia (riesgo de embarazo)	Nombre comercial
Barreras físicas/mecánicas				
Condón masculino	• Revisar la fecha de caducidad • No abrir con dientes ni tijeras • No utilizar lubricantes • Al colocarlo, dejar un espacio en el reservorio • Extraer desde la base inmediatamente después de la eyaculación	La mayoría son de látex o poliuretano (adecuado para personas con alergia al látex)	• 2 % uso perfecto • 13 % uso típico	SICO, Prudence, Trojan, condones M, Durex, SKYN, Maxx, Prime
Condón femenino	Diseñado con dos aros flexibles del mismo material: uno ubicado en el fondo ciego para facilitar la inserción y mantenerlo en su lugar, y el otro en el extremo, que permanece fuera de la vagina durante su uso y proporciona protección perineal. No debe usarse junto con un condón masculino	• Película de poliuretano con dos aros flexibles • Dimensiones: 78 × 170 mm	• 2.6 % uso perfecto • 15 % uso típico	Prudence, Female Condon, SICO, UNIQ, Pasante
Diafragma	Cúpula de hule que se coloca en la vagina y cubre el cuello uterino. Se mide digitalmente la distancia desde el fórnix vaginal posterior hasta la parte posterior de la sínfisis del pubis, seleccionando el tamaño del diafragma en función de esta medida. Debe usarse junto con espermicidas. La aplicación no debe realizarse con más de 6 h de antelación al coito y debe permanecer *in situ* al menos 6 h y no más de 24 h después de este	• Cúpula de látex • La medida varía entre 50 y 105 mm • Utilizar el tamaño más grande que pueda colocarse sin desplazarse	• 6 % uso perfecto • 16 % uso típico	Caya
Capuchón cervical	Se adapta de forma exclusiva al cuello uterino, manteniéndose *in situ* mediante succión y colocación anatómica. Puede permanecer *in situ* hasta 48 h, y no es indispensable el uso de espermicida	Domo de silicona, que se llena con espermicida para aumentar su eficacia	• 6 % uso perfecto • 20 % uso típico	FemCap

Barreras bioquímicas				
Esponja vaginal	Empapar en agua antes de usar y colocar a nivel cervical. Puede colocarse hasta 24 h antes del coito, con un tiempo máximo de uso de 30 h	• Disco de espuma de látex o poliuretano con una muesca para acoplarse al cuello uterino y una guía para facilitar la extracción • Contiene nonoxinol 9	• 9 % uso perfecto • 16 % uso típico	Soft tampons, TODAY Sponge, Safe-T
Espermicidas	Se puede usar en conjunto con barreras físicas o de forma aislada. Disponible en forma de óvulos vaginales y gel. Esperar 15 min para su completa disolución antes del coito; no utilizar más de 1 h antes del coito	Nonoxinol 9	• 18 % uso perfecto • 28 % uso típico	SIN-A-GEN, PRIME, Lub-klon, PRIME

En la **tabla 12-1** se resumen las diferentes características de los MAB, su forma de uso, la elaboración, la eficacia y el nombre comercial en diferentes países.

Mecanismo de acción de los métodos de barrera

Acción anticonceptiva

Los condones masculinos y femeninos sin espermicidas se utilizan para prevenir el embarazo, así como el VIH y otras ETS. Los condones lubricados con N-9 y otros métodos de barrera reducen el riesgo de embarazo, pero no protegen contra VIH/ETS.

El riesgo de **síndrome de choque tóxico** aumenta con los métodos de barrera femeninos, pero la incidencia real es tan rara que esto no es una consideración clínica significativa.

Prevención de infecciones

Los métodos de barrera física brindan protección frente a infecciones de transmisión sexual, incluidas aquellas por clamidia, gonococo (gonorrea), *Trichomonas*, virus del herpes simple, citomegalovirus y VIH. Al reducir las tasas de infecciones de transmisión sexual, también disminuyen las tasas de infertilidad y de embarazos ectópicos (4).

Métodos de barrera física/mecánica

Condón masculino

Este método se ha utilizado de diversas formas a lo largo de la historia, con registros gráficos que datan del antiguo Egipto, donde se usaban cubiertas peneanas, presumiblemente con roles tanto decorativos como funcionales. El término «condón» aparentemente proviene del latín *condus*, que significa «receptáculo», y deriva de la palabra persa «kendu», que se refería a los condones elaborados con intestinos animales. Los primeros descritos estaban hechos de pieles o intestinos animales. Sin embargo, a partir del descubrimiento del plástico vulcanizado en 1844, se comenzó a utilizar el caucho para fabricar condones, que estuvieron ampliamente disponibles desde 1870.

Este es el único método de barrera cuya popularidad ha seguido aumentando con el tiempo. Esto se debe posiblemente a su amplia disponibilidad, bajo costo y la necesidad de prevenir ETS. Es el único método anticonceptivo, tanto en su versión masculina como femenina, que previene la transmisión del VIH.

Especificaciones

Está compuesto por una cubierta delgada que se coloca sobre el pene y, a menudo, viene prelubricado con espermicida para mejorar su eficacia. Aunque la mayoría de los condones están hechos de látex, algunos están fabricados con poliuretano, ofreciendo una alternativa para quienes son alérgicos al látex (2).

Los de látex tienen un grosor de entre 0.3 mm y 0.8 mm. Dado que los espermatozoides tienen un diámetro de 0.003 mm, no pueden penetrar los condones (4).

Mecanismo de acción

Funciona como una barrera tanto para los espermatozoides como para las ETS. Es importante mencionar que esta segunda función permite a los condones ofrecer también una protección secundaria contra las secuelas de estas infecciones, como la infertilidad, la displasia cervical y la enfermedad pélvica inflamatoria (2).

Eficacia

La tasa de fallo del condón es de aproximadamente un 13 % con uso típico y de un 2 % con uso perfecto (3).

Elegibilidad

En la **tabla 12-2** se describen los criterios de elegibilidad (1).

Uso

La educación sobre el uso correcto del condón (y cualquier otro método de barrera) es crucial para garantizar su confiabilidad. En el caso del condón, fallos como roturas, deslizamientos y fugas, que aumentan el riesgo de ETS y embarazo, pueden ocurrir debido a errores en su uso. Por lo tanto, contar con una educación adecuada sobre la forma correcta de utilizar estos métodos es esencial para maximizar su eficacia y seguridad.

Tabla 12-2 **Características de las personas en las que es recomendable el uso de condón externo o interno (categoría 1 de la OMS)**

	Condición o características médicas
Historia reproductiva	• Nulípara • Multípara • Posparto < 6 semanas o ≥ 6 semanas • Postaborto primero y segundo trimestres, justo después del aborto séptico • Antecedentes de embarazo ectópico • Antecedentes de cirugía pélvica • Tabaquismo a cualquier edad > o < a 15 cigarrillos/día • Índice de masa corporal (IMC) ≥ 30 kg/m² • Menarquia < 18 años e IMC ≥ 30 kg/m²
Enfermedades cardiovasculares	• Factores de riesgo como mayor edad, fumar, diabetes e hipertensión • Antecedentes de hipertensión, incluida durante el embarazo • Hipertensión controlada correctamente • Niveles elevados de presión arterial sistólica de 140-159 o diastólica de 90-99 mm Hg, sistólica > 160 o diastólica > 100 mm Hg • Enfermedad vascular • Antecedentes de presión arterial alta durante el embarazo. • Embolia pulmonar (antecedentes familiares, actual o con terapia con anticoagulantes) • Cirugía mayor con o sin inmovilización prolongada • Cirugía menor sin inmovilización • Mutaciones trombogénicas: factor V de Leiden; mutación de protrombina; deficiencias de proteína S, proteína C y antitrombina • Venas varicosas • Tromboflebitis superficial • Cardiopatía isquémica, actual o pasada • Historia de accidente cerebrovascular • Hiperlipemias conocidas • Valvulopatía cardíaca*, sin complicaciones • Valvulopatía cardíaca, con complicaciones (hipertensión pulmonar, riesgo de fibrilación auricular, antecedentes de endocarditis bacteriana subaguda)
Enfermedades reumáticas	• Lupus eritematoso sistémico con anticuerpos antifosfolípidos positivos o valor desconocido • Trombocitopenia grave • Terapia inmunosupresora
Trastornos neurológicos	• Cefalea migrañosa con o sin aura a cualquier edad y no migrañosa • Epilepsia • Trastornos depresivos
Infecciones y trastornos del tracto reproductivo	• Sangrado vaginal de etiología desconocida • Endometriosis • Tumores ováricos benignos • Dismenorrea grave • Enfermedad trofoblástica gestacional: concentraciones reducidas o indetectables de hCG-β, concentraciones persistentemente elevadas de hCG-β o enfermedad maligna • Ectropión cervical • Neoplasia intraepitelial cervical

(*Continúa*)

(*Continuación*)

	• Cáncer cervical (en espera de tratamiento) • Enfermedades de la mama • Antecedentes familiares de cáncer de mama • Cáncer de mama actual, pasado y sin evidencia de enfermedad activa durante 5 años • Cáncer de endometrio • Cáncer de ovario • Fibromas uterinos, con o sin distorsión de la cavidad uterina • Anomalías anatómicas • Enfermedad pélvica inflamatoria, pasada y actual (se presupone la ausencia de factores de riesgo de infección de transmisión sexual [ITS]) • Cervicitis purulenta o infección actual por clamidia o gonorrea • Vaginitis • Mayor riesgo de ITS
VIH/sida	• Riesgo elevado de VIH • Infección por VIH • Sida
Otras infecciones	• Esquistosomiasis sin complicaciones • Fibrosis del hígado • Tuberculosis pélvica y no pélvica • Malaria • Antecedentes de síndrome de choque tóxico • Infección del aparato urinario
Trastornos endocrinos	• Diabetes mellitus: – Antecedentes de diabetes gestacional – Enfermedad no vascular no insulinodependiente o insulinodependiente – Nefropatía/retinopatía/neuropatía – Otra enfermedad vascular, diabetes de > 20 años de duración • Trastornos tiroideos: – Bocio simple – Hipertiroidismo – Hipotiroidismo
Trastornos digestivos	• Enfermedad de la vesícula biliar sintomática o asintomática, actual o con tratamiento • Antecedentes de colestasis • Hepatitis viral aguda o crónica • Cirrosis compensada o descompensada • Tumores del hígado benigno: hiperplasia nodular focal, adenoma hepatocelular • Tumor maligno (hepatoma)
Anemias	• Talasemias • Anemia drepanocítica • Anemia ferropénica
Interacciones farmacológicas (no hay evidencia de interacción farmacológica que afecte la efectividad de los fármacos)	Terapia antirretroviral: • Inhibidores de la transcriptasa inversa análogos de nucleósidos • Inhibidores de la integrasa • Inhibidores de la transcriptasa inversa no análogos de nucleósidos • Inhibidores de la proteasa • Inhibidores de la integrasa

	Terapia anticonvulsiva: • Fenitoína, carbamazepina, barbitúricos, primidona, topiramato, oxcarbamazepina • Lamotrigina **Terapia antimicrobiana**: • Antibióticos de amplio espectro • Antifúngicos • Antiparasitarios • Terapia con rifampicina o rifabutina

hCG-β, gonadotropina coriónica humana β.
Nota: la alergia al látex es de categoría 3 de los criterios médicos de elegibilidad (CME) de la OMS.
*Consúltense comentarios adicionales en los CME 2015 (OMS).

Fuente: Organización Mundial de la Salud. Criterios médicos de elegibilidad para el uso de anticonceptivos. 5.ª ed. Ginebra: OMS; 2015.

Para la colocación de un condón en el pene se deben seguir los siguientes pasos:

- Para hombres no circuncidados, es importante retraer el prepucio antes de colocar el condón.
- Antes de desenrollar el condón hasta la base del pene, debe exprimirse el aire de la punta del reservorio con el pulgar y el índice (**fig. 12-1**).
- La punta del condón debe extenderse más allá del extremo del pene para proporcionar un depósito que acumule la eyaculación.
- Si se utilizan lubricantes, deben ser a base de agua o silicona.
- Después del coito, debe sujetarse el condón por la base mientras se retira el pene para evitar que el semen se derrame (4).

Se ha demostrado que los **programas escolares** que promueven el uso de preservativos generan beneficios importantes, con mejora del apego y la oportunidad

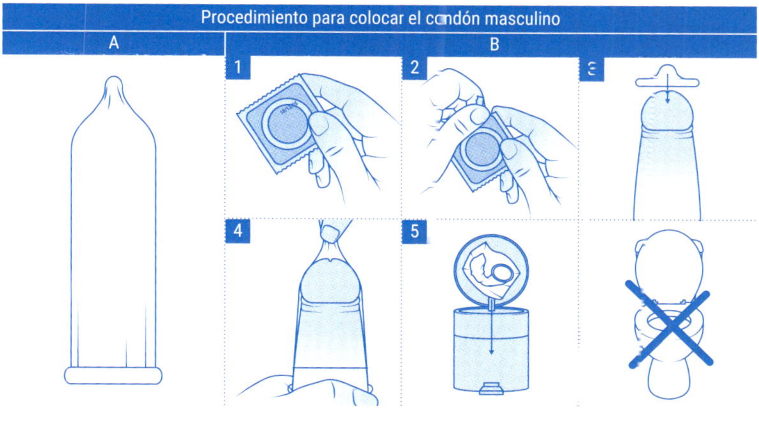

Figura 12-1 Pasos para la colocación apropiada del condón masculino.

de uso. Aunque estos programas han sido cuestionados a nivel social, también se ha comprobado que no aumentan la actividad sexual ni fomentan la toma de riesgos por parte de las personas usuarias. Por lo tanto, deberían expandirse para reducir los riesgos de ETS y embarazos no deseados (7).

Condón femenino

El condón femenino fue aprobado por la FDA en 1993, aunque su existencia se remonta a la década de 1920. Su principal ventaja radica en que es un método anticonceptivo controlado por la mujer, y que proporciona protección tanto contra el embarazo como contra las ETS.

Especificaciones

Está elaborado con una película de poliuretano y tiene dos aros flexibles hechos del mismo material. Uno de los aros se encuentra en el fondo ciego del condón, lo que facilita su inserción y ayuda a mantenerlo en su lugar, mientras que el otro aro queda en el extremo externo, que ofrece protección perineal. Su tamaño es de 78 × 170 mm y viene prelubricado con silicona, aunque no contiene espermicida. Puede utilizarse junto con lubricantes a base de agua para facilitar su inserción y uso (3).

Eficacia

El condón femenino tiene una tasa de fallo del 15 % con uso típico y del 2.6 % con uso perfecto, aunque estas cifras pueden variar de forma significativa según los programas informativos (3). Su uso se encuentra principalmente limitado por la aceptabilidad y el costo. Se ha informado de que hasta el 50 % de las personas encuentran aceptable su uso, pero solo el 35 % lo prefieren sobre el condón masculino.

Cabe destacar que **muchas mujeres no utilizan el condón femenino debido a la falta de aprobación de sus parejas**, especialmente en países en vías de desarrollo, lo que limita su principal ventaja de ser un método controlado por la mujer. En cuanto al costo, al estar diseñado para un solo uso, puede resultar muy elevado para las mujeres en estos países (2).

Uso

Es importante recalcar que no debe utilizarse junto con un condón masculino, ya que su uso simultáneo puede generar adherencia entre ambos métodos y, por lo tanto, provocar su desplazamiento accidental.

El condón femenino se inserta apretando el anillo interior y empujándolo, junto con la bolsa, hacia la vagina, generalmente de 2 min a 20 min antes de tener relaciones sexuales. Está diseñado para un solo uso y debe retirarse después del coito girando el anillo exterior y tirando con suavidad.

Pasos para un adecuado uso del condón femenino (fig. 12-2)

1. Abrir el paquete:
   a. Ubicar la flecha y tirar con cuidado de la lengüeta de apertura en la parte superior del paquete.
   b. No utilizar tijeras ni cuchillos para abrirlo.

2. Sostener el condón:
   a. Sostener el condón del extremo cerrado, con el extremo abierto hacia abajo.
   b. Tomar el anillo interno flexible y apretarlo con el pulgar y el dedo medio para que se alargue y se estreche.
3. Elegir una posición para la inserción:
   a. Ponerse en cuclillas, con una pierna levantada, sentada o recostada.
   b. Introducir lentamente el anillo interno en la vagina.
   c. Sentir que el anillo interno se mueve hacia arriba y acomodarlo en su lugar.
   d. Empujar el condón todo lo que se pueda, cerca del pubis. Asegurarse de que no se tuerza.
   e. Dejar el anillo externo por fuera de la vagina.
4. Uso:
   a. El condón femenino estará listo para usarse.
5. Extraer:
   a. Para quitar el condón, girar el anillo externo y retirarlo suavemente.
   b. Envolver el condón en el paquete o en un pañuelo de papel y arrojarlo en un cubo de basura.
   c. No tirarlo por el inodoro y no volver a usarlo.

Efectos adversos

Se ha llegado a documentar irritación local vaginal en algunas usuarias. Como recordatorio, el uso de lubricantes a base de agua puede ayudar a reducir la fricción y mejorar la comodidad durante la inserción y el uso del condón femenino.

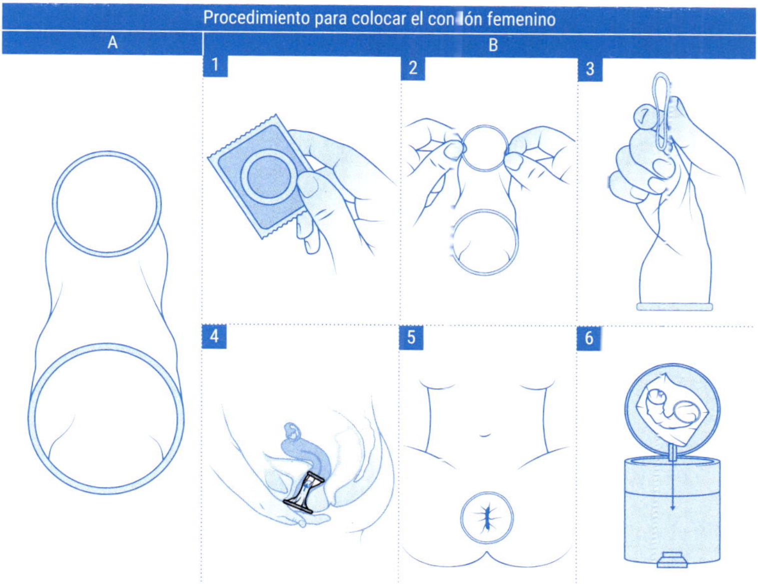

Figura 12-2 Pasos para un uso adecuado del condón femenino.

Diafragma

El diafragma constituye el primer método de anticoncepción controlado por la mujer que estuvo disponible. En la década de 1940 llegó a representar hasta el 30 % de los métodos anticonceptivos utilizados. Sin embargo, con el desarrollo de los anticonceptivos orales combinados (AOC), su popularidad disminuyó rápidamente.

Está constituido por una cúpula de hule que se coloca en la vagina y cubre el cuello uterino. Su tamaño varía entre 50 mm y 105 mm, aunque los más utilizados son los que miden entre 65 y 80 mm (**fig. 12-3**) (4).

- **Diafragma Caya®**: fabricado con material de silicona, se utiliza con un gel anticonceptivo. Tiene un tamaño que se adapta a la mayoría de las mujeres, por lo tanto, se puede evitar la interacción con un médico y la necesidad de ajuste.
- **Diafragma Milex®**: fabricado con material de silicona, se ofrece en ocho tamaños (60-95 mm) que requieren ajustarse (4).

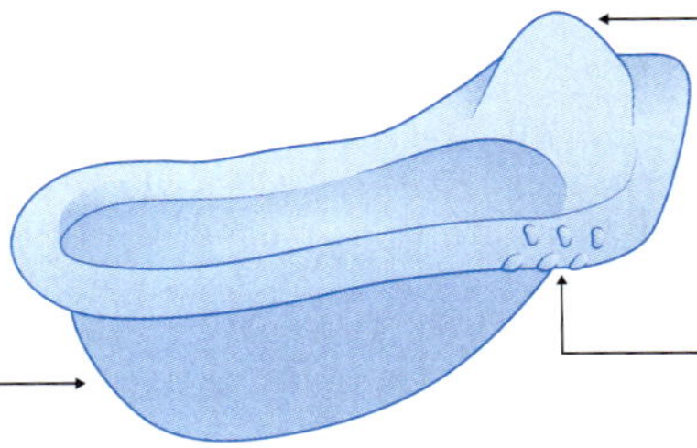

Figura 12-3 Diafragma Caya®.

Eficacia

Puede ser una forma adecuada de anticoncepción; sin embargo, su tasa de éxito depende de una selección apropiada y de su uso correcto. El número de embarazos por 100 mujeres al año se calcula entre 1 y 28.9, con una tasa de fallo del 16 % con uso típico y del 6 % con uso perfecto (3).

Se ha demostrado su utilidad en la disminución de ETS como gonorrea, clamidia y tricomoniasis. Sin embargo, no hay información concluyente respecto a la protección frente al VIH, y, dado que la vagina permanece expuesta, no es posible una protección completa contra el VIH (3).

Elegibilidad

En la **tabla 12-3** se describen las situaciones en las que no se recomienda su uso (1).

Uso

El diafragma de tamaño único no necesita una exploración pélvica ni una adaptación específica del diafragma; sin embargo, una evaluación inicial por parte de un médico puede ayudar a determinar si este método es apropiado para la usuaria.

Tabla 12-3 Características de las personas en las que NO es recomendable el uso del diafragma (categorías 3 y 4 de la OMS)

	Condiciones o características médicas
VIH/sida	• VIH leve o enfermedad clínica asintomática (etapas 1 o 2) • VIH grave o enfermedad clínica avanzada (etapas 3 o 4) • Alto riesgo de VIH (categoría 4)
Otras infecciones	• Antecedentes de síndrome de choque tóxico
Interacciones farmacológicas	Terapia antirretroviral: • Inhibidores de la transcriptasa inversa análogos de nucleósidos • Inhibidores de la transcriptasa inversa no análogos de nucleósidos • Inhibidores de la proteasa • Inhibidores de la integrasa Alergia al látex

Fuente: Secretaría de Salud, Subsecretaría de Prevención y Promoción de la Salud, Centro Nacional de Equidad de Género y Salud Reproductiva. Lineamientos técnicos para la prescripción y uso de métodos anticonceptivos en México. México; 2022. Disponible en: https://www.incmnsz.mx/2023/Lineamiento_TPUMAM_2022.pdf.

Por otro lado, el diafragma estándar sí requiere una adaptación de tamaño. El médico debe disponer de anillos o diafragmas de adaptación asépticos en todos los diámetros para asegurar un ajuste adecuado (4).

Ajuste del tamaño del diafragma

Para el uso adecuado del diafragma, es fundamental realizar una evaluación clínica previa. Debe medirse digitalmente la distancia desde el fórnix vaginal posterior hasta la parte posterior de la sínfisis del pubis. Quien examina debe levantar la mano de manera que el dedo índice haga contacto con el arco púbico y marcar con la punta del pulgar el punto directamente debajo del margen inferior del hueso púbico. Según esta medida, se selecciona el diafragma adecuado (**fig. 12-4**) (4). Debe optarse por el diafragma más grande que pueda colocarse cómodamente sin desplazarse.

Esta medida debe reevaluarse **después de un parto vaginal**, **fluctuaciones de peso significativas** y **anualmente**. La paciente debe insertar el diafragma y practicar su colocación correcta, así como intentar retirarlo antes de salir de la consulta (**fig. 12-5**) (4).

El diafragma debe utilizarse junto con jaleas espermicidas. La aplicación del espermicida no debe hacerse más de 6 h antes del coito, y el diafragma debe permanecer en su lugar al menos 6 h después del mismo, pero no más de 24 h (3). El espermicida debe colocarse en la cúpula del diafragma antes de la inserción y esparcirse alrededor del borde. Si se tienen relaciones sexuales repetidas, o si el diafragma se insertó 2 h o más antes del coito, debe aplicarse espermicida adicional en la vagina mientras el diafragma permanezca colocado (4).

Después de usarlo, el diafragma debe lavarse con agua y jabón, enjuagarse y secarse. Es aconsejable comprobar si hay agujeros y desgarros antes de su uso y utilizar agua para verificar periódicamente si hay fugas. Los diafragmas deben almacenarse dentro del estuche suministrado en un lugar fresco y oscuro. Con el cuidado adecuado, el dispositivo debería durar al menos 2 años (4).

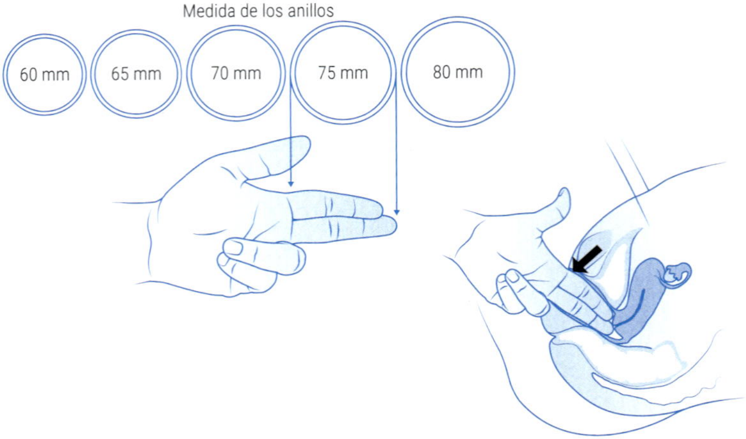

Figura 12-4 Evaluación clínica para el ajuste del diafragma.

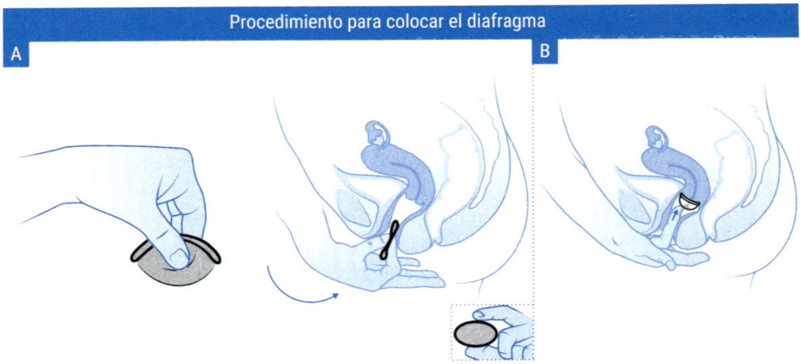

Figura 12-5 A) Autoinserción de diafragma; B) Inserción completa.

Efectos adversos

Irritación vaginal

La irritación vaginal puede ser causada tanto por el gel espermicida utilizado con el diafragma como por el propio dispositivo. El uso prolongado del diafragma, es decir, más de 24 h, se asocia con un aumento de la irritación o abrasión de la mucosa vaginal. Sin embargo, menos del 1 % de las usuarias interrumpe el uso del diafragma por estos motivos (4).

Infecciones de las vías urinarias

Se ha notificado que las infecciones de las vías urinarias (IVU) son entre dos y tres veces más comunes entre las usuarias de diafragma estándar que en las mujeres que usan anticonceptivos orales. Diversos estudios han señalado un riesgo aumentado de IVU, lo que se atribuye a varios mecanismos, como la presión ejercida sobre la uretra por el dispositivo, que puede generar vaciamiento vesical incompleto, la exposición al espermicida y al dispositivo propiamente dicho (2). El diafragma Caya®, de tamaño único, tiene una muesca anterior diseñada para reducir al mínimo la presión uretral, lo que causa menos síntomas urinarios que el diafragma estándar (4).

Capuchón cervical

El capuchón cervical está diseñado para adaptarse al cuello uterino, donde se mantiene en su lugar mediante succión. El único capuchón cervical que está ampliamente disponible en la actualidad es FemCap™ (www.femcap.com) (4).

FemCap™ está fabricado con caucho de silicona y cuenta con una cúpula para cubrir el cuello uterino, un borde que encaja en los fondos de saco vaginales y una superficie irregular que se ensancha y se adapta a las paredes vaginales alrededor del cuello uterino.

Hay tres tamaños disponibles según el diámetro del borde interno (4):

- 22 mm: para mujeres nulíparas.
- 26 mm: para mujeres que han estado embarazadas pero no han tenido un parto vaginal.
- 30 mm: para mujeres que han tenido un parto vaginal.

Eficacia

Ha demostrado una eficacia que varía entre un 6% y un 20%, dependiendo de si se utiliza de manera perfecta o típica. Como en todos los métodos de barrera, es crucial recibir instrucciones adecuadas para su correcta colocación (2).

La tasa de embarazo con el uso del capuchón cervical FemCap™ fue casi el doble en comparación con el diafragma. Esta tasa fue significativamente mayor en mujeres con partos vaginales previos (4).

Mecanismo de acción

El capuchón cervical crea una barrera que evita el paso de espermatozoides a través del canal cervical.

Elegibilidad

En la **tabla 12-4** se describen las situaciones en las que no se recomienda su uso (1).

Uso

El capuchón cervical debe mantenerse insertado durante al menos 6 h después del coito y no debe permanecer en la vagina durante más de 48 h. FemCap™ tiene una correa sobre el domo para facilitar su extracción (**fig. 12-6**) (4).

No se requiere el uso de espermicida. Sin embargo, se recomienda para aumentar su eficacia, así como para disminuir el flujo y mal olor asociados al uso prolongado. El espermicida se coloca en el recipiente antes de colocarlo sobre el cuello uterino.

Tabla 12-4 **Características de las personas en las que NO es recomendable el uso de capuchón cervical (categorías 3 y 4 de la OMS)**

	Condición o características médicas
VIH/sida	• VIH leve o enfermedad clínica asintomática (etapas 1 o 2) • VIH grave o enfermedad clínica avanzada (etapas 3 o 4) • Alto riesgo de VIH (categoría 4)
Otras infecciones	• Historia de síndrome de choque tóxico*
Enfermedades cardiovasculares	Terapia antirretroviral: • Inhibidores de la transcriptasa inversa análogos de nucleósidos • Inhibidores de la transcriptasa inversa no análogos de nucleósidos • Inhibidores de la proteasa • Inhibidores de la integrasa Alergia al látex

* Consúltense comentarios adicionales en los CME 2015 (OMS).

Fuente: Secretaría de Salud, Subsecretaría de Prevención y Promoción de la Salud, Centro Nacional de Equidad de Género y Salud Reproductiva. Lineamientos técnicos para la prescripción y uso de métodos anticonceptivos en México. México; 2022. Disponible en: https://www.incmnsz.mx/2023/Lineamiento_TPUMAM_2022.pdf.

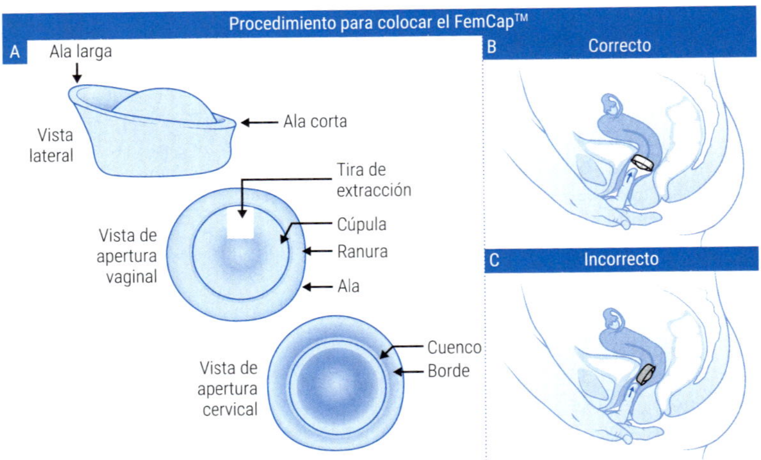

Figura 12-6 A) Características de FemCap™; B) El FemCap™ debe cubrir completamente el cuello uterino; C) Ejemplo de colocación incorrecta del FemCap™.

Reacciones adversas

El uso del capuchón cervical se ha relacionado con IVU en la misma medida que el uso del diafragma. Esto resta importancia al posible efecto mecánico del diafragma y da más peso al aumento del riesgo secundario a los cambios en la microbiota vaginal.

Barreras bioquímicas

Esponja vaginal

La esponja vaginal es un disco de espuma de tamaño único que tiene una muesca en uno de sus lados para permitir su acoplamiento al cuello uterino, y una guía de extracción en el otro. Contiene N-9, que se libera durante la relación sexual. (**fig. 12-7**)

Existen varias presentaciones:

- La esponja Today® es un disco de poliuretano con hoyuelos, impregnado con 1 g de N-9 y diseñado para usarse hasta 24 h. Actualmente, es la única aprobada por la FDA.
- La Protectaid® es una esponja de poliuretano que contiene tres espermicidas y un gel dispersante. Los agentes espermicidas son colato de sodio, N-9 y cloruro de benzalconio (BZK).
- La esponja Pharmatex® es un cilindro de espuma impregnado con 60 mg del espermicida BZK (4).

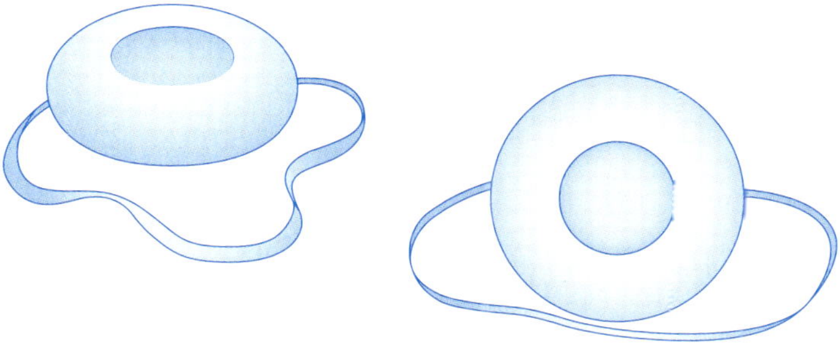

Figura 12-7 Esponja vaginal.

Mecanismde acción

Su forma de acción es tanto una barrera física (absorción de espermatozoides, lo que disminuye la cantidad) como química (al exponer el semen al espermicida N-9).

Eficacia

La eficacia de la esponja varía según el uso: con un uso perfecto, tiene una tasa de fallo del 9 %, mientras que con un uso típico, la tasa de fallo es del 16 % (2).

Uso

Para su uso, la esponja debe humedecerse con agua y exprimir el exceso antes de colocarla a nivel cervical. Puede insertarse inmediatamente antes de la relación sexual o 24 h antes. Debe permanecer al menos 6 h después de la relación sexual antes de retirarla, incluso si la esponja ha estado colocada durante 24 h antes del coito. Por lo tanto, el tiempo máximo de uso es de 30 h (2).

Se retira enganchando un dedo a través de la cinta adherida a la parte posterior de la misma. Las esponjas Protectaid® y Pharmatex® no requieren humedecimiento y pueden insertarse hasta 12 h antes del coito. Algunos informes sugieren que estas esponjas pueden ser más fáciles de eliminar que la esponja Today® (4).

Reacciones adversas

En las reacciones adversas se encuentran las reacciones alérgicas (4 %), resequedad vaginal o picazón (8 %) (4).

Espermicidas

Los espermicidas se han utilizado ampliamente a lo largo de la historia de la humanidad como una opción anticonceptiva. Las preparaciones farmacéuticas modernas comenzaron a desarrollarse en la década de 1930, con la aparición de los espermicidas contemporáneos.

Inicialmente, los espermicidas gozaron de una alta popularidad debido a que eran formulaciones OTC y a su facilidad de uso. El compuesto más estudiado y disponible es el N-9 (presente en todos los espermicidas disponibles). Otros espermicidas incluyen el surfactante catiónico BZK y el derivado fenólico menfegol.

Los geles amortiguadores de ácido, como BufferGel®, Amphora™ (antes conocido como Acidform®), Contragel® (también conocido como Caya® gel), RepHresh™ y Replens™, son prometedoras alternativas al N-9, aún en estudio (4).

Mecanismo de acción

El N-9 es un surfactante que actúa destruyendo la membrana celular espermática (2).

Elegibilidad

En la **tabla 12-5** se describen las situaciones en las que no se recomienda su uso (1).

Uso

Estos métodos suelen utilizarse en conjunto con barreras físicas, aunque también pueden emplearse de forma aislada. Actualmente, están disponibles principalmente en forma de láminas disolventes y gel.

El N-9 se inserta con un aplicador o con el dedo y tarda entre 10 min y 15 min en disolverse. Es importante respetar estos tiempos para mejorar su eficacia anticonceptiva, ya que su acción solo permanece efectiva durante 1 h.

Las películas anticonceptivas vaginales deben aplicarse no menos de 15 min y no más de 3 h antes de la relación sexual. Si la eyaculación no se produce dentro del período de eficacia, es necesario volver a aplicar el espermicida. Cada episodio coital requiere una nueva aplicación del espermicida (2,4).

Eficacia

Las tasas de embarazo durante el primer año de uso de espermicidas son muy variables, y se han reportado entre un 5 % y un 50 %. La eficacia con uso perfecto es del 18 %, mientras que con uso típico es del 28 % (2). Aunque es mejor que no usar ningún método anticonceptivo, no se recomienda el uso de espermicidas como único método anticonceptivo.

Tabla 12-5 Características de las personas en las que NO es recomendable el uso de espermicidas (categorías 3 y 4 de la OMS)

	Condición o características médicas
VIH/sida	• VIH leve o enfermedad clínica asintomática (etapas 1 o 2) • VIH grave o enfermedad clínica avanzada (etapas 3 o 4) • Alto riesgo de VIH (categoría 4)
Interacciones farmacológicas	Terapia antirretroviral: • Inhibidores de la transcriptasa inversa análogos de nucleósidos • Inhibidores de la transcriptasa inversa no análogos de nucleósidos • Inhibidores de la proteasa • Inhibidores de la integrasa

Fuente: Secretaría de Salud, Subsecretaría de Prevención y Promoción de la Salud, Centro Nacional de Equidad de Género y Salud Reproductiva. Lineamientos técnicos para la prescripción y uso de métodos anticonceptivos en México. México; 2022. Disponible en: https://www.incmnsz.mx/2023/Lineamiento_TPUMAM_2022.pdf.

Efectos adversos

El principal efecto secundario de los espermicidas es la alergia local, que se produce entre el 1 % y el 5 % de las usuarias. También se ha notificado que los espermicidas pueden alterar la microbiota vaginal, lo que predispone a la colonización por *E. coli*, que incrementa la susceptibilidad a IVU (4).

MITOS

«Los métodos anticonceptivos de barrera causan infertilidad»
Los métodos anticonceptivos de barrera no causan infertilidad. Al contrario, ayudan a prevenir infecciones de transmisión sexual (ITS), que pueden ser una causa de la misma.

«Los preservativos no son efectivos contra las infecciones de transmisión sexual»
El preservativo es el único método anticonceptivo que protege tanto contra el embarazo como contra la mayoría de las infecciones de transmisión sexual, incluido el VIH. Su uso correcto es fundamental para garantizar esta protección.

«El condón femenino no es seguro ni eficaz»
El condón femenino es un método anticonceptivo seguro y eficaz cuando se usa correctamente. Además, proporciona protección tanto contra el embarazo como contra ITS, y ofrece a las mujeres mayor control sobre su salud sexual.

«Los métodos de barrera no son confiables porque tienen altas tasas de fallo»
Aunque los métodos de barrera dependen de un uso correcto para maximizar su eficacia, la educación adecuada puede reducir significativamente los fallos. Por ejemplo, el condón masculino tiene una tasa de fallo del 2 % con uso perfecto.

«El uso de espermicidas es peligroso para la salud vaginal»
Aunque algunas personas pueden experimentar irritación vaginal con los espermicidas, estos son seguros para la mayoría de los usuarios cuando se emplean correctamente. Las reacciones adversas son poco frecuentes y pueden reducirse al mínimo con el uso adecuado y la selección de productos alternativos si es necesario.

«El diafragma es incómodo y poco práctico»
El diafragma puede ser una opción cómoda y práctica cuando se elige el tamaño adecuado y se recibe educación sobre su uso. Además, modelos como el diafragma Caya®, de tamaño único, eliminan la necesidad de ajustes personalizados y facilitan su adopción.

«No hay alternativas a los condones de látex para personas alérgicas»
Existen condones fabricados con poliuretano que son alternativas seguras y efectivas para quienes tienen alergia al látex. Estas opciones ofrecen la misma protección contra embarazos e infecciones de transmisión sexual.

Referencias bibliográficas

(1) Secretaría de Salud, Subsecretaría de Prevención y Promoción de la Salud, Centro Nacional de Equidad de Género y Salud Reproductiva. Lineamientos técnicos para la prescripción y uso de métodos anticonceptivos en México. México; 2022. Disponible en: https://www.incmnsz.mx/2023/Lineamiento_TPUMAM_2022.pdf.

(2) Gilliam ML, Derman RJ. Barrier Methods Of Contraception. Obstetrics and Gynecology Clinics of North America 2000;27(4):841-58.

(3) Britton LE, Alspaugh A, Greene MZ, McLemore MR. An evidence-based update on contraception. AJN, American Journal of Nursing 2020;120(2):22-33. Disponible en: https://journals.lww.com/ajnonline/abstract/2020/02000/ce__an_evidence_based_update_on_contraception.23.aspx.

(4) Jensen J, Creinin M. Speroff & Darney's Clinical Guide to Contraception. Lippincott Williams & Wilkins; 2019.

(5) Sedlander E, Yilma H, Emaway D, Rimal RN. If fear of infertility restricts contraception use, what do we know about this fear? An examination in rural Ethiopia. Reproductive Health 2022;19(S1).

(6) Mitzel LD, Johnson MW, Vanable PA. Delay Discounting and Sexual Decision-Making: Understanding Condom Use Behavior Among U.S. College Students. Archives of Sexual Behavior 2023;52(6):2605-17.

(7) Dunn MS. Comparison of Contraception Method and Associated Risk Among US High School Students. Psychological Reports, 2023. Disponible en: https://doi.org/10.1177/00332941231169667.

(8) Lindemann DF, Brigham TA. A Guttman Scale for Assessing condom use skills among college students. AIDS and Behavior 2003;7(1):23-7.

CAPÍTULO 13

Métodos anticonceptivos basados en el conocimiento de la fertilidad

Dra. Milady Isabel Banegas Echeverría
Dra. Alba Myriam García Rodríguez

PUNTOS CLAVE

- Aproximadamente 19 millones de mujeres utilizan métodos anticonceptivos tradicionales, como el coito interrumpido y el seguimiento de la fertilidad.
- Los métodos basados en el conocimiento de la fertilidad (MBCF) son métodos anticonceptivos en los que las personas utilizan datos fisiológicos personales para determinar su fertilidad y tomar decisiones sobre la actividad sexual durante los días fértiles.
- Existen diferentes MBCF; cada uno recopila información fisiológica distinta, tiene reglas independientes para su uso y presenta tasas de embarazo distintas tanto en uso perfecto como en uso típico.
- Hay muchas tecnologías de fertilidad emergentes, pero pocas han sido objeto de investigaciones rigurosas sobre su eficacia anticonceptiva.

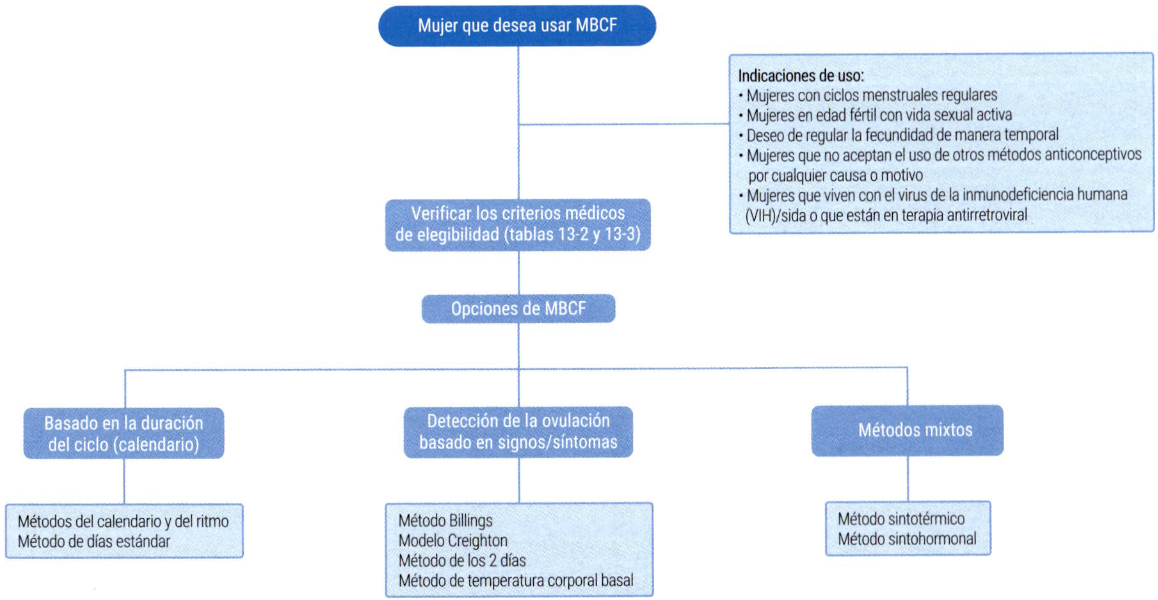
Mujer que desea usar MBCF
Indicaciones de uso:
• Mujeres con ciclos menstruales regulares
• Mujeres en edad fértil con vida sexual activa
• Deseo de regular la fecundidad de manera temporal
• Mujeres que no aceptan el uso de otros métodos anticonceptivos por cualquier causa o motivo
• Mujeres que viven con el virus de la inmunodeficiencia humana (VIH)/sida o que están en terapia antirretroviral
Verificar los criterios médicos de elegibilidad (tablas 13-2 y 13-3)
Opciones de MBCF
Basado en la duración del ciclo (calendario)
Detección de la ovulación basado en signos/síntomas
Métodos mixtos
Métodos del calendario y del ritmo
Método de días estándar
Método Billings
Modelo Creighton
Método de los 2 días
Método de temperatura corporal basal
Método sintotérmico
Método sintohormonal

Introducción

En el año 2022, el 77.5 % de las mujeres en edad reproductiva (de 15 a 49 años) en todo el mundo, satisfacían sus necesidades de planificación familiar mediante métodos modernos, mostrando un aumento de 10 puntos porcentuales respecto a 1990 (67 %). Este lento aumento se debe a varios factores: una elección limitada de métodos, acceso restringido a estos servicios, haber sufrido efectos colaterales o el miedo a sufrirlos, y oposición cultural o religiosa (1).

Aproximadamente 19 millones de mujeres confían en métodos anticonceptivos «tradicionales», como el método del retiro (coito interrumpido) y el seguimiento de la fertilidad (2).

Los **métodos basados en el conocimiento de la fertilidad** (**MBCF**) son aquellos en los que las usuarias determinan su fertilidad diaria a partir de sus datos fisiológicos personales. El principio anticonceptivo subyacente a estos métodos es que una mujer puede reducir la probabilidad de embarazo interpretando esta información y eligiendo abstenerse de las relaciones sexuales o utilizar métodos anticonceptivos en los días fértiles (3,4).

Dependiendo de los requisitos específicos de cada MBCF, las mujeres realizan un seguimiento de cambios en uno o más biomarcadores de fertilidad en un intento de identificar su ventana fértil durante cada ciclo menstrual. Estos métodos son útiles tanto para planificar como para prevenir el embarazo (5).

Los MBCF de bajo costo son autoadministrados y seguidos por las mujeres para estimar los días de máxima fertilidad. Entre estos métodos se encuentran: la **calidad del moco cervical**, la **detección de la hormona luteinizante** (**LH**) **en orina**, el **inicio del período menstrual** y los **cambios en la temperatura corporal basal** (**TCB**). Además, se ha observado que las aplicaciones móviles de baja tecnología para el seguimiento de los MBCF y la actividad sexual mejoran la comunicación entre pacientes y proveedores, así como el conocimiento de las mujeres sobre la fertilidad.

Historia de los métodos basados en el conocimiento de la fertilidad

Los primeros sistemas de planificación familiar basados en el calendario fueron desarrollados de manera independiente a mediados y finales de la década de 1920 por el ginecólogo japonés Kyusaku Ogino y el médico investigador austriaco Herman Knaus. Ambos autores describieron de manera independiente que el período entre la ovulación y la siguiente menstruación generalmente tiene una duración de 14 días. Esto permitió el desarrollo de una fórmula matemática para determinar la ventana fértil, hoy conocida como «**método del calendario**» o «**método del ritmo**» (6,7).

El término coloquial «ritmo» que se utiliza comúnmente para los sistemas de planificación familiar basados en el calendario probablemente proviene del título de un libro escrito a principios de la década de 1930 por un médico de Chicago, Leo Latz, titulado *El ritmo de la fertilidad y esterilidad en las mujeres*. El objetivo de Latz era crear un sistema de planificación familiar basado en el calendario que pudiera ser enseñado rápidamente por profesionales de la salud en una visita clínica de 3 min, lo que permitiría determinar los momentos alternantes infértiles y fértiles del ciclo menstrual (6).

El **método de los días estándar** es otro procedimiento ampliamente conocido para identificar la ventana fértil. Fue desarrollado por investigadores de la Universidad de Georgetown con base en un conjunto de datos de más de 7 500 ciclos menstruales recopilados por la Organización Mundial de la Salud (OMS) (8).

Los **métodos de planificación familiar basados en el calendario** se consideraron tan efectivos como cualquier anticonceptivo disponible en la primera mitad del siglo XX. No fue hasta la introducción de anticonceptivos hormonales a finales de la década de 1950 que el método del «ritmo» de planificación familiar cayó en desuso (6).

Mecanismo de acción

El mecanismo de acción de los MBCF consiste en evitar el coito vaginal durante los días fértiles del ciclo menstrual. Estos días se identifican mediante distintas modalidades, es decir, con métodos basados en los síntomas, métodos basados en el calendario y métodos mixtos, que se describen más adelante en este capítulo (9).

Indicaciones de uso

Los MBCF están especialmente indicados para mujeres con ciertas características y necesidades específicas. A continuación se detallan las principales directrices para el uso de estos métodos:

- **Mujeres con ciclos menstruales regulares**: la regularidad en los ciclos menstruales facilita la predicción de los días fértiles e infértiles.
- **Mujeres en edad fértil con vida sexual activa**.
- **Deseo de regular la fecundidad de manera temporal**: los MBCF permiten a las mujeres planificar embarazos o evitar la concepción según sus deseos y circunstancias.
- **Mujeres que no aceptan el uso de otros métodos anticonceptivos por cualquier causa o motivo**: ya sea por razones personales, de salud, culturales o religiosas, estos métodos ofrecen una alternativa aceptable.
- **Mujeres que viven con el virus de la inmunodeficiencia humana (VIH)/sida o que están en terapia antirretroviral**: los MBCF pueden ser una opción adecuada para aquellas que buscan evitar los efectos secundarios de otros métodos anticonceptivos.

Es crucial recordar que, aunque los MBCF son efectivos para la planificación familiar, no ofrecen protección frente a las infecciones de transmisión sexual (ITS), incluidas las infecciones por VIH y el virus del papiloma humano. Por lo tanto, se recomienda el uso correcto y consistente del condón externo o interno (9).

Eficacia

Los MBCF a menudo son malinterpretados por organizaciones y proveedores. Debido al reducido número de usuarios, históricamente se han agrupado en estudios poblacionales que evalúan su eficacia, como los análisis de la *Encuesta Nacional de Crecimiento Familiar* (NSFG) de los Centers for Disease Control and Prevention de Estados Unidos. Sin embargo, los MBCF actuales cumplen con los criterios de los métodos modernos de anticoncepción desarrollados por la OMS. Esta entidad clasifica los métodos modernos como aquellos que tienen una «base sólida en biología reproductiva, un protocolo preciso para su uso correcto y evidencia de eficacia en diversas condiciones según estudios diseñados adecuadamente».

Cada MBCF tiene tasas de eficacia distintas en cuanto a su uso perfecto y uso típico. Aunque los estudios sobre la eficacia y efectividad de estos métodos han sido más limitados que los realizados con otros métodos anticonceptivos, una revisión reciente de los estudios de eficacia existentes encontró una amplia variedad de tasas de embarazo. En el uso perfecto, las tasas de embarazo varían del 0.4 % al 12.1 %, mientras que en el uso típico varían del 1.8 % al 33.6 %, en función del método (**tabla 13-1**) (10).

Tabla 13-1 **Porcentaje de mujeres en Estados Unidos que experimentan embarazo no deseado durante el primer año de uso de métodos anticonceptivos y porcentaje de continuación de uso al final del primer año**

	Porcentaje de mujeres con un embarazo no deseado durante el primer año de uso		Porcentaje de mujeres que continúan el uso al año[c]
Método	**Uso típico[a]**	**Uso perfecto[b]**	
Métodos basados en el conocimiento de la fertilidad	24		47
Método de días fijos	—	5	—
Método de los 2 días		4	
Método de la ovulación		3	
Método sintotérmico		0.4	

[a] Entre las parejas que utilizan un método anticonceptivo de forma típica (no necesariamente por primera vez), el porcentaje de mujeres que experimentan un embarazo accidental durante el primer año, siempre que no interrumpan el uso por ninguna otra razón.

[b] Entre las parejas que inician el uso de un método (no necesariamente por primera vez) y lo emplean de manera perfecta (correcta y consistentemente), el porcentaje de mujeres que experimentan un embarazo accidental durante el primer año, siempre que no interrumpan el uso por ninguna otra razón.

[c] Entre las parejas que intentan evitar el embarazo, el porcentaje que continúa utilizando un método anticonceptivo durante 1 año.

Fuente: Organización Mundial de la salud (OMS). Recomendaciones sobre prácticas seleccionadas para el uso de anticonceptivos, 3.ª edición. Ginebra: OMS; 2018. Disponible en: https://www.who.int/es/publications/i/item/9789241565400. Con permiso.

Retorno a la fertilidad

Uno de los aspectos más ventajosos de los MBCF es que permiten un retorno inmediato a la fertilidad tras su interrupción (11). No alteran el ciclo hormonal de la mujer. Esto significa que tan pronto como una mujer decide dejar de usar un método determinado, puede concebir sin demora alguna.

Criterios médicos de elegibilidad

Existen tres tipos principales de MBCF: los **métodos basados en los síntomas**, los **métodos basados en el calendario** y los **métodos mixtos** (v. a continuación). De acuerdo con las recomendaciones de la OMS, los métodos basados en los síntomas pueden ser utilizados de manera segura por mujeres con las condiciones médicas o características personales que se enumeran en la **tabla 13-2** (9). De manera similar, los métodos basados en el calendario pueden ser utilizados de forma segura por mujeres con las condiciones médicas o características personales que se detallan en la **tabla 13-3** (9).

Tabla 13-2 Criterios médicos de elegibilidad para el uso de los métodos basados en los síntomas

<table>
<tr><th colspan="4">Condición o características médicas</th></tr>
<tr><th></th><th>Aceptar</th><th>Cuidado, precaución</th><th>Diferir</th></tr>
<tr><td>Características personales</td><td></td><td>Posmenarquia
Perimenopausia</td><td></td></tr>
<tr><td>Historia reproductiva y condiciones ginecológicas</td><td>Posparto (sin lactancia)
> 4 semanas</td><td>Lactancia materna > 6 semanas
Después de que empieza la menstruación
Postaborto</td><td>Lactancia materna < 6 semanas posparto
Posparto (sin lactancia)
< 4 semanas</td></tr>
<tr><td>Infecciones y trastornos del aparato reproductor</td><td></td><td></td><td>Sangrado vaginal irregular
Flujo vaginal</td></tr>
<tr><td>Otros</td><td></td><td colspan="2">Uso de medicamentos que afectan a la regularidad del ciclo, las hormonas y/o los signos de fertilidad</td></tr>
<tr><td>Enfermedades que aumentan la temperatura corporal</td><td></td><td>Enfermedades crónicas</td><td>Enfermedades agudas</td></tr>
</table>

Tabla 13-3 **Criterios médicos de elegibilidad para el uso de los métodos basados en el calendario**

<table>
<tr><th colspan="4">Condición o características médicas</th></tr>
<tr><th></th><th>Aceptar</th><th>Cuidado, precaución</th><th>Diferir</th></tr>
<tr><td>Características personales</td><td></td><td>Posmenarquia
Perimenopausia</td><td></td></tr>
<tr><td>Historia reproductiva y condiciones ginecológicas</td><td></td><td>Lactancia materna, después de que empieza la menstruación</td><td>Lactancia materna < 6 semanas posparto
Posparto (sin lactancia)
< 4 semanas
> 4 semanas</td></tr>
<tr><td>Infecciones y trastornos del aparato reproductor</td><td>Flujo vaginal</td><td></td><td>Sangrado vaginal irregular</td></tr>
<tr><td>Otros</td><td></td><td colspan="2">Uso de medicamentos que afectan a la regularidad del ciclo, las hormonas y/o los signos de fertilidad</td></tr>
<tr><td>Enfermedades que aumentan la temperatura corporal</td><td>Enfermedades crónicas
Enfermedades agudas</td><td></td><td></td></tr>
</table>

Clasificación

Los diversos MBCF difieren en las técnicas utilizadas para calcular los días en los que existe riesgo de embarazo y en los métodos a emplear durante esos días. Existen tres métodos utilizados para calcular los días en los que hay riesgo de embarazo (12):

- **Basado en la duración del ciclo (calendario)**: consiste en estimar el tiempo de ovulación en relación con la menstruación.
- **Detección de ovulación basada en signos/síntomas**: consiste en detectar la ovulación según los signos físicos y síntomas.
- **Métodos mixtos**: combina información del historial de la mujer, cambios físicos y exámenes de laboratorio.

Cada técnica emplea herramientas tradicionales para que las mujeres las utilicen, aunque la mayoría también incorpora aplicaciones más modernas. Anteriormente, estos métodos se conocían como «planificación familiar natural». Sin embargo, esta expresión es inapropiada, ya que sugiere de forma incorrecta que otros métodos son «no naturales», lo que no es técnicamente preciso.

Los MBCF se fundamentan en suposiciones sobre la biología de los ciclos ovulatorios y la fertilización. Aunque las estimaciones del potencial de fertilidad por día del ciclo se han refinado con avances modernos, la mayoría de estos métodos aún se basan en observaciones anteriores sobre el momento de la ovulación. Las suposiciones clave incluyen:

- La ovulación ocurre entre 35 h a 44 h después del aumento inicial de la LH.
- La ovulación se produce 16 h después del pico de LH, con un intervalo de 8 h a 40 h.
- La ovulación tiene lugar 24 h después del pico de estradiol, con un intervalo de 17 h a 32 h.
- La ovulación se da 8 h después del aumento de progesterona, con un intervalo de 12.5 h antes a 10 h después.
- La ovulación ocurre entre 12 a 16 días antes del inicio de la próxima menstruación, en función de la duración del ciclo.

Además, se consideran ciertas las siguientes observaciones:

- Solo se produce una ovulación por ciclo.
- Los óvulos pueden ser fertilizados únicamente durante las 12 h a 24 h posteriores a la ovulación.
- Los espermatozoides pueden fertilizar óvulos hasta 5 días después de la eyaculación intravaginal.

Estas estimaciones conducen a la conclusión de que solo hay 6 días en un ciclo en los que es posible la fertilización: los 5 días anteriores a la ovulación y el día de la ovulación. Sin embargo, la variabilidad en la duración de los ciclos implica que el momento exacto de estos 6 días puede fluctuar, lo que requiere considerar más días como potencialmente fértiles en evaluaciones prospectivas. Además, la capacidad de los espermatozoides para fertilizar un óvulo durante hasta 5 días introduce una tasa de fracaso inherente, pero también hace que los métodos basados en la duración del ciclo sean más aceptables al reducir el número de días considerados de riesgo (12,13).

Métodos basados en la duración (longitud) del ciclo

Métodos del calendario y del ritmo

La duración del ciclo menstrual, es decir, el tiempo entre el inicio de un ciclo menstrual y el siguiente, también puede utilizarse para identificar la ventana fértil. Aunque la longitud del ciclo varía entre las mujeres y puede cambiar de un ciclo a otro, lo más probable es que la ovulación ocurra entre 9 y 16 días antes del final del ciclo (10).

El éxito de los métodos basados en la duración del ciclo depende de que la mujer tenga una variabilidad menor entre ciclos. Para determinar si una mujer puede confiar en estos métodos para identificar los días en riesgo, primero debe registrar sus ciclos menstruales durante un período de 6 a 12 meses. Una vez que se ha recopilado suficiente información para determinar la duración de sus ciclos más cortos y más largos, se identifican los días en riesgo utilizando las siguientes fórmulas:

- **Día inicial del período fértil**: número de días en el ciclo más corto menos 18.
- **Día final del período fértil**: número de días en el ciclo más largo menos 11.

Estudios recientes han demostrado que el 20 % de las mujeres estudiadas durante solo cuatro ciclos tenían longitudes de ciclo que variaban al menos 14 días, lo que hacía que este método fuera prácticamente inviable. Otro 25 % tenía ciclos que variaban en 7 días o más, lo que significaba que estarían en riesgo de embarazo al menos 15 días por ciclo.

Para utilizar esta técnica, la mujer señala los días en riesgo del ciclo en un calendario (ya sea en papel o digital) justo en el momento del inicio de su menstruación, de ahí el nombre «método del calendario». Las mujeres deben estar atentas a los ciclos que son atípicos (ciclos extralargos o cortos) para recalcular sus días en riesgo en caso necesario. Los profesionales de la salud deben tener en cuenta que las mujeres a menudo informan de que utilizan el «método del ritmo» sin recopilar la información inicial necesaria ni realizar ningún cálculo; solo se abstienen durante unos días cuando sienten (a menudo de forma incorrecta) que son fértiles.

Un antiguo metaanálisis presentó tasas de fallo en el primer año para el método del calendario/método del ritmo que oscilaban entre el 15 % y el 19 %. Un estudio internacional de mujeres que utilizaron la abstinencia periódica basada en el método del calendario informó de una tasa de fallo en uso típico del 14 %. La naturaleza impredecible de una ovulación tardía, incluso en mujeres que suelen tener ciclos regulares, probablemente contribuye a estas tasas de fallo. Si las parejas utilizan métodos de barrera durante los días en riesgo, las tasas de fallo pueden ser más bajas debido a una mayor adherencia (7,12).

Método de días estándar

El **método de días estándar** (**SDM**, *standard day method*) es un procedimiento práctico basado en la conciencia de la fertilidad, que identifica una ventana fértil de 12 días (días 8-19 del ciclo menstrual). Durante este período, las mujeres con ciclos menstruales regulares deben abstenerse de tener relaciones sexuales o utilizar un método de barrera para prevenir el embarazo (8).

El SDM está limitado a mujeres con ciclos menstruales de 26 a 32 días, aplicable aproximadamente al 50 % al 60 % de las mujeres en edad reproductiva. Sin embargo, contraindicaciones como el embarazo reciente y la lactancia materna pueden afectar a la regularidad del ciclo y la elegibilidad para este método (7,14). La mayoría de las mujeres pueden usar el SDM de manera segura, pero aquellas que presentan al menos dos ciclos consecutivos fuera de este rango no son candidatas adecuadas. Además, para mujeres con condiciones donde el embarazo representa un riesgo inadmisible, el SDM podría no ser adecuado debido a su relativamente alto porcentaje de fallos en el uso típico (11).

El ***cyclebead***, o **collar del ciclo**, junto con otras herramientas como rastreadores digitales del ciclo menstrual, pueden ayudar a las mujeres a llevar un registro de sus días fértiles (14). Las cuentas del collar (**fig. 13-1**) están codificadas por colores para alertar a las mujeres sobre los días en riesgo y para informarles sobre si la duración del ciclo está fuera del rango apropiado para el método. Actualmente, el collar del ciclo se encuentra disponible en aplicaciones digitales que facilitan su uso.

Las tasas de fracaso en el primer año del ensayo clínico del SDM fueron del 4.8 % en uso correcto y consistente, y del 12 % para toda la población del estudio. Un metaanálisis de estudios en 14 países, donde el SDM se ofreció como una opción de rutina, mostró una tasa de fracaso del 14 %, lo que concuerda con un reciente hallazgo de una revisión sistemática que notificó un 12 %.

Como dato interesante, en un ensayo clínico, el 23 % de las mujeres tuvieron relaciones sexuales sin protección durante al menos un día fértil identificado en uno o más de los 13 ciclos del ensayo. Con base en estas tasas de fracaso, la OMS ha clasificado al SDM como un «método moderno», aunque esta clasificación se ha cuestionado abiertamente (12).

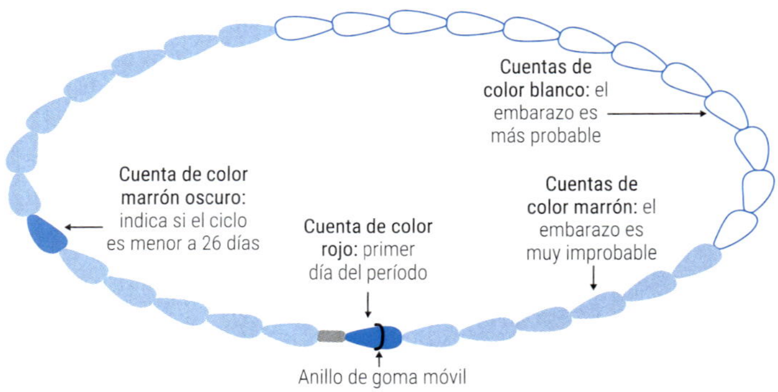

Figura 13-1 Collar de ciclo. Una banda elástica se mueve sobre una nueva cuenta cada día para informar a la usuaria (y a su pareja) en qué punto se encuentra en su ciclo.

Aplicaciones basadas únicamente en la longitud del ciclo

Las grandes empresas de tecnología ofrecen aplicaciones (*apps*) de salud, algunas gratuitas y otras de pago, a sus usuarias. Se han desarrollado más de 1 100 aplicaciones para el seguimiento de los ciclos menstruales, con diversas opciones que varían de manera considerable en cuanto a calidad (12).

Estas aplicaciones basadas en el calendario, diseñadas para definir la fertilidad óptima, se están convirtiendo en un método cada vez más popular para sincronizar las relaciones sexuales. Sin embargo, no proporcionan información sobre cómo se calculan las predicciones ni sobre la precisión de estas.

La mayoría de las aplicaciones de calendario intentan proporcionar a las usuarias el día de la ovulación, pero la probabilidad máxima de que esto sea correcto es solo del 21 %. Esto sugiere que las predicciones se basan en la suposición de que la ovulación ocurre en un día fijo del ciclo menstrual, con independencia de la duración específica del ciclo de cada mujer (15).

Métodos basados en signos y síntomas

La capacidad para identificar el momento preciso de la ovulación es crucial para las mujeres que desean planificar la concepción o practicar la anticoncepción. Las concentraciones elevadas de estradiol (> 200 pg/mL durante 50 h) que desencadenan el pico de LH antes de la ovulación inducen varios cambios en el moco cervical, las secreciones vaginales y la saliva. Otros cambios físicos, como la TCB y las alteraciones en la textura y composición del moco cervical, generalmente ocurren en poco tiempo.

En conjunto, estos efectos pueden ayudar a detectar la ovulación inminente, y su resolución puede sugerir el final de los días en riesgo. Estos métodos pueden ser utilizados por mujeres con ciclos regulares, así como por aquellas con patrones menstruales menos predecibles, incluyendo mujeres después de la lactancia o tras el uso de anticonceptivos hormonales (12).

La tasa de embarazo después de 1 año de uso varía del 0.4 % al 5 % en uso perfecto, pero es del 8 % en la práctica común. La efectividad aumenta con la ausencia de relaciones sexuales vaginales y disminuye cuando se combina con métodos de barrera implementados de manera inadecuada. La información sobre la fiabilidad y efectividad de los equipos predictores de ovulación disponibles en internet es escasa (16).

Método Billings

El **método Billings**, aprobado y promocionado por la OMS (12), es un método adecuado para todo tipo de ciclos, ya que no se fundamenta en cálculos, sino en la **observación del moco cervical** (17). Se basa en el hecho de que el moco cervical cambia en apariencia y textura en relación con la ovulación. Inicialmente, el moco se caracteriza por ser pegajoso y filante. Otra señal es la presencia de un moco oscuro, un tipo de tapón cervical que se desprende al comienzo del período fértil y abre el paso al útero.

Además de la observación visual, este fluido puede ser percibido por la sensación de humedad en el canal vaginal. Este método implica, por lo tanto, la abstinencia sexual desde la aparición del moco hasta 4 días después de la última evaluación del moco elástico (16,17).

La usuaria evalúa las características de su moco cervical tomado en el introito al menos dos veces al día después de su menstruación. Algunos expertos aconsejan que lo evalúe antes y después de cada episodio de micción, limpiándose de adelante hacia atrás con papel higiénico para obtener una muestra. Se valorarán la presencia o ausencia del moco, la cantidad, el color, la fluidez, el brillo, la transparencia y la filancia, y se registrarán las características más fértiles del moco a lo largo del día en un gráfico codificado por colores cada noche. Es recomendable que la mujer valore su moco durante uno a tres ciclos para familiarizarse con sus patrones antes de intentar depender del método (12).

Las usuarias aprenden a ser conscientes de sus patrones fértiles e infértiles y de las fases de su ciclo. Si deciden evitar el embarazo, aplicarán cuatro reglas para comprender cuándo las relaciones sexuales son menos propensas a resultar en un embarazo (**tabla 13-4**) (18).

Tabla 13-4 Reglas para evitar el embarazo en el método de Billings

Inicio de ciclo Regla 1	Evitar las relaciones sexuales en los días de sangrado abundante
Inicio de ciclo Regla 2	Cuando no hay moco cervical o las secreciones son consistentemente escasas, nubladas y pegajosas, las relaciones sexuales pueden ocurrir, pero no con una frecuencia mayor a cada 2 días (aunque se permiten múltiples actos en cualquier día permitido)
Regla 3	El coito debe evitarse cuando el moco cervical es abundante y claro
Regla del pico[a]	La abstinencia debe mantenerse, o utilizarse un método de respaldo, hasta 4 días después del día pico del moco (considerado el día de ovulación). Si los cambios en el moco cervical desaparecen sin signos de ovulación, las relaciones sexuales pueden reanudarse después de 4 días de sequedad

[a] Los «criterios del pico» son un patrón de cambio y desarrollo que culmina en una sensación resbaladiza, seguido de un cambio brusco a una sensación no resbaladiza o húmeda. El «día del pico» es el último día en que se experimenta la sensación resbaladiza dentro de este patrón.

El 95 % de las mujeres tendrán de 4 a 12 días de secreciones observables, por lo que se pueden requerir muchos días de abstinencia o el uso de otro método. Dado que los espermatozoides pueden sobrevivir hasta 5 días, actualmente hay quien aconseja que las mujeres que dependen del método Billings clasifiquen todos los días en los que pueden detectarse secreciones como **«días en riesgo»**. Es importante reconocer que las infecciones cervicales o vaginales y los medicamentos administrados por vía vaginal interfieren en la interpretación del moco cervical (12). La probabilidad de embarazo no planificado en el primer año es del 1.1 % al 3.4 % con un uso perfecto (correcto y consistente), y oscila entre el 10 % y el 33.6 % para un uso típico (18).

Modelo Creighton

Existe una modificación del método Billings, el **modelo Creighton NaPro Education Technology**, que utiliza imágenes y una forma más precisa y estandarizada de describir las secreciones cervicales (12). Los especialistas de este modelo enseñan a las parejas a observar y registrar la calidad del flujo cervical de la mujer de manera estandarizada y sistemática. Usando estos datos, la pareja aprende a identificar sus días fértiles y decide si desea tener relaciones sexuales o no durante esos días de acuerdo con sus objetivos de planificación familiar.

La eficacia teórica del modelo Creighton es de un 98.7 % a un 99.5 %, y su tasa de uso típico es de un 83 % a un 97 % (19). ¿Cómo funciona? Durante los días fértiles, el flujo cervical se torna transparente, elástico y lubricante. Cuando este flujo cervical fértil está presente, los espermatozoides pueden sobrevivir en el tracto reproductivo de la mujer y ella puede concebir durante un máximo de 6 días (1). Después de la ovulación, este flujo deja de fluir y la mujer suele sentirse seca. Si no quedó embarazada, la menstruación suele empezar 2 semanas más tarde y su ciclo empieza otra vez.

Método de los dos días

El **método de los dos días** fue desarrollado para responder a la necesidad de métodos simples y precisos, para que las mujeres puedan saber cuándo deben evitar las relaciones sexuales sin protección y prevenir el embarazo (20). Este método se basa en la **presencia o ausencia de secreciones cervicales** para determinar en qué momento del ciclo la mujer debe evitar la actividad sexual sin protección. En este punto, secreciones cervicales se definen como cualquier cosa que salga de su vagina, a excepción de la menstruación o el semen (21).

Las relaciones sexuales sin protección solo están permitidas si la mujer ha estado seca durante 2 días consecutivos. Aunque pueden permitirse múltiples relaciones sexuales en un mismo día, el próximo día permitido para las relaciones sexuales sería 3 días después, debido a que la humedad del eyaculado de ese día se detectará como humedad al día siguiente. Este método tiene como ventajas que **es portátil**, **permite la variabilidad de ciclo a ciclo** (incluyendo menstruaciones infrecuentes) y **es fácil de enseñar**.

Con respecto a su eficacia, un estudio multicéntrico encontró que la tasa de fracaso en el primer año con un uso correcto y consistente fue del 3.5 %. No se disponen de tasas de fracaso en el uso típico (12).

Método de temperatura corporal basal

La TCB es la temperatura corporal más baja en el ritmo circadiano. La monitorización de la TCB es uno de los métodos más simples y menos invasivos para determinar la presencia de la ovulación y estimar su momento durante el ciclo menstrual. En la mayoría de las mujeres, la TCB alcanza su punto más bajo en cada ciclo justo antes de la ovulación y aumenta en la fase lútea debido a las propiedades termogénicas de la progesterona. (22)

Las mediciones de la TCB se han utilizado durante décadas para ayudar a las mujeres a optimizar el momento de las relaciones sexuales durante una ventana fértil. Esta metodología única también era común antes de la invención de las píldoras anticonceptivas, ya que ayudaba a las mujeres a evitar la fertilización durante un período fértil. Aún en la actualidad, las mujeres utilizan esta herramienta aparentemente simple con fines de planificación (23).

Poco después de la ovulación, la progesterona, liberada desde el cuerpo lúteo, se convierte en un factor principal en el aumento de la TCB. Esto ocurre en la fase lútea y lleva a un aumento estimado de 0.3 °C a 0.8 °C en toda la fase lútea. La TCB media durante la fase folicular (antes de la ovulación) se encuentra entre 36.1 °C y 36.6 °C. En un estudio con un sensor portátil de muñeca se observó que la temperatura promedio en la fase lútea temprana aumentaba en 0.18 °C desde el valor base en la ventana fértil. Las temperaturas en la fase lútea temprana continúan aumentando ligeramente hasta alcanzar una meseta de TCB elevada. Después, la elevación vuelve a los niveles de la fase folicular a medida que comienza la menstruación. Por el contrario, se encontró que el nadir térmico (el punto más bajo de la TCB) se produce dentro de 1 a 2 días después del pico de LH en la fase folicular, aproximadamente 1 día antes del inicio de la ovulación (23).

Para interpretar los resultados de la TCB, la ovulación puede detectarse utilizando dos métodos:

1. **Método de la línea de referencia**:
   a. Se dibuja una línea horizontal de referencia a un nivel de 0.18 °C por encima de la temperatura más alta registrada en los primeros 10 días del ciclo.
   b. La ovulación se documenta cuando las temperaturas tomadas más tarde en el ciclo cruzan esa línea.
2. **Regla de tres sobre seis**:
   a. Se requieren tres temperaturas consecutivas que sean 0.18 °C más altas que el punto más alto de las seis mediciones de temperatura anteriores.
   b. Debe haber al menos una diferencia de 0.17 °C entre las mediciones más bajas y las más altas.

Las mediciones de la TCB son más efectivas como método posterior a la ovulación, permitiendo que las relaciones sexuales sin protección comiencen solo después de que las TCB hayan estado elevadas durante al menos 3 días. La abstinencia o el uso de otros métodos debe practicarse en todo momento antes en el ciclo, generalmente durante 16 días por ciclo (12).

Pruebas hormonales

Las pruebas de orina para hormonas reproductivas, principalmente para la LH, pero también para los niveles de estradiol y pregnanediol glucurónido, pueden utilizarse para identificar puntos en la ventana fértil. Para hacer un seguimiento de esta información, las personas recogen muestras de orina y registran la presencia y/o cantidad de la hormona reproductiva identificada para determinar si ha ocurrido la ovulación. Dado que las hormonas excretadas, como la LH, se detectan o aumentan inmediatamente antes de la ovulación, estos métodos pueden utilizarse para identificar la finalización del período fértil, pero pueden no ser suficientes para identificar su inicio (3).

La ovulación no se produce antes del pico de LH en orina o del aumento de la LH sérica. Los equipos de detección de esta hormona en orina, disponibles sin receta, son más efectivos cuando se usan una o dos veces al día a partir del día 10 o 11 del ciclo menstrual ideal. En el 75 % de los casos, el aumento de LH comienza entre las 12:00 de la noche y las 8:00 de la mañana. Una vez que la LH es detectada por estas pruebas, la ovulación generalmente ocurre en 20 ± 3 h. Sin embargo, dado que estas pruebas pueden detectar la LH mucho antes de alcanzar su pico, la ovulación puede ocurrir hasta 3 días después de una prueba positiva.

Los equipos de detección de LH en orina pueden ser útiles para sincronizar las relaciones sexuales cuando las parejas buscan el embarazo, pero por sí solos pueden tener un valor limitado para prevenir el embarazo a menos que se utilicen en algoritmos que permitan las relaciones sexuales sin protección solo en el período postovulatorio (4 días después del aumento de LH). Esta limitación se debe a que el aumento de LH se produce demasiado cerca del momento de la ovulación y no puede alertar a las parejas del riesgo inminente de 3 a 5 días antes de la ovulación. La detección de LH también puede ser útil como componente en métodos mixtos (12).

Métodos mixtos

Método sintotérmico

El **método sintotérmico** se basa en la observación de varios síntomas que ayudan a la mujer a identificar los días fértiles e infértiles de su ciclo. Los síntomas que se observan son:

- **Secreciones cervicouterinas**: la mujer debe ser capacitada para observar y registrar a diario las características del moco cervical. Después del sangrado, si no hay presencia de flujo cervical en el área vaginal, probablemente sea un día infértil (11). Los días de riesgo comienzan cuando se observan cambios en la mucosidad cervical y terminan después de que ambas técnicas coinciden en que las relaciones sexuales son seguras: 4 días después del moco cervical más fértil y 3 días después del inicio del aumento de la temperatura basal.
- **TCB (antes de levantarse por la mañana)**: los métodos basados en la longitud del ciclo también se pueden combinar con los cambios en la TCB, con o sin la evaluación de la mucosidad cervical. Además, pueden monitorizarse otras características del cuello uterino, como su consistencia (duro frente a blando), su posición (lateralizado o más central) y las características del orificio externo (abierto o cerrado).
- **Otros síntomas**: el ***mittelschmerz*** (dolor ovulatorio [dolor o espasmos en la zona inferior del abdomen en el momento de la ovulación]), la sensibilidad en las mamas, la hinchazón vulvar y otras indicaciones sintomáticas de la ovulación inminente también pueden añadirse a la lista de técnicas utilizadas para identificar los días de riesgo (12).

Método sintohormonal

El **modelo Marquette** (**MM**) es un método natural y saludable de planificación familiar. Es un MBCF que hace uso de la observación de varios signos de la fertilidad para identificar los días fértiles e infértiles del ciclo menstrual de cada mujer. Dicho método, que tiene varias variantes, combina las concentraciones de LH urinaria y estrona-3-glucurónido medidos con el **Clearblue Easy-Fertility Monitor** y **métodos de moco cervical**.

Funcionamiento del modelo Marquette

En el MM, las personas elegibles (aquellas con ciclos de 22 a 42 días) se consideran fértiles a partir del día 6 de su ciclo menstrual. Las usuarias supervisan tanto su flujo cervical como sus hormonas urinarias. El final del período fértil se identifica por el último día de flujo cervical fértil (máximo) o el último día en que el monitor identifica el período fértil, lo que ocurra más tarde.

Se instruye a las mujeres a esperar 3 días completos después de su último marcador fértil antes de tener relaciones sexuales sin protección. Las usuarias registran las observaciones del flujo cervical y los resultados de las pruebas de hormonas en un gráfico, una aplicación o un sistema de seguimiento web desarrollado para este propósito (3).

Un monitor portátil (Persona) combina la grabación dinámica de los ciclos menstruales de la mujer con pruebas periódicas de LH urinaria y del metabolito de estradiol (estrona-3-glucurónido), utilizando tiras de prueba que se colocan en el dispositivo después de sumergirlas en la orina. Este dispositivo tuvo cierto éxito en Europa, aunque hubo controversia sobre su efectividad, que se estimó en un intervalo del 6 % al 12 %. En un ensayo clínico europeo, la tasa general de embarazo en el primer año fue del 12 %. Aunque Persona está aprobado para su uso en países europeos, irónicamente, el único vestigio de ese producto en Estados Unidos es el Monitor de Fertilidad Clearblue®, que está aprobado para parejas que buscan el embarazo (12)

En cuanto a la eficacia del modelo, en un estudio se asoció con una tasa de fracaso del 2 % en el primer año. Un estudio multicéntrico en Estados Unidos que utilizó los elementos del MM junto con la TCB notificó una tasa de embarazo del 0.6 % con un uso perfecto durante 12 meses y una tasa de embarazo del 6.6 % con un uso típico durante el mismo período.

MITOS

«Los MBCF no son efectivos para prevenir embarazos»
Aunque su efectividad puede ser menor en un uso típico comparado con los anticonceptivos hormonales, los MBCF tienen tasas de eficacia competitivas en un uso perfecto. Por ejemplo, el modelo Creighton tiene una efectividad teórica de hasta el 99.5 %, y el método de los dos días presenta una tasa de fallo de solo el 3.5 % con un uso correcto y consistente.

«Los MBCF son métodos arcaicos y desactualizados»
Si bien algunos métodos, como el del calendario, fueron desarrollados hace décadas, los avances modernos en tecnología han actualizado significativamente estos métodos, haciéndolos más precisos y accesibles.

«Los MBCF solo sirven para mujeres con ciclos menstruales regulares»
Aunque algunos métodos como el del calendario son más efectivos en mujeres con ciclos regulares, otros, como el método Billings o el modelo sintotérmico, están diseñados para mujeres con ciclos irregulares, ya que se basan en biomarcadores fisiológicos individuales, como el moco cervical y la temperatura corporal basal.

«Los MBCF no tienen base científica»
Los MBCF actuales cumplen con los estándares de métodos modernos establecidos por la OMS, basándose en principios sólidos de biología reproductiva.

«Los MBCF requieren abstinencia prolongada y difícil de manejar»
Aunque algunos métodos incluyen días de abstinencia, otros permiten el uso de métodos de barrera durante los días fértiles. Métodos como el modelo Marquette optimizan los días seguros al combinar monitorización hormonal y observaciones del moco cervical, lo que reduce significativamente el tiempo necesario de abstinencia.

Referencias bibliográficas

(1) World Health Organization: WHO. Planificación familiar/métodos anticonceptivos, 2023. Disponible en: https://www.who.int/es/news-room/fact-sheets/detail/family-planning-contraception.

(2) Howard SA, Benhabbour SR. Non-Hormonal Contraception. Journal Of Clinical Medicine 2023;12(14):4791. Disponible en: https://doi.org/10.3390/jcm12144791.

(3) Simmons RG, Jennings V. Fertility awareness-based methods of family planning. Best Practice & Research Clinical Obstetrics & Gynaecology 2019;66:68-82. Disponible en: https://doi.org/10.1016/j.bpobgyn.2019.12.003.

(4) Brewer M, Stevens L. Use of fertility awareness-based methods of contraception: Evidence from the National Survey of Family Growth, 2013-2017. Contraception 2021;104(2):183-7. Disponible en: http://dx.doi.org/10.1016/j.contraception.2021.03.014.

(5) Polis CB, Otupiri E, Bell SO, Larsen-Reindorf R. Use of fertility awareness-based methods for pregnancy prevention among Ghanaian women: A nationally representative cross-sectional survey. Glob Health Sci Pract 2021;9(2):318-31. Disponible en: http://dx.doi.org/10.9745/GHSP-D-20-00601.

(6) Fehring RJ. New low- and high-tech calendar methods of family planning. J Midwifery Womens Health 2005;50(1):31-8. Disponible en: http://dx.doi.org/10.1016/j.jmwh.2004.07.001.

(7) Weis J, Festin M. Implementation and scale-up of the Standard Days Method of family planning: A landscape analysis. Glob Health Sci Pract 2020;8(1):114-24. Disponible en: http://dx.doi.org/10.9745/GHSP-D-19-00287.

(8) Kleinschmidt TK, Bull JR, Lavorini V, Rowland SP, Pearson JT, Scherwitzl EB, et al. Advantages of determining the fertile window with the individualised Natural Cycles algorithm over calendar-based methods. Eur J Contracept Reprod Health Care 2019,24(6):457-63. Disponible en: http://dx.doi.org/10.1080/13625187.2019.1682544.

(9) Secretaría de Salud, Subsecretaría de Prevención y Promoción de la Salud, Centro Nacional de Equidad de Género y Salud Reproductiva. Lineamientos técnicos para la prescripción y uso de métodos anticonceptivos en México. México; 2022. Disponible en: https://www.incmnsz.mx/2023/Lineamiento_TPUMAM_2022.pdf.

(10) Grimes DA, Gallo MF, Grigorieva V, Nanda K, Schulz KF. Fertility awareness-based methods for contraception: systematic review of randomized controlled trials. Contraception 2005;72(2):85-90. Disponible en: http://dx.doi.org/10.1016/j.contraception.2005.03.010.

(11) Organización Mundial de la salud (OMS). Recomendaciones sobre prácticas seleccionadas para el uso de anticonceptivos, 3.ª edición. Ginebra: OMS; 2018. Disponible en: https://www.who.int/es/publications/i/item/9789241565400.

(12) Jensen JT, Creinin MD. Speroff & Darney's clinical guide to contraception. 5a ed. Baltimore, MD, Estados Unidos de América: Wolters Kluwer Health; 2019.

(13) Jensen A, Wrede J. Fertility awareness-based methods for family planning: A literature review: A literature review. J Christ Nurs 2020;37(4):212-20. Disponible en: http://dx.doi.org/10.1097/CNJ.0000000000000758.

(14) Kursun Z, Cali S, Sakarya S. The Standard Days Method®: Efficacy, satisfaction and demand at regular family planning service delivery settings in Turkey. The European Journal Of Contraception & Reproductive Health Care 2014;19(3):203-10. Disponible en: https://doi.org/10.3109/13625187.2014.890181.

(15) Johnson S, Marriott L, Zinaman M. Can apps and calendar methods predict ovulation with accuracy? Current Medical Research And Opinion 2018;34(9):1587-94. Disponible en: https://doi.org/10.1080/03007995.2018.1475348.

(16) Hassoun D. Méthodes de contraception naturelle et méthodes barrières. RPC contraception CNGOF. Gynecol Obstet Fertil Senol 2018;46(12):873-82. Disponible en: http://dx.doi.org/10.1016/j.gofs.2018.10.002.

(17) Padilha T, Deretti EA. Método de Ovulação Billings: entre eficácia e desconhecimento. Rev Bioét 2021;29(1):208-19. Disponible en: http://dx.doi.org/10.1590/1983-80422021291460.

(18) Ayala-Ramírez M, Grewe ME, Kaiser J, Kennedy E, Winn M, Urrutia RP. Understanding the perspective of women who use the Billings Ovulation Method®: a focus group study. BMC Womens Health 2023;23(1):251. Disponible en: http://dx.doi.org/10.1186/s12905-023-02398-w.

(19) Hilgers TW, Stanford JB. Creighton Model NaProEducation Technology for avoiding pregnancy. Use effectiveness. J Reprod Med 1998;43(6):495-502.

(20) Arévalo M, Jennings V, Nikula M, Sinai I. Efficacy of the new TwoDay Method of family planning. Fertil Steril 2004;82(4):885-92. Disponible en: http://dx.doi.org/10.1016/j.fertnstert.2004.03.040.

(21) Jennings V, Sinai I, Sacieta L, Lundgren R. TwoDay Method: a quick-start approach. Contraception 2011;84(2):144-9. Disponible en: http://dx.doi.org/10.1016/j.contraception.2010.11.011.

(22) Zhu TY, Rothenbühler M, Hamvas G, Hofmann A, Welter J, Kahr M, et al. The accuracy of wrist skin temperature in detecting ovulation compared to basal body temperature: Prospective comparative diagnostic accuracy study. J Med Internet Res 2021;23(6):e20710. Disponible en: http://dx.doi.org/10.2196/20710.

(23) Steward K, Raja A. Physiology, Ovulation And Basal Body Temperature. [Actualizado el 17 de julio de 2023.] En: StatPearls. Treasure Island (FL): StatPearls Publishing; 2024 Jan. Disponible en: https://www.ncbi.nlm.nih.gov/books/NBK546686.

CAPÍTULO 14

Método de lactancia y amenorrea

Dr. Norberto Reyes Paredes

PUNTOS CLAVE

- El método de lactancia y amenorrea (MELA) tiene una eficacia superior al 98 % para prevenir el embarazo. Puede aconsejarse a las mujeres que tienen menos de 6 meses de puerperio, amenorrea y lactancia materna completa.
- Debe advertirse a las mujeres que usan el MELA que el riesgo de embarazo aumenta si la frecuencia de la lactancia materna disminuye, cuando regresa la menstruación o cuando pasan más de 6 meses de la resolución del embarazo.
- Puede informarse a las mujeres que se desconoce el efecto de la extracción de leche materna sobre la eficacia del MELA, pero que es probable que se reduzca.
- Solo las mujeres amenorreicas que amamantan exclusiva o casi exclusivamente a intervalos de no más de 4 h a 6 h, durante los primeros 6 meses, tienen tasas de fracaso bajas (alrededor del 2 %). Con la menstruación o después de los 6 meses, el riesgo de ovulación aumenta.
- Es probable que la ovulación regrese sin previo aviso, incluso antes del primer episodio de sangrado.
- La alimentación suplementaria aumenta el riesgo de ovulación (y embarazo) incluso en mujeres con amenorrea.
- Las mujeres que amamantan exclusivamente logran una protección total frente al embarazo durante solo 10 semanas.

Introducción (tabla 14-1)

El Consenso de Bellagio marcó un hito importante al desarrollar el **método de lactancia y amenorrea** (MELA), también conocido como LAM (*lactational amenorrhoea method*), basado en el efecto natural de la lactancia sobre la fertilidad, que bajo ciertas pautas es una estrategia anticonceptiva natural que aprovecha los cambios hormonales del período posterior al nacimiento asociados a la lactancia materna (1,2). Si bien es un método anticonceptivo postevento obstétrico, no es aplicable en embarazos que culminan precozmente, como abortos, embarazos ectópicos y embarazos molares.

Tabla 14-1 Generalidades del método de lactancia y amenorrea

Aspecto	Detalles
Requisitos	– Lactancia materna exclusiva – Amamantamiento cada 4 h durante el día – Amamantamiento cada 6 h durante la noche – Amenorrea – Sin uso de otros métodos anticonceptivos – El bebé debe tener al menos 6 meses de edad
Eficacia teórica	98 %
Eficacia práctica	94 %
Apego	80-90 %
Tasa de fallo	2-6 %
Causas de fallo	– Introducción de alimentos complementarios – Frecuencia insuficiente de lactancia – Retorno de la menstruación – Uso de otros métodos anticonceptivos

Mecanismo de acción

El MELA funciona mediante la supresión de la actividad ovárica y la menstruación posparto a través de la succión, lo que reduce la fertilidad. Sin embargo, es crucial tener en cuenta que, a medida que la frecuencia y duración de la succión disminuyen, la actividad ovárica puede restablecerse, lo que aumenta la probabilidad de experimentar el primer sangrado posparto (3).

Se ha propuesto que la succión del bebé modifica los pulsos de la hormona liberadora de gonadotropinas (GnRH) y de la hormona luteinizante (LH) al bloquear el eje hipotálamo-hipófiso-ovárico (4), así como a la ovulación mediante la producción de oxitocina y prolactina (5).

Para las mujeres que no amamantan en el período posterior al nacimiento, el tiempo promedio para reanudar la ovulación varía entre los 45 a 94 días (6).

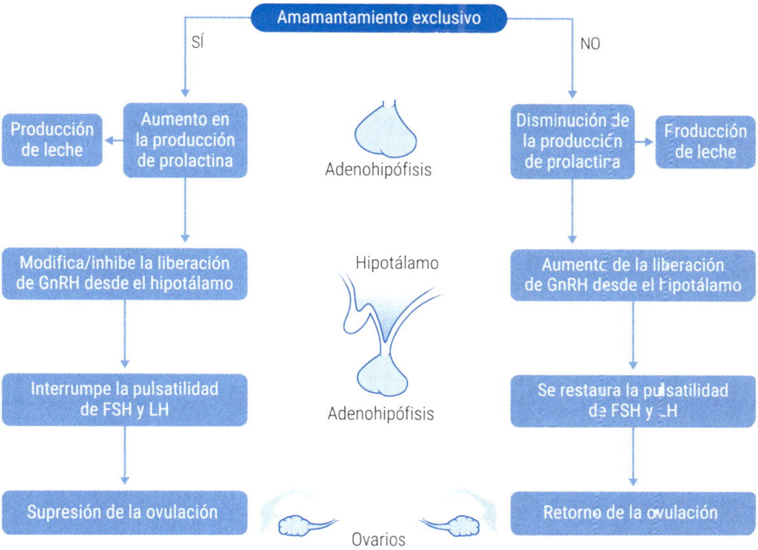

Figura 14-1 Modo de acción del método de lactancia y amenorrea. FSH, hormona foliculoestimulante; GnRH, gonadoliberina; LH, hormona luteinizante.

Hasta un 51 % de las mujeres inicia la actividad sexual antes de las 6 semanas del puerperio (7). Por todo esto, es imperativo el asesoramiento en tiempo y forma, así como la selección y el inicio de un método anticonceptivo tan pronto como sea posible, después del nacimiento (**fig. 14-1**) (3).

Eficacia (tabla 14-2)

Desde 1988, en el Consenso de Bellagio, se han notificado tasas de eficacia del 98 % para el MELA. Posteriormente, la Organización Mundial de la Salud (OMS) ha establecido que, con un uso correcto del MELA, la eficacia alcanza el 99.1 %. En situaciones de uso típico o común, donde puede haber algunos fallos en el cumplimiento de los requisitos, la eficacia se mantiene en torno al 98 % (8). Por este motivo, **la eficacia del MELA se considera dependiente del cumplimiento de todos los requisitos**. Esta eficacia es independiente de la edad de la paciente y de la paridad, entre otras variables sociodemográficas (9,10).

Retorno a la fertilidad

El retorno a la fertilidad con el empleo del MELA dependerá del momento en que la paciente reanude la menstruación o interrumpa la lactancia exclusiva (11).

Tabla 14-2 **Eficacia del método de lactancia y amenorrea según distintos estudios**

Año	Autores	Eficacia 6 meses
1988	Consenso Bellaggio	98 %
1992	Pérez y cols.	99.55 %
1997	Labbock	98.5 %
2000	Petterson	100 %
2002	Kennedy	Pakistán 99.42 % Filipinas 99.03 %
2008	Revisión Cochrane	100-97.55 %

Fuente: Rey-Arijon, M. Método lactancia amenorrea (MELA): Eficacia y recomendaciones actuales. Universidad de Alcalá, 2015. Con permiso.

Elegibilidad (fig. 14-2)

Cualquier mujer que esté dando lactancia exclusiva puede utilizar el MELA. Sin embargo, aquellas que deseen utilizar este método deben cumplir los siguientes requisitos:

- **Estar con amenorrea** (ausencia de menstruación).
- **Estar bajo lactancia exclusiva y a libre demanda**: la madre debe amamantar frecuentemente de día (cada 4 h) y de noche (cada 6 h). Se considera lactancia discontinua cuando pasan más de 6 h entre dos tomas en 1 día (3). La lactancia exclusiva se refiere a cuando el/la bebé recibe únicamente leche materna (ya sea directamente del pecho, leche extraída o de nodriza) durante los primeros 6 meses de vida. En esta práctica, el/la bebé no consume ningún otro alimento o bebida, ni siquiera agua, con excepción de sales de rehidratación oral, gotas o jarabes que contengan vitaminas, minerales o medicamentos (11).
- **Estar dentro de los 6 meses posparto** (3,12).

Uso

Para la prescripción del MELA deberán considerarse los siguientes criterios (11):

- Proporcionar asesoramiento.
- Se recomienda involucrar a la pareja, ya que debe comprometerse a la abstinencia o a usar otro método durante los días fértiles.
- El MELA no protege contra las infecciones de transmisión sexual (ITS), incluidas las de VIH/virus del papiloma humano (VPH). Por ello, se recomienda el uso correcto y consistente del condón externo o interno.

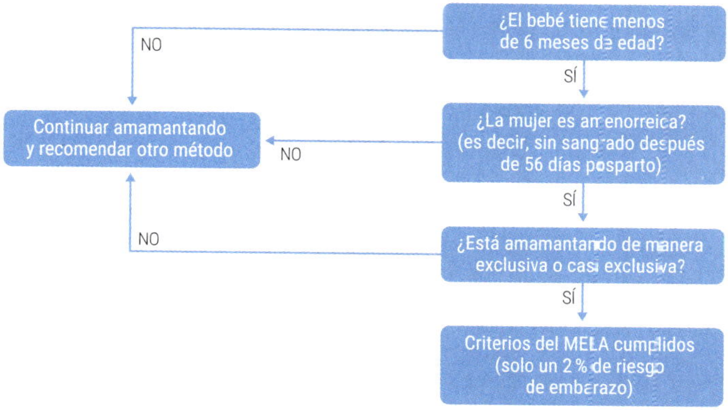

Figura 14-2 Criterios para confiar en el método de lactancia y amenorrea (MELA) como método anticonceptivo.

- Se debe asesorar a la pareja sobre la posibilidad de comenzar con otro método anticonceptivo en el momento que decidan suspender el MELA. Asimismo, ambos miembros deben saber que hay que cambiar de método cuando ya no se cumpla con los tres criterios anteriormente mencionados.
- Es importante informar de otro método anticonceptivo antes de que se requiera.
- Realizar la historia clínica conforme a la normatividad vigente, dirigida a identificar si existen características personales (factores de riesgo) de relevancia médica o enfermedades que limiten el uso seguro del MELA.
- La exploración física es recomendable, pero no indispensable para la prescripción del MELA.

Contraindicaciones

Todas las mujeres en lactancia materna exclusiva pueden usar el MELA de manera segura, pero una mujer en las siguientes circunstancias puede considerar otros métodos anticonceptivos:

- **Infección por virus de la inmunodeficiencia humana** (VIH).
- **Uso de ciertos medicamentos durante la lactancia** (reserpina, ergotamina, antimetabolitos, ciclosporina, altas dosis de corticoesteroides, bromocriptina, medicamentos radiactivos, litio y ciertos anticoagulantes).
- **Problemas en el recién nacido**: el recién nacido es prematuro y necesita cuidados intensivos neonatales, no puede digerir los alimentos normalmente o tiene deformidades en la boca, la mandíbula o el paladar (11).
- **Infecciones por virus**: los virus se transmiten a través de la leche materna y, aunque se desconocen los riesgos reales, se recomienda a las mujeres infectadas con citomegalovirus o mujeres con hepatitis que no amamanten (12).

- **Otras situaciones**: la American Academy of Pediatrics (AAP) también recomienda no amamantar en los siguientes casos: mujeres con tuberculosis activa no tratada, brucelosis no tratada, varicela, influenza H1N1 o positividad para el virus linfotrópico de linfocitos T humanos de tipos I o II, así como aquellas con lesiones de herpes simple en un pecho. Además, los bebés con galactosemia clásica no deben amamantar (13).

Situaciones para la suspensión del MELA

Existen ciertas situaciones en las que puede ser necesario considerar otros métodos anticonceptivos. A continuación se detallan las circunstancias en las que se recomienda suspender el MELA:

- **Decisión personal**: la mujer puede optar por suspenderlo en cualquier momento si decide utilizar otro método anticonceptivo diferente.
- **Seis meses posparto**: después de los 6 meses posparto, se recomienda utilizar otro método anticonceptivo.
- **Alimentación del bebé**: si el bebé no se alimenta a libre demanda aproximadamente cada 4 h a 6 h o no tiene lactancia materna exclusiva, es necesario considerar otro método anticonceptivo.
- **Retorno de la menstruación**: si la mujer presenta su primera menstruación después del parto, debe cambiar a otro método anticonceptivo (11).
- **Ciertos medicamentos**: la LactMed® es una base de datos proporcionada por la AAP que contiene información sobre medicamentos y otras sustancias químicas a las que pueden estar expuestas las madres lactantes.

Causas de fallo

Desde la Declaración de Bellagio en 1989, donde se establecieron los criterios científicos para el uso del MELA como anticonceptivo, este ha sido un método de alta eficacia (cuando se utiliza de forma correcta y se cumplen los requisitos) pero poco recomendado por el personal de salud por múltiples razones. Se ha descrito que hasta el 81 % de los médicos y el 86 % de las enfermeras nunca recomiendan el MELA, y solo el 4 % de los médicos lo hace (10).

Considerando que la OMS recomienda un período intergenésico de 24 meses, se estima que la necesidad insatisfecha de anticoncepción durante el primer año posterior al nacimiento puede alcanzar cifras del 62 %. Esto se debe a múltiples causas, como el uso de métodos con baja eficacia o fallos en su uso adecuado (14,15).

En México, la Encuesta Nacional de Salud y Nutrición (ENSANUT) reportó que solo el 34.2 % de los lactantes menores de 6 meses de edad recibieron lactancia exclusiva. La OMS informa que en América Latina solo el 43 % de los lactantes menores de 6 meses de edad reciben lactancia materna exclusiva (8), lo que sin duda limita el uso del MELA y puede incrementar el fallo anticonceptivo.

La tasa de embarazos a los 6 meses de uso del MELA (tiempo máximo recomendado) varía entre el 0.45 % al 7.5 % (4.5 a 75 embarazos no planificados por cada 1 000 mujeres usuarias) (16).

En las mujeres que no amamantan, la posibilidad de un nuevo embarazo se presenta tan pronto como 2 meses después del nacimiento (17).

Seguimiento

Debe programarse la próxima visita mientras se sigan aplicando los criterios del MELA, para continuar informando sobre otros métodos anticonceptivos y verificar que se cumplan los requisitos para mantener la protección frente al embarazo (11). Durante estas visitas:

- Deben proporcionarse preservativos o anticonceptivos orales con progestágeno solo. La mujer podrá comenzar a utilizarlos si:
  - El bebé ya no se alimenta con lactancia materna exclusiva.
  - Se restablece la menstruación.
  - El bebé cumple 6 meses antes de que la madre pueda regresar para obtener otro método.
- Debe planificarse un método de seguimiento para asegurar la transición a un método anticonceptivo adecuado y verificar la continua protección frente al embarazo (11).

MITOS

«El MELA solo funciona si se tiene un ciclo menstrual regular»
El MELA no depende del ciclo menstrual, sino de la ausencia de menstruación (amenorrea) y de la lactancia materna exclusiva. Si estos criterios se cumplen, el método es altamente efectivo.

«El MELA no es efectivo si se practica fuera del entorno hospitalario»
El MELA puede aplicarse en cualquier lugar siempre que se sigan correctamente los tres criterios fundamentales: lactancia materna exclusiva y frecuente, ausencia de menstruación y un tiempo menor a 6 meses posparto.

«La lactancia exclusiva no es suficiente para evitar un embarazo»
Con un uso correcto, el MELA tiene una eficacia del 99.1 %, similar a otros métodos anticonceptivos.

«El MELA es solo para mujeres que no tienen complicaciones durante el posparto»
Cualquier mujer que esté dando lactancia materna exclusiva y cumpla con los criterios puede usar el MELA. No hay restricciones relacionadas con complicaciones posparto mientras la lactancia sea posible.

«El MELA no necesita seguimiento médico»
Aunque la exploración física no es indispensable, es importante programar visitas de seguimiento para asegurar que se cumplan los criterios y planificar la transición a otro método anticonceptivo cuando el MELA ya no sea aplicable.

«La lactancia exclusiva significa que no se puede dar nada más al bebé»
La lactancia exclusiva implica que el bebé recibe únicamente leche materna, ya sea directamente del pecho, extraída o de nodriza, y no consume otros alimentos o bebidas, excepto sales de rehidratación oral, vitaminas, minerales y medicamentos.

Referencias bibliográficas

(1) Kennedy KI, Rivera R, McNeilly AS. Consensus statement on the use of breastfeeding as a family planning method. Contraception 1989;39(5):477-96. Disponible en: http://dx.doi.org/10.1016/0010-7824(89)90103-0.

(2) Labbok M, Cooney K, Coly S. Guidelines: breastfeeding, family planning, and the Lactational Amenorrhea Method-LAM. Washington, DC: Institute for Reproductive Health; 1994.

(3) FSRH Clinical Guideline: Fertility Awareness Methods (junio de 2015). Disponible en: https://www.fsrh.org/Public/Public/Documents/ceu-guidance-fertility-awareness-methods.aspx.

(4) Van der Wijden C, Manion C. Lactational amenorrhoea method for family planning. Cochrane Database Syst Rev 2015;2015(10):CD001329. Disponible en: http://dx.doi.org/10.1002/14651858.CD001329.pub2.

(5) Herrero I. Métodos anticonceptivos durante la lactancia: Revisión. Revista de Posgrado de la Vía Cátedra de Medicina 2008;178:22-6.

(6) Jackson E, Glasier A. Return of ovulation and menses in postpartum nonlactating women: a systematic review: A systematic review. Obstet Gynecol 2011;117(3):657-62. Disponible en: http://dx.doi.org/10.1097/AOG.0b013e31820ce18c.

(7) Byrd JE, Hyde JS, DeLamater JD, Plant EA. Sexuality during pregnancy and the year postpartum. J Fam Pract 1998;47(4):305-8.

(8) OMS. Mechanisms of action and effectiveness of contraception methods. Último acceso: 27 de noviembre de 2023. Disponible en: https://cdn.who.int/media/docs/default-source/reproductive-health/contraception-family-planning/mechanisms-of-action-and-effectiveness-of-contraception-methods.pdf?sfvrsn=e39a69c2_1.

(9) Tiwari K, Khanam I, Savarna N. A study on effectiveness of lactational amenorrhea as a method of contraception. Int J Reprod Contracept Obstet Gynecol 2018;7(10):3946. Disponible en: http://dx.doi.org/10.18203/2320-1770.ijrcog20183837.

(10) Rey Arijon M, Paredes Martínez L. Método lactancia amenorrea (MELA): eficacia y recomendaciones actuales, 2015. Disponible en: https://hosting.sec.es/Memorias_Master/Patologias/Rey_Paredes_Cataluna.pdf.

(11) Secretaría de Salud, Subsecretaría de Prevención y Promoción de la Salud, Centro Nacional de Equidad de Género y Salud Reproductiva. Lineamientos técnicos para la prescripción y uso de métodos anticonceptivos en México. México; 2022. Disponible en: https://www.incmnsz.mx/2023/Lineamiento_TPUMAM_2022.pdf.

(12) Jensen J, Creinin M. Speroff & Darney's Clinical Guide to Contraception. Estados Unidos: Wolters Kluwer Health; 2019.
(13) Meek JY, Noble L, Section on Breastfeeding. Policy statement: Breastfeeding and the use of human milk. Pediatrics 2022;150(1). Disponible en: http://dx.doi.org/10.1542/peds.2022-057988.
(14) Ahrens KA, Nelson H, Stidd RL, Moskosky S, Hutcheon JA. Short interpregnancy intervals and adverse perinatal outcomes in high-resource settings: An updated systematic review. Paediatr Perinat Epidemiol 2019;33(1):O25-47. Disponible en: http://dx.doi.org/10.1111/ppe.12503.
(15) Cleland J, Shah IH, Benova L. A Fresh Look at the Level of Unmet Need for Family Planning in the Postpartum Period, Its Causes And Program Implications. Guttmacher Institute 2022. Disponible en: https://www.guttmacher.org/journals/ipsrh/2015/09/fresh-look-level-unmet-need-family-planning-postpartum-period-its-causes-and.
(16) Sackeim MG, Gurney EP, Koelper N, Sammel MD, Schreiber CA. Effect of contraceptive choice on rapid repeat pregnancy. Contraception 2019;99(3):184-6. Disponible en: http://dx.doi.org/10.1016/j.contraception.2018.11.008.
(17) Grandi G, Del Savio MC, Tassi A, Facchinetti F. Postpartum contraception: A matter of guidelines. Int J Gynaecol Obstet 2024;164(1):56-65. Disponible en: http://dx.doi.org/10.1002/ijgo.14928.

CAPÍTULO 15

Anticoncepción definitiva femenina

Dra. Karla Mariana Carmona Bravo

PUNTOS CLAVE

- El American College of Obstetricians and Gynecologists (ACOG) recomienda el asesoramiento por un médico experto en el área sobre anticoncepción femenina permanente.
- Los procedimientos realizados en un momento no relacionado con el período posparto se clasifican como procedimientos «de intervalo» (6 semanas posteriores al parto).
- La ligadura tubárica posparto se realiza en las 48 h posteriores al parto.
- **Ligadura tubárica intracesárea**: se realiza después del alumbramiento y del control de la hemostasia de la histerorrafia.
- **Ligadura tubárica posaborto**: se realiza en las 48 h posteriores a un aborto sin complicaciones.
- Las desventajas de la anticoncepción permanente laparoscópica incluyen el costo relacionado con el equipo, la capacitación especial requerida y los riesgos de lesión intestinal o vascular involuntaria.
- El riesgo de complicaciones con los procedimientos anticonceptivos permanentes a intervalos es bajo (0.9 a 1.6 por 100 procedimientos). Los factores de riesgo de complicaciones incluyen obesidad, cirugía abdominal o pélvica previa, y diabetes.
- Actualmente, la salpingectomía total se ofrece cada vez más como una alternativa a las técnicas de oclusión tubárica debido a la mayor eficacia y disminución del riesgo de cáncer de ovario.
- Los procedimientos simples de oclusión tubárica bilateral se han asociado con una reducción del 67 % en el riesgo de cáncer de ovario.
- Los métodos de planificación permanentes no tienen efectos secundarios a largo plazo y presentan una baja frecuencia de complicaciones relacionadas con la cirugía.
- El éxito de la cirugía de reversión de la esterilización tubárica oscila entre el 26 % y el 88 %, según la edad de la paciente y el método de esterilización.
- La fertilización *in vitro* es la única opción para la concepción de un embarazo en mujeres que han sido sometidas a esterilización histeroscópica o salpingectomía bilateral.

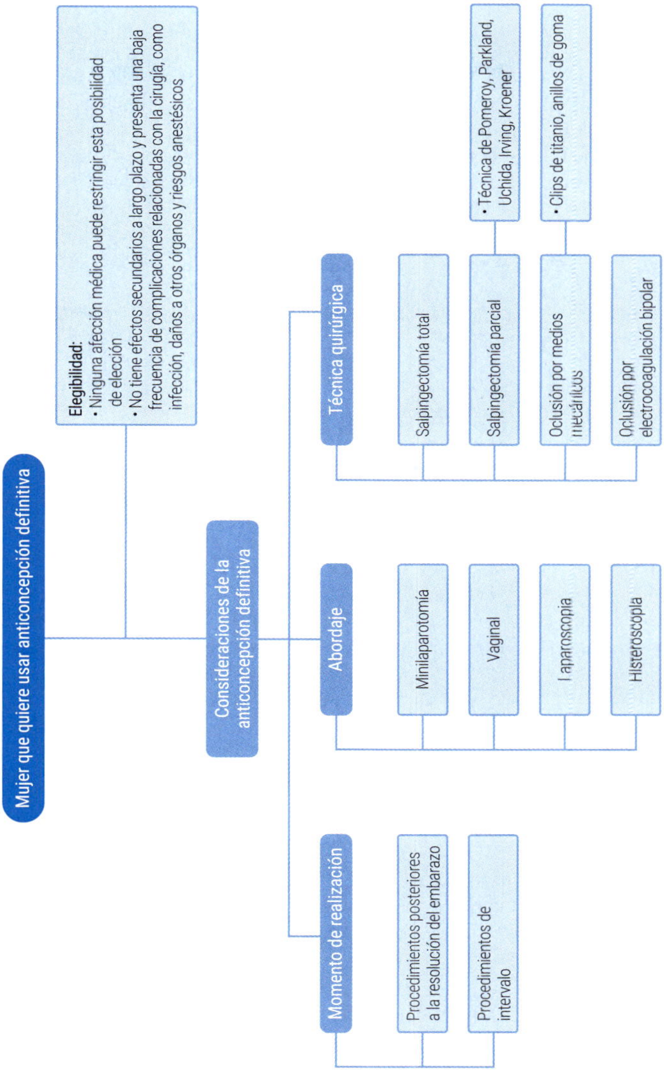
Mujer que quiere usar anticoncepción definitiva
Elegibilidad:
• Ninguna afección médica puede restringir esta posibilidad de elección
• No tiene efectos secundarios a largo plazo y presenta una baja frecuencia de complicaciones relacionadas con la cirugía, como infección, daños a otros órganos y riesgos anestésicos
Consideraciones de la anticoncepción definitiva
Momento de realización
Procedimientos posteriores a la resolución del embarazo
Procedimientos de intervalo
Abordaje
Minilaparotomía
Vaginal
Laparoscopia
Histeroscopia
Técnica quirúrgica
Salpingectomía total
Salpingectomía parcial
• Técnica de Pomeroy, Parkland, Uchida, Irving, Kroener
Oclusión por medios mecánicos
• Clips de titanio, anillos de goma
Oclusión por electrocoagulación bipolar

Introducción

La expresión «**anticoncepción permanente**» reconoce la decisión voluntaria de una persona de completar la maternidad como una elección activa y positiva. Se ha propuesto como alternativa a la definición de «**esterilización**», ya que, en algunos entornos, este término puede connotar procedimientos coercitivos o involuntarios (1).

En su esencia, la anticoncepción permanente implica procedimientos quirúrgicos o intervenciones médicas que buscan terminar de manera permanente la posibilidad de concepción. En este capítulo se exploran las diversas modalidades, desde la ligadura de trompas uterinas hasta métodos más contemporáneos. Asimismo, se examina de qué forma estas opciones influyen en la autonomía, el empoderamiento y las decisiones de vida de las mujeres.

A lo largo de la historia, esta anticoncepción ha generado discusiones éticas y sociales significativas, tocando aspectos fundamentales de la libertad reproductiva y la toma de decisiones informada. Al examinar los métodos, se considerará la reversibilidad, las implicaciones sociales, así como los avances que han ampliado las opciones disponibles.

Este capítulo aspira a proporcionar una visión integral de la anticoncepción permanente, explorando su evolución histórica, su papel en la toma de decisiones de vida y su impacto en la salud y el bienestar de quienes eligen este camino.

Historia de la oclusión tubárica bilateral

Aunque James Blundell propuso realizar la oclusión tubárica en el momento de la cesárea para evitar la necesidad de repetir el procedimiento en mujeres con riesgo de distocia durante el trabajo de parto, el estadounidense Samuel Lungren (Toledo, Ohio) publicó el primer informe sobre la anticoncepción permanente posparto en el año 1881 (1).

El método de Ralph Pomeroy fue descrito por primera vez a la profesión médica por sus asociados en 1929, 4 años después de su muerte. Frederick Irving, de la Facultad de Medicina de Harvard, presentó su técnica en 1924, y el método Uchida fue notificado en 1946 (19).

El American College of Obstetricians and Gynecologists (ACOG) recomendó que la anticoncepción permanente voluntaria se limitara a mujeres u hombres cuya edad multiplicada por el número de hijos fuera igual o superior a 120. A finales de la década de 1960, la anticoncepción permanente voluntaria era un procedimiento popular, pero estuvo legalmente restringido en algunos estados hasta 1972. Por otro lado, las esterilizaciones forzadas y coercitivas se practicaban en Estados Unidos durante esta época por razones tanto eugenésicas como anti-pobreza (2).

Los métodos histeroscópicos se investigaron en el año de 1934, cuando Schroeder registró los dos primeros intentos de oclusión tubárica histeroscópica con electrocauterio; este método se aplicó inicialmente a la porción intraparietal de la trompa de Falopio (tuba uterina) (1).

Anticoncepción definitiva femenina

Recordatorio anatómico (fig. 15-1)

La trompa de Falopio es un conducto que se extiende de la superficie exterior del ovario al ángulo lateral del útero, recorriendo el borde superior del ligamento ancho. Mide de 10 cm a 12 cm de longitud y su diámetro al salir del útero es de 2 mm a 4 mm. Este tamaño aumenta progresivamente hasta la extremidad ovárica, donde alcanza 8 mm. El peritoneo cubre a la trompa de Falopio por su cara anterior, posterior y superior, formando un meso que la fija al borde superior del ligamento ancho (20). Se distinguen 4 porciones de la trompa de Falopio:

- **Porción intersticial**: con un 1 cm de longitud, inicia en el *ostium* uterino, un orificio de 1 mm de diámetro situado en el ángulo superior externo de la cavidad uterina.
- **Istmo**: inicia en el vértice del ángulo del útero, en un plano más superior, encontrándose entre el ligamento redondo por delante y el ligamento uteroovárico por detrás. Posteriormente, se extiende hasta el polo inferior del ovario. Mide de 3 cm a 4 cm de longitud y tiene un diámetro de 3 mm a 4 mm. Su forma es más o menos cilíndrica.
- **Ampolla**: tiene una longitud de 7 cm a 8 cm y un diámetro de 7 mm a 8 mm. Sigue por el borde anterior del ovario y presenta flexuosidades en su trayecto. Cuando alcanza el polo superior del ovario, se dobla hacia atrás y hacia abajo para continuar con el pabellón, formando una concavidad hacia abajo que rodea al polo superior del ovario. La porción del istmo y de la ampolla ocupan la aleta media del borde superior del ligamento ancho, y se relaciona con las asas intestinales, con el recto por detrás y la vejiga por delante.
- **Infundíbulo**: el vértice se corresponde con un orificio de 2 mm a 3 mm de diámetro, por donde se comunica con la ampolla; se denomina *ostium* abdominal. El borde libre presenta de 10 a 12 líneas dentadas. Una de estas líneas es más larga; su extremidad se fija al ovario directamente o por medio de un repliegue que forma el ligamento tubo ovárico. Se llama franja ovárica o franja de Richard.

En cuanto a la constitución anatómica, la trompa se divide en tres capas:

- **Capa externa serosa**: deriva del peritoneo y forma, en su borde inferior, el mesosalpinge o aleta superior del ligamento ancho.
- **Capa media muscular**: compuesta por fibras lisas.
- **Capa interna mucosa**: constituida por un epitelio de células cilíndricas.

Las trompas de Falopio reciben sangre arterial de la arteria tubárica interna, ramas de la arteria uterina y de la arteria tubárica externa, rama de la arteria ovárica. Estas arterias se anastomosan en el mesosalpinge, proporcionando ramas ascendentes para la trompa y descendentes para el ovario.

Los vasos linfáticos emergen de las redes en las paredes de las trompas y se dirigen hacia el mesosalpinge. Los vasos linfáticos más externos se anastomosan

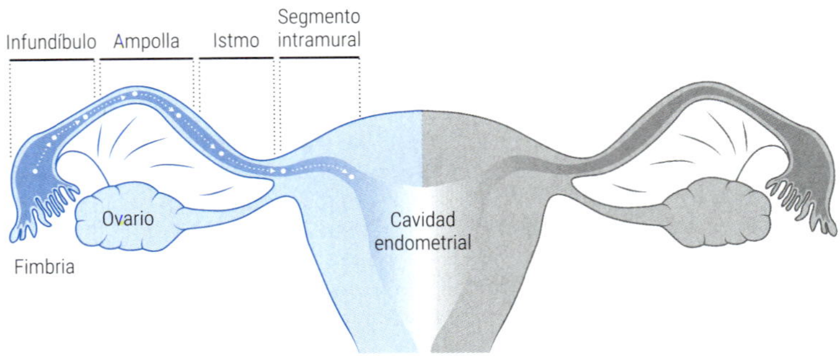

Figura 15-1 Anatomía general de la trompa de Falopio (tuba uterina).
Fuente: adaptado de Jensen JT, Creinin MD. Speroff & Darney's clinical guide to contraception. 6.ª ed. Baltimore, MD, Estados Unidos: Wolters Kluwer Health; 2019. Con permiso.

con los del ovario, mientras que los más internos se conectan con los del útero y se dirigen hacia los nódulos lumboaórticos.

Los nervios de las trompas de Falopio proceden de los nervios uterinos y ováricos. Estos nervios acompañan a las arterias y penetran en las paredes de las trompas.

Elegibilidad

En caso de que la persona decida acceder a un método de planificación definitiva, ninguna afección médica puede restringir esta posibilidad de elección. Los métodos de planificación permanente no tienen efectos secundarios a largo plazo y presentan una baja frecuencia de complicaciones relacionadas con la cirugía, como infección, daños a otros órganos y riesgos anestésicos. Sin embargo, es importante tener en cuenta que estos procedimientos no brindan protección contra las infecciones de transmisión sexual (ITS), incluyendo el virus de la inmunodeficiencia humana (VIH) (16).

Requisitos para acceder a la anticoncepción definitiva

La persona solicitante deberá ser mayor de edad. Se recomienda consultar los requisitos en cuanto a la edad para cada país o región. Además, en todos los casos la persona solicitante deberá otorgar su consentimiento informado por escrito.

La mayoría de los profesionales de la salud prefieren que la persona interesada en la anticoncepción definitiva tenga al menos cierta edad, generalmente 30 años o más. Esta recomendación se basa en la idea de que la persona ha tenido tiempo para considerar su decisión y es menos probable que cambie de opinión, ya que la reversibilidad es limitada o nula en la mayoría de los casos.

Evaluación prequirúrgica

Como en otras intervenciones quirúrgicas de riesgo intermedio, se recomienda la realización de una evaluación cardiovascular y un electrocardiograma (ECG) para determinar el riesgo cardiovascular prequirúrgico, según la Sociedad de Cardiología de Rosario en Argentina (2019).

En el caso de que el procedimiento se realice con anestesia local, se sugiere solo una evaluación clínica exhaustiva, que incluya una exploración ginecológica y un tacto vaginal, así como la determinación de la presión arterial. Además, un análisis de la concentración de hemoglobina puede contribuir al uso seguro y efectivo de la esterilización femenina, según la Organización Panamericana de la Salud (OPS).

Los procedimientos para la anticoncepción definitiva femenina pueden realizarse mediante diversas técnicas quirúrgicas. Asimismo, estas intervenciones pueden llevarse a cabo en dos momentos diferentes: puerperio o después del puerperio (de intervalo).

Procedimientos de intervalo

Los procedimientos realizados en un momento no relacionado con el período posparto se clasifican como **procedimientos «de intervalo»**. Según la literatura médica, estos suelen efectuarse a partir de las 6 semanas posteriores al parto (21) y pueden llevarse a cabo de dos maneras:

- **Laparoscopia**: la laparoscopia ofrece muchas ventajas, entre las cuales se incluyen que deja pequeñas cicatrices y que puede realizarse de forma ambulatoria. Las desventajas de la anticoncepción permanente laparoscópica incluyen el costo relacionado con el equipo, la capacitación especial requerida y los riesgos de lesión intestinal o vascular involuntaria. Además, algunas mujeres pueden no ser candidatas para un procedimiento laparoscópico, como aquellas con antecedentes de adherencias pélvicas extensas, incapacidad para tolerar la posición de Trendelenburg o las que presentan alguna contraindicación para la anestesia general (4).
- **Minilaparotomía**: en este procedimiento, el cirujano realiza una pequeña incisión horizontal suprapúbica, de pocos centímetros de longitud, para acceder a la cavidad peritoneal. Se utiliza un manipulador uterino para colocar las trompas de Falopio más cerca de la incisión (1). Tiene la ventaja de que no requiere hospitalización, y la mayoría de las pacientes son dadas de alta a las pocas horas. Sin embargo, en mujeres con obesidad, este procedimiento puede ser complicado de realizar, por lo que deberá ser una consideración importante a medida que las tasas de obesidad aumentan en todo el mundo.

La minilaparotomía para procedimientos de intervalo es un enfoque importante si la laparoscopia no está disponible o es imposible debido a antecedentes de adherencias.

Riesgo de complicaciones

El riesgo de complicaciones con los procedimientos anticonceptivos permanentes de intervalo es bajo (0.9 a 1.6 por 100 procedimientos). Los factores de riesgo para complicaciones incluyen obesidad, cirugía abdominal o pélvica previa y diabetes (4,5).

Esterilización por vía laparoscópica

Actualmente, la esterilización por vía laparoscópica puede realizarse con cualquiera de estos métodos (22):

- Oclusión por electrocoagulación bipolar.
- Oclusión por medios mecánicos (clips de titanio o anillos de goma de silicona).
- Extirpación de una porción de la trompa de Falopio (salpingectomía parcial).
- Extirpación de toda la trompa de Falopio (salpingectomía total).

El abordaje laparoscópico más común para la oclusión o escisión tubárica utiliza un puerto umbilical para el laparoscopio y un único puerto suprapúbico en la línea media para la introducción del sistema electroquirúrgico o instrumento de aplicación de clip/banda (23).

Oclusión por electrocoagulación bipolar

La técnica electroquirúrgica más comúnmente utilizada en Estados Unidos es la coagulación bipolar. El método bipolar de esterilización emplea pinzas bipolares reutilizables de Kleppinger para disecar la trompa de Falopio en la unión del istmo y la ampolla (23).

También se encuentran disponibles varias pinzas bipolares de un solo uso. En todos estos instrumentos, una mandíbula de la pinza actúa como el electrodo activo y la otra mandíbula como el electrodo de retorno (23).

Oclusión por medios mecánicos (clips de titanio o anillos de goma de silicona)

Hay que recordar que los dispositivos mecánicos están sujetos a defectos de material, fabricación y errores de diseño, lo que puede alterar su eficacia. Actualmente se utilizan dos dispositivos mecánicos: el clip Filshie® de titanio (**fig. 15-2**), con revestimiento de caucho de silicona, y la banda Silastic® (elastómero de silicona), también conocida como anillo Falope o Yoon (**fig. 15-3**). El clip Hulka® (resorte) ya no se utiliza. Cada uno de estos dispositivos requiere una comprensión de su función mecánica, un conocimiento práctico para aplicar el dispositivo, una atención meticulosa al mantenimiento de los aplicadores y una hábil colocación en las trompas. Estos dispositivos son menos efectivos cuando se usan inmediatamente después del parto con trompas dilatadas (1).

La oclusión mecánica ofrece una mejor oportunidad para la cirugía de reconexión de las trompas uterinas en comparación con los métodos electroquirúrgicos. Sin embargo, se debe tener precaución al utilizar esta justificación para elegir el método, ya que el objetivo principal es lograr una anticoncepción permanente e irreversible (23).

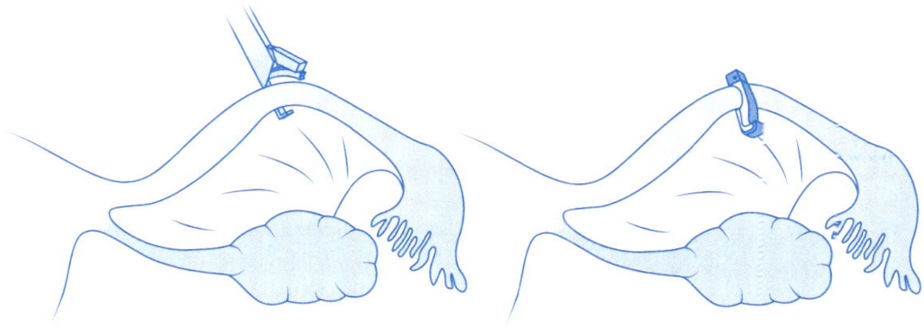

Figura 15-2 Clip Filshie®.
Fuente: adaptado de Jensen JT, Creinin MD. Speroff & Darney's clinical guide to contraception. 6.ª ed. Baltimore, MD, Estados Unidos: Wolters Kluwer Health; 2019. Con permiso.

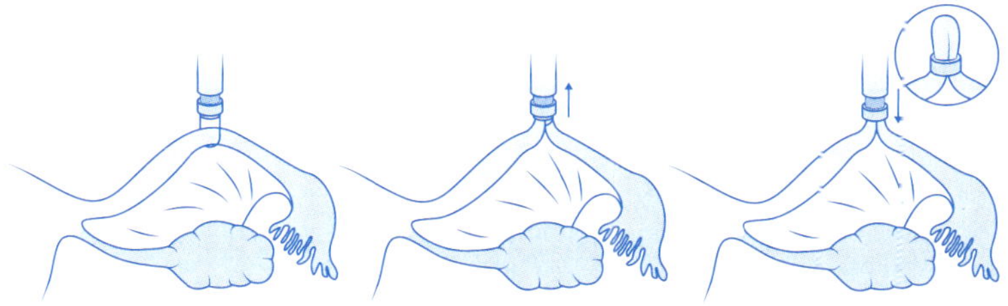

Figura 15-3 Banda Silastic®.
Fuente: adaptado de Jensen JT, Creinin MD. Speroff & Darney's clinical guide to contraception. 6.ª ed. Baltimore, MD, Estados Unidos: Wolters Kluwer Health; 2019. Con permiso.

Salpingectomía parcial

La **salpingectomía parcial** consiste en la extirpación de una parte de la trompa de Falopio. En primer lugar, se visualiza su trayectoria desde el útero hacia el infundíbulo, asegurando la correcta identificación anatómica. Después se colocan dos pinzas Kelly únicamente en el borde de las fimbrias. Por último, se corta y reseca el segmento distal de la trompa con corte frío o electrocauterio (usualmente el corte se realiza a nivel de la fimbria o el infundíbulo).

Salpingectomía total

Como su nombre lo indica, la **salpingectomía total** consiste en la extirpación completa de la trompa de Falopio. A diferencia de la salpingectomía parcial, este procedimiento elimina toda la trompa, lo que garantiza una mayor efectividad y reduce de forma significativa el riesgo de recanalización o embarazo ectópico. Además, la evidencia científica respalda que esta técnica contribuye a una disminución del riesgo de cáncer de ovario epitelial, sobre todo en mujeres con factores de riesgo elevados (20). Por este motivo, actualmente la salpingectomía total se ofrece cada vez más como una alternativa a las técnicas de oclusión tubárica debido a su mayor eficacia y la reducción del riesgo de cáncer de ovario hasta en un 67 %.

Abordaje transcervical

Métodos más simples podrían ampliar la disponibilidad de la anticoncepción permanente y hacerla más aceptable para más mujeres. Durante las décadas de 1970 y 1980, varios investigadores desarrollaron abordajes para la administración transcervical de medicamentos para ocluir las trompas de Falopio (6).

Si bien algunas técnicas implicaron el uso de **histeroscopios** para colocar dispositivos de oclusión, muchas utilizaron **fármacos esclerosantes**. Sin embargo, debido a complicaciones posteriores al procedimiento y al uso sin aprobación regulatoria en Estados Unidos y Europa, se perdió la confianza en todo el mundo. Esto llevó a la retirada posterior del apoyo por parte de los gobiernos y agencias de financiación (24).

Anticoncepción permanente por histeroscopia

Se han aprobado y comercializado dos métodos histeroscópicos para la anticoncepción permanente, que posteriormente fueron retirados del mercado. Essure® fue aprobado por primera vez en 2002 y retirado en diciembre de 2018. Adiana® fue aprobado en 2009 y retirado en 2012 (7).

- **Essure®**: este método aplicaba fibras de tereftalato de polietileno en los orificios tubáricos, mantenidas en su lugar mediante espirales de níquel-titanio (nitinol) (24).
- **Adiana®**: este método implicaba la introducción de una matriz de silicona después de aplicar una lesión térmica controlada en la luz de las trompas. Sin embargo, fue retirado del mercado en 2012 debido a situaciones legales (24).

La anticoncepción permanente histeroscópica tiene varias ventajas potenciales en comparación con la técnica laparoscópica o abierta:

- Ausencia de incisiones o entrada abdominal.
- Puede realizarse en el consultorio únicamente con anestesia local.

Estas características hacen que el procedimiento sea potencialmente beneficioso para personas con alto riesgo de complicaciones con la cirugía abdominal o con la anestesia general. Dos desventajas de los métodos comercializados previos fueron la falta de eficacia inmediata y la necesidad de una prueba de confirmación tardía, lo que exponía a las pacientes a un posible embarazo (25).

Essure®

El instrumento consta de una bobina exterior de níquel-titanio y una bobina interior de acero inoxidable envuelta con fibras de tereftalato de polietileno. El insertor mide unos 4 cm de largo y 0.8 mm de diámetro, y se expande a 2 mm cuando se despliega. Se coloca en la región intersticial de la trompa mediante histeroscopia (26).

Una adecuada distensión uterina y un endometrio delgado (fase folicular o preparación con agentes hormonales) son fundamentales para visualizar los *ostium* tubáricos. Durante varios meses, las fibras de tereftalato de polietileno estimulan una respuesta inflamatoria que resulta en el reemplazo de la luz tubárica por una cicatriz fibrótica.

A diferencia de los procedimientos laparoscópicos de oclusión tubárica y salpingectomía, este método no proporciona anticoncepción inmediata. Las mujeres deben utilizar un método anticonceptivo de respaldo hasta que se confirme la oclusión tubárica mediante una **histerosalpingografía (HSG)** o una ecografía transvaginal después de 3 meses (27). Si no hay oclusión a los 3 meses, debe continuarse con la anticoncepción y repetir la HSG 3 meses después (6 meses después del procedimiento).

Las contraindicaciones para este procedimiento incluyen:

- Menos de 6 semanas desde el aborto o el parto.
- Infección pélvica activa o reciente.
- Enfermedad uterina o tubárica que bloquee el acceso a los orificios tubáricos.
- Sospecha de malformaciones mullerianas.
- Alergia conocida a los medios de contraste que impidan la posibilidad de recibir una HSG (8,9).

Abordaje vaginal

Antes de la disponibilidad de la laparoscopia, se realizaba una **colpotomía** (incisión en la pared de la vagina) para acceder a las trompas de Falopio como método anticonceptivo permanente. Una técnica común en ese entonces fue la **fimbriectomía de Kroener** (28). Este procedimiento de esterilización femenina implicaba la extracción de las fimbrias de las trompas de Falopio, lo que impide que el óvulo sea captado y transportado. La disponibilidad y el avance de las técnicas laparoscópicas han llevado a que la gran mayoría de los médicos abandonen este método (29). A pesar de ello, el procedimiento sigue siendo una opción para los cirujanos expertos en el abordaje por vía vaginal (10).

Beneficios no anticonceptivos de la anticoncepción permanente

Cáncer de ovario

El riesgo de desarrollar cáncer de ovario a lo largo de la vida es del 1.3 % en las mujeres. Se trata de uno de los principales cánceres a nivel mundial, con una alta tasa de mortalidad, superior a otros tipos de cáncer ginecológico (11). La oclusión bilateral (ligadura de trompas) ha demostrado tener un efecto protector contra dicho cáncer. Las trompas de Falopio son consideradas un sitio potencial de origen para algunos tipos de cáncer de ovario, de modo que al cerrarlas o bloquearlas, se reduce el riesgo de que las células cancerosas se muevan desde las trompas de Falopio hacia los ovarios.

La mayoría de los carcinomas de ovario serosos, endometrioides y de células claras se originan en las trompas de Falopio y el endometrio, y no directamente en el ovario. La evidencia indica que la salpingectomía total se asocia con una reducción significativa en el riesgo de cáncer de ovario, especialmente en los tipos endometrioide y de células claras (12). En estudios realizados en Estados Unidos, los procedimientos de oclusión tubárica bilateral se asociaron con una reducción del 67 % en el riesgo de cáncer de ovario (13).

Un metaanálisis reciente mostró que un procedimiento anticonceptivo permanente previo se asoció con una reducción general del riesgo del 34 % (riesgo relativo de 0.40 para el cáncer endometrioide y 0.73 para el cáncer seroso), aunque no se encontró ninguna reducción del riesgo para los tumores mucinosos o limítrofes. Las posibles etiologías de este efecto incluyen la creación de una barrera mecánica contra los agentes cancerígenos ascendentes y la prevención del ascenso de las células endometriales y de las trompas de Falopio hacia la cavidad peritoneal (1).

Por lo tanto, **la salpingectomía bilateral total como método anticonceptivo permanente se considera un procedimiento profiláctico y oportunista para prevenir futuros cánceres de ovario**. La salpingectomía bilateral total implica la extracción completa de la trompa desde el extremo fimbriado hasta la unión uterotubárica, sin necesidad de eliminar las porciones intersticiales de las trompas (30).

Aunque ningún estudio ha comparado directamente la reducción del riesgo de cáncer con la salpingectomía total frente a la fimbriectomía sola, no se recomienda la segunda (p. ej., fimbriectomía de Kroener) con fines de anticoncepción permanente, ya que estudios anteriores indican un mayor riesgo de embarazo con este enfoque (14). La salpingectomía bilateral para la anticoncepción permanente parece segura y presumiblemente más efectiva que la salpingectomía parcial, con un menor riesgo de embarazo ectópico (31).

Técnicas quirúrgicas

Las técnicas de ligadura de trompas pueden realizarse en diferentes momentos en la vida de una mujer, y se dividen principalmente en dos categorías: **ligadura de trompas de intervalo** y **ligadura de trompas posparto**. La diferencia fundamental entre estas dos categorías radica en el momento en que se lleva a cabo el procedimiento.

Oclusión tubárica posparto

En Estados Unidos, la salpingectomía parcial posparto se realiza después del 8 % al 9 % de todos los partos, lo que representa la mitad de todos los procedimientos anticonceptivos permanentes (15), siendo más común en mujeres de 35 años o más. Los procedimientos posparto son convenientes porque pueden realizarse dentro de las primeras 24 h a 48 h después del parto vaginal; esta técnica aprovecha el útero agrandado, que facilita el acceso a las trompas de Falopio a través de una incisión de minilaparotomía infraumbilical (32).

Históricamente, los cirujanos realizaban salpingectomías parciales posparto, extirpando de forma bilateral un segmento medio ístmico de la trompa de Falopio. Estudios prospectivos han demostrado que estas técnicas tienen una baja tasa de fracaso (0.6 por 1 000 en 1 año y 7.5 por 1 000 en 10 años) (1). Las opciones para la salpingectomía parcial incluyen:

- **Técnica de Parkland**: se identifica la salpinge y se eleva en su porción ístmica utilizando pinzas Babcock. Posteriormente, se realiza una apertura en la porción avascular del mesosalpinge. El segmento de la salpinge se liga en dos puntos con Catgut I-0. Luego, la porción media se incide y se inspeccionan los cabos para asegurar la hemostasia y verificar la presencia de la luz (20).
- **Técnica de Pomeroy** (**fig. 15-4**): se localiza la salpinge y se pinza en su porción ístmica con pinzas Babcock. El acodamiento de la salpinge se liga con catgut simple 0. Se utilizan tijeras Metzenbaum, con la hoja abierta, para incidir el mesosalpinge en el acodamiento, y se corta el segmento acodado. Los cabos incididos se inspeccionan para verificar la hemostasia y se confirma la presencia de la luz en las salpinges. El catgut se absorbe en 3 a 4 días, momento en el cual los cabos se separan. Si se utiliza una sutura que tarde más en absorberse o que no sea absorbible, puede formarse una fístula o fallar la esterilización (20).

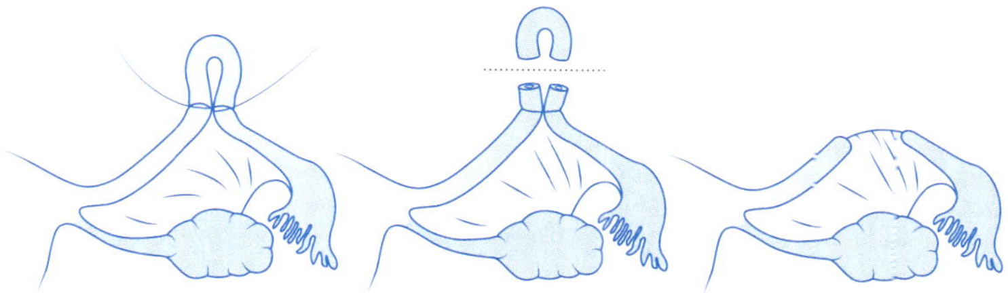

Figura 15-4 Técnica de Pomeroy.
Fuente: adaptado de Jensen JT, Creinin MD. Speroff & Darney's clinical guide to contraception. 6.ª ed. Baltimore, MD, Estados Unidos: Wolters Kluwer Health; 2019. Con permiso.

- **Técnica de Uchida** (**fig. 15-5**): se toma la salpinge con una pinza Babcock y se inyecta solución salina en la serosa para realizar hidrodisección a 2 cm distal al cuerno uterino. Posteriormente, se incide la serosa longitudinalmente a la salpinge en una longitud de 2 a 3 cm. Se suturan los extremos proximal y distal, y se corta una sección de la salpinge. La porción proximal se introduce dentro del mesosalpinge y la porción distal se coloca por encima de este. Finalmente, se sutura el mesosalpinge utilizando sutura absorbible (catgut crómico 0) (20).

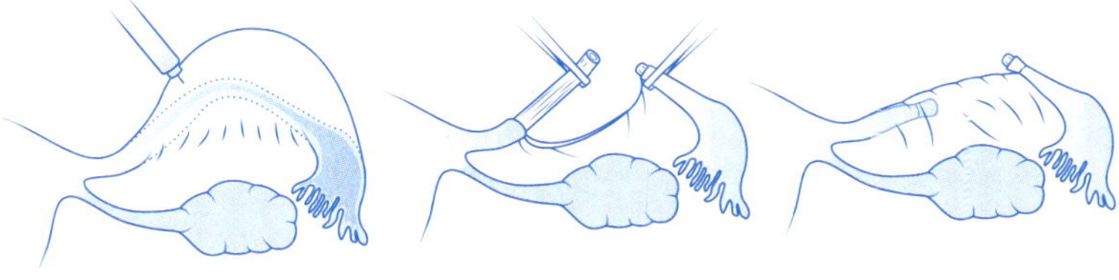

Figura 15-5 Técnica de Uchida.
Fuente: adaptado de Jensen JT, Creinin MD. Speroff & Darney's clinical guide to contraception. 6.ª ed. Baltimore, MD, Estados Unidos: Wolters Kluwer Health; 2019. Con permiso.

- **Técnica de Irving** (fig. 15-6): se toma la salpinge con una pinza Babcock y se crea una ventana en el mesosalpinge en una porción avascular cerca de la unión ampolla-istmo. Luego, se sutura con dos puntos de catgut crómico 1-0 a través de la ventana y se retira una porción de la salpinge. Se realiza un túnel de aproximadamente 1 cm de profundidad en el miometrio posterior. La porción proximal del segmento de la salpinge se introduce con una aguja curva y se guía a través de la base del agujero del miometrio para salir a la superficie uterina a una distancia de 1 cm a 2 cm. Por último, se utiliza una sutura absorbible para cerrar la serosa uterina.

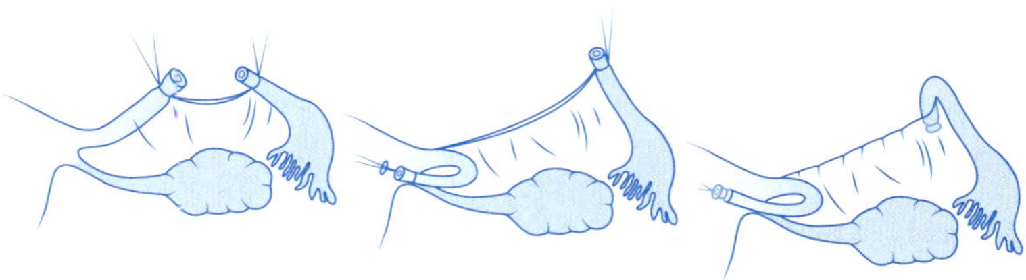

Figura 15-6 Técnica de Irving.
Fuente: adaptado de Jensen JT, Creinin MD. Speroff & Darney's clinical guide to contraception. 6.ª ed. Baltimore, MD, Estados Unidos: Wolters Kluwer Health; 2019. Con permiso.

- **Técnica de Kroener**: fue descrita por Kroener en 1930 y se basa en la eliminación del extremo distal de la trompa de Falopio. Se toma la porción distal de la salpinge con una pinza Babcock, pinzando el mesosalpinge y el tercio distal de la salpinge con dos pinzas Kelly. Luego, se realiza un corte con tijeras de Metzenbaum por encima de la segunda pinza Kelly. Se efectúan dos nudos con sutura absorbible, asegurando la hemostasia en dicho extremo (20).

La salpingectomía total bilateral en el período posparto inmediato se ha notificado como un factor protector que disminuye el riesgo de cáncer de ovario, utilizando técnicas quirúrgicas como la de Kroener (1).

En un estudio realizado en California se observó que las tasas de salpingectomía total posparto en partos por cesárea aumentaron del 0.1 % al 9.2 % entre 2011 y 2016, y en partos vaginales, del 0 % al 4.5 % (1). Sin embargo, a pesar de que el ACOG considera que la anticoncepción permanente posparto es un procedimiento «urgente» y no «electivo» (programado), muchos hospitales no priorizan las solicitudes posparto (33).

Oclusión tubárica en intervalo

También conocida como «ligadura de trompas electiva» o «ligadura de trompas fuera del embarazo», la oclusión tubárica en intervalo se realiza en mujeres que no están embarazadas en el período posparto inmediato. Generalmente se programa en un momento separado de eventos relacionados con el parto o la cesárea, considerándose adecuado realizarlo a partir de las 6 semanas posteriores al nacimiento.

La minilaparotomía para la oclusión tubárica bilateral de intervalo se caracteriza por el tipo de acceso a la cavidad peritoneal. Se recomienda efectuar una incisión de 2 cm por encima de la sínfisis del pubis, utilizando el **abordaje de tipo Pfannenstiel**, que permite un mejor acceso a la cavidad pélvica para ubicar el útero y las trompas de Falopio. Es importante recordar que este procedimiento se realiza por razones no relacionadas con un parto reciente, y la mujer puede programar la intervención según su conveniencia.

Existen diversas opciones quirúrgicas para la oclusión tubárica que pueden ofrecerse a mujeres que desean una anticoncepción definitiva. Actualmente, la oclusión tubárica bilateral por vía laparoscópica se considera uno de los mejores abordajes quirúrgicos, aunque la decisión sobre el método más adecuado puede depender del análisis de coste-beneficio, que varía según la zona geográfica.

Eficacia

La anticoncepción definitiva femenina es una opción eficaz para prevenir el embarazo, aunque las tasas de fracaso pueden variar según el método utilizado y la edad de la paciente. Las mujeres más jóvenes presentan un mayor riesgo de fracaso debido a su alta fecundidad y a la mayor probabilidad de exposición a un embarazo antes de alcanzar la menopausia. La mayoría de los datos sobre la eficacia de la anticoncepción femenina permanente provienen del estudio CREST, realizado en los primeros días de los procedimientos laparoscópicos, con pacientes que presentaban características y comorbilidades diferentes a las actuales.

Cuidados postoperatorios

El tiempo de ingreso hospitalario dependerá del momento en que se realizó la práctica y del tipo de técnica utilizada. Si el postoperatorio evoluciona adecuadamente, en general, no supera las 24 h a 48 h. Se recomienda reposo durante unos días, así como evitar el trabajo vigoroso, levantar objetos pesados y tener relaciones sexuales por 1 semana. Es importante indicar cómo realizar los cuidados periódicos de la herida, que debe mantenerse limpia y seca. Además, se debe informar a la paciente sobre las pautas de alarma.

Complicaciones

Los índices de complicaciones son muy bajos, de acuerdo con la experiencia del equipo operador (1.2 % para la minilaparotomía y la laparoscopia y 4 % para el abordaje vaginal). Las siguientes son posibles complicaciones inmediatas (muy baja frecuencia):

- Hemorragia superficial.
- Dolor en el sitio de la incisión.
- Hematoma subcutáneo o infraaponeurótico.
- Infección de la herida.
- Fiebre postoperatoria.

- Lesiones de vejiga o intestino.
- Accidentes anestésicos.
- Lesiones vasculares leves (lesión del meso intestinal) o graves (lesión de venas o arterias ilíacas, aorta o cava).
- Hemorragias.
- Dolor pélvico (posterior a la colocación de anillos).
- Absceso en la cúpula vaginal y lesiones urológicas en la vía de acceso vaginal.

Retorno a la fertilidad

La gran mayoría de las mujeres que eligen la anticoncepción permanente no se arrepienten de su decisión. Sin embargo, uno de los objetivos importantes del asesoramiento es ayudar a las mujeres a tomar una decisión correcta por sí mismas sobre un procedimiento irreversible y reducir al mínimo el arrepentimiento posterior. Según los datos de CREST, la probabilidad acumulada de arrepentimiento fue del 12.7 % durante 14 años de seguimiento y no se observaron diferencias al comparar el momento después del parto por cesárea o el parto vaginal (34).

Sin embargo, el riesgo de arrepentimiento difirió según la edad en el momento del procedimiento. La probabilidad de arrepentimiento para aquellas de 30 años o menos fue del 20.3 % en comparación con el 5.9 % para aquellas mayores de 30 años. Asimismo, se observó una mayor probabilidad (8 veces más) de reversión o procedimientos de reproducción asistida, como fertilización *in vitro* y transferencia embrionaria, en las mujeres de 30 años o menos en el momento del procedimiento en comparación con las mujeres de mayor edad (36).

La **incidencia de reversión** de la anticoncepción permanente femenina notificada en la mayoría de los estudios oscila entre el 1 % y el 2 %. No está claro cuál es el método óptimo para lograr un embarazo después de la esterilización femenina. El éxito de la cirugía de reversión de la esterilización tubárica oscila entre el 26 % y el 88 % según la edad del paciente y el método de esterilización. No existen ensayos aleatorizados que hayan comparado los resultados del embarazo o los nacidos vivos entre mujeres que recibieron fertilización *in vitro* en comparación con la cirugía de reversión de las trompas. La American Society for Reproductive Medicine informa que la reanastomosis es más rentable que la fertilización *in vitro* para mujeres de todas las edades. Sin embargo, esta técnica de reproducción es la única opción para las mujeres en las que se realiza una esterilización histeroscópica o salpingectomía bilateral. El éxito de la fertilización *in vitro* no se ve afectado por la ligadura de trompas previa (35).

Situaciones especiales

Asesoramiento para la anticoncepción definitiva

Todas las pacientes que reciben procedimientos quirúrgicos de anticoncepción permanente deben conocer la naturaleza de la intervención, su irreversibilidad y alternativas, eficacia, seguridad y complicaciones. A las pacientes que deseen un método de planificación permanente no se les debe negar este procedimiento, independientemente de su edad, número de embarazos o hijos anteriores, o el momento de la solicitud, incluso si es posterior a un aborto (17).

Específicamente, el ACOG recomienda que el asesoramiento sobre anticoncepción femenina permanente aborde los siguientes aspectos (24):

- Confirmar que es un procedimiento destinado a no ser reversible.
- Indicar que existen métodos alternativos disponibles, particularmente la anticoncepción reversible de acción prolongada, que son igualmente eficaces.
- Proporcionar detalles, riesgos y beneficios de la anestesia, y abordajes de procedimientos específicos.
- Informar sobre la probabilidad de fallo después de la anticoncepción permanente, que podría resultar en un embarazo, incluido el embarazo ectópico.
- Aconsejar sobre la necesidad de utilizar condones para protegerse contra las infecciones de transmisión sexual, incluido el VIH.
- Aconsejar sobre necesidad de utilizar una forma alternativa de anticoncepción después de la oclusión tubárica histeroscópica hasta que se confirme la colocación adecuada de las espirales y/o la oclusión tubárica bilateral.
- Explicar detalladamente el consentimiento informado.

Sexualidad

Los procedimientos anticonceptivos permanentes no afectan negativamente a la sexualidad. De hecho, la vida sexual suele verse afectada positivamente, ya que las parejas no tienen que preocuparse por un embarazo no deseado. En una encuesta australiana realizada en 2721 mujeres, de las cuales 447 habían sido intervenidas para oclusión tubárica bilateral, se observó que las participantes con anticonceptivos permanentes tenían significativamente menos probabilidades de carecer de interés en el sexo, presentar sequedad vaginal y encontrar el sexo desagradable; por el contrario, se observó que estas eran más propensas a experimentar altos niveles de satisfacción sexual (36).

Función menstrual

Las pacientes pueden informar de cambios menstruales después de la oclusión tubárica bilateral, lo que se debe a que suspenden los anticonceptivos hormonales después de la cirugía. El estudio CREST no pudo encontrar evidencia de que la esterilización tubárica vaya seguida de una mayor incidencia de cambios o anomalías menstruales (37).

Los investigadores no han encontrado ningún efecto del electrocauterio, anillos o clips sobre la reserva ovárica. De manera similar, la salpingectomía bilateral no parece estar asociada con ningún cambio en la función ovárica. Las mujeres con antecedentes de sangrado menstrual abundante y/o dismenorrea deben comprender que la anticoncepción permanente no controlará estos síntomas (1).

Embarazo ectópico posterior a la oclusión tubárica bilateral

Debido a que el fallo del procedimiento y el embarazo posterior representan un riesgo, todas las mujeres que estén considerando un procedimiento anticonceptivo permanente que no incluya salpingectomía total deben recibir asesoramiento sobre la posibilidad de un embarazo ectópico. El motivo es que cerca de una tercera parte de los embarazos después de una anticoncepción femenina oclusiva o salpingectomía parcial, si bien son poco frecuentes, son precisamente ectópicos.

En el estudio CREST, la probabilidad acumulada a 10 años de embarazo ectópico después de la oclusión tubárica por cualquier método fue de 7.3 por 1 000 procedimientos. En general, la probabilidad de embarazo ectópico fue mayor para las mujeres menores de 30 años que para aquellas de mayor edad. Sin embargo, si bien la anticoncepción permanente aumenta la proporción de embarazos ectópicos, el riesgo general de embarazo ectópico se reduce de manera considerable en comparación con las mujeres que no utilizan ningún método anticonceptivo (18).

MITOS

«La anticoncepción permanente siempre es irreversible»
Aunque el objetivo de la anticoncepción permanente es evitar embarazos de forma definitiva, existen opciones quirúrgicas para intentar restaurar la fertilidad, si bien su éxito depende de factores como la edad de la paciente y el método utilizado. Aun así, se debe tomar como una decisión irreversible para evitar arrepentimientos.

«Solo las mujeres mayores pueden optar por la anticoncepción permanente»
No existe una edad mínima universal para acceder a este procedimiento, siempre que la persona sea mayor de edad y otorgue su consentimiento informado. Las recomendaciones sobre la edad buscan asegurar una decisión madura y reflexionada, pero no limitan el acceso basado únicamente en este criterio.

«La ligadura de trompas causa cambios hormonales»
La ligadura de trompas o la salpingectomía no afectan a las concentraciones hormonales ni a la función ovárica; solo interrumpen la posibilidad de que el óvulo se encuentre con el espermatozoide.

«La anticoncepción permanente afecta a la vida sexual»
Por el contrario, muchas mujeres notifican una mejora en su vida sexual después del procedimiento, ya que desaparece la preocupación por embarazos no deseados. Tampoco se ha encontrado evidencia de efectos negativos en la función sexual.

«La esterilización es dolorosa y requiere largos períodos de recuperación»
Los avances en técnicas como la laparoscopia y la minilaparotomía permiten realizar procedimientos menos invasivos, con tiempos de recuperación que suelen ser de solo unos días. Las molestias postoperatorias son temporales y suelen ser manejables con analgésicos comunes.

«La ligadura de trompas siempre provoca embarazos ectópicos si falla»
Aunque el embarazo ectópico es una posible complicación en caso de fallo del procedimiento, el riesgo general de embarazo ectópico disminuye significativamente en comparación con no usar anticonceptivos. Además, los métodos como la salpingectomía total eliminan este riesgo casi por completo.

«No hay beneficios adicionales en la anticoncepción permanente más allá de evitar el embarazo»
La salpingectomía total se asocia con una reducción significativa del riesgo de cáncer de ovario epitelial, un beneficio importante para las mujeres con factores de riesgo elevados.

Referencias bibliográficas

(1) Jensen JT, Creinin MD. Speroff & Darney's clinical guide to contraception. 6.ª ed. Baltimore, MD, Estados Unidos: Wolters Kluwer Health; 2019.

(2) Harris LH, Wolfe T. Stratified reproduction, family planning care and the double edge of history. Curr Opin Obstet Gynecol 2014;26(6):539-44. Disponible en: http://dx.doi.org/10.1097/GCO.0000000000000121.

(3) Huber D. No-scalpel vasectomy: the transfer of a refined surgical technique from China to other countries. Adv Contracept 1989;5(4):217-8. Disponible en: http://dx.doi.org/10. 1007/bf01890892.

(4) World Health Organization/Department of Reproductive Health and Research (WHO/RHR); Johns Hopkins Bloomberg School of Public Health (JHSPH)/Center for Communication Programs (CCP), Family planning: a global handbook for providers, CCP, Baltimore; 2007. Co-published by WHO. Disponible en: https://www.fphandbook.org/.

(5) Jamieson DJ, Hillis SD, Duerr A, Marchbanks PA, Costello C, Peterson HB. Complications of interval laparoscopic tubal sterilization: findings from the United States Collaborative Review of Sterilization. Obstet Gynecol 2000;96(6):997-1002. Disponible en: http://dx.doi.org/10.1016/s0029-7844(00)01082-6.

(6) Zatuchni GI, Shelton JD, Goldsmith A, Sciarra JJ. Program for Applied Research on Fertility Regulation, Female Transcervical Sterilization: Proceedings of an International Workshop on Non-Surgical Methods for Female Tubal Occlusion. Chicago: Harper & Row; 1982.

(7) Espey E, Hofler LG. Evaluating the long-term safety of hysteroscopic sterilization. JAMA 2018;319(4). Disponible en: http://dx.doi.org/10.1001/jama.2017.21268.

(8) Adelman MR, Dassel MW, Sharp HT. Management of complications encountered with Essure hysteroscopic sterilization: a systematic review. J Minim Invasive Gynecol 2014; 21(5):733-43. Disponible en: http://dx.doi.org/10.1016/j.jmig.2014.03.019.

(9) Povedano B, Arjona JE, Velasco E, Monserrat JA, Lorente J, Castelo-Branco C. Complications of hysteroscopic Essure(®) sterilisation: report on 4306 procedures performed in a single centre: Complications of Essure® sterilisation. BJOG 2012;119(7) 795-9. Disponible en: http://dx.doi.org/10.1111/j.1471-0528.2012.03292.x.

(10) National Cancer Institute, Surveillance, Epidemiology, and End Results Program. Cancer Stat Facts: Ovarian Cancer. Disponible en: https://seer.cancer.gov/statfacts/html/ovary.html.

(11) Siegel RL, Miller KD, Jemal A. Cancer statistics. CA Cancer J Clin 2018;68:7-30.

(12) Salvador S, Gilks B, Köbel M, Huntsman D, Rosen B, Miller D. The fallopian tube: primary site of most pelvic high-grade serous carcinomas. Int J Gynecol Cancer 2009;19(1):58-64. Disponible en: http://dx.doi.org/10.1111/IGC.0b013e318199009c.

(13) Miracle-McMahill HL, Calle EE, Kosinski AS, Rodríguez C, Wingo PA, Thun MJ, et al. Tubal ligation and fatal ovarian cancer in a large prospective cohort study. Am J Epidemiol 1997;145(4):349-57. Disponible en: http://dx.doi.org/10.1093/oxfordjournals.aje.a009112.

(14) Findley AD, Siedhoff MT, Hobbs KA, Steege JF, Carey ET, McCall CA, et al. Short-term effects of salpingectomy during laparoscopic hysterectomy on ovarian reserve: a pilot randomized controlled trial. Fertil Steril 2013;100(6):1704-8. Disponible en: http://dx.doi.org/10.1016/j.fertnstert.2013.07.1997.
(15) Curtis KM, Jatlaoui TC, Tepper NK, Zapata LB, Horton LG, Jamieson DJ, et al. U.S. selected Practice Recommendations for Contraceptive Use, 2016. MMWR Recomm Rep 2016; 65(4):1-66. Disponible en: http://dx.doi.org/10.15585/mmwr.rr6504a1.
(16) Dirección Nacional de Salud Sexual y Reproductiva (2021). Guía AIPEO. Anticoncepción inmediata posevento obstétrico. Guía orientada a integrantes de los equipos de salud para implementar la estrategia AIPEO en los servicios de salud. Ana Belén Orrigo y Analía Messina, 1.ª ed. [Internet]. 2020. Secretaría de Acceso a la Salud, Ministerio de Salud de la Nación, Argentina. Disponible en: https://ossyr.org.ar/wp-content/uploads/2022_Guia_AIPEO_Anticoncepcion_inmediata_posevento_obstetrico.pdf.
(17) Tapia Conyer R. Colegio Mexicano de Especialistas en Ginecología y Obstetricia, A.C. Resolución por la que se modifica la Norma Oficial Mexicana NOM-005-SSA2-1993, De los servicios de planificación familiar. Mayo de 1994. Disponible en: http://www.comego.org.mx/normatividad/nom_005_ssa2.pdf.
(18) Peterson HB, Xia Z, Hughes JM, Wilcox LS, Tylor LR, Trussell J. The risk of pregnancy after tubal sterilization: findings from the U.S. Collaborative Review of Sterilization. Am J Obstet Gynecol 1996;174(4):1161-8; discussion 1168-70. Disponible en: http://dx.doi.org/10.1016/s0002-9378(96)70658-0.
(19) Baird D. The fifth freedom. Br Med J 1966;1(5481):234.
(20) Cunningham FG, Leveno KJ, Bloom SL, Spong CY, Dashe JS, Hoffman BL, et al. Williams Obstetrics. 25.ª ed. Columbus, OH, Estados Unidos: McGraw-Hill Education; 2018.
(21) Chan LM, Westhoff CL. Tubal sterilization trends in the United States. Fertil Steril 2010; 94(1):1-6. Disponible en: http://dx.doi.org/10.1016/j.fertnstert.2010.03.029.
(22) Westberg J, Scott F, Creinin MD. Safety outcomes of female sterilization by salpingectomy and tubal occlusion. Contraception 2017;95(5):505-8. Disponible en: http://dx.doi.org/10.1016/j.contraception.2017.02.017.
(23) Soto E, Falcone T. Trocar placement. En: Atlas of Pelvic Anatomy and Gynecologic Surgery. Philadelphia: Elsevier; 2016. p. 1235-41.
(24) American College of Obstetricians and Gynecologists, ACOG Practice bulletin no. 133: benefits and risks of sterilization. Obstet Gynecol 2013;121:392-404.
(25) Perkins RB, Morgan JR, Awosogba TP, Ramanadhan S, Paasche-Orlow MK. Gynecologic outcomes after hysteroscopic and laparoscopic sterilization procedures. Obstet Gynecol Surv 2017;72(2):82-3. Disponible en: http://dx.doi.org/10.1097/ogx.0000000000000409.
(26) Adelman MR, Dassel MW, Sharp HT. Management of complications encountered with Essure hysteroscopic sterilization: a systematic review. J Minim Invasive Gynecol 2014; 21(5):733-43. Disponible en: http://dx.doi.org/10.1016/j.jmig.2014.03.019.
(27) Hurskainen R, Hovi S-L, Gissler M, Grahn R, Kukkonen-Harjula K, Nord-Saari M, et al. Hysteroscopic tubal sterilization: a systematic review of the Essure system. Fertil Steril 2010;94(1):16-9. Disponible en: http://dx.doi.org/10.1016/j.fertnstert.2009.02.080.
(28) Kroener WF Jr. Surgical sterilization by fimbriectomy. Am J Obstet Gynecol 1969;104 (2):247-54. Disponible en: http://dx.doi.org/10.1016/0002-9378(69)90671-1.
(29) Miesfeld RR, Giarratano RC, Moyers TG. Vaginal tubal ligation-is infection a significant risk? Am J Obstet Gynecol 1980;137.
(30) Ely LK, Truong M. The role of opportunistic bilateral salpingectomy vs tubal occlusion or ligation for ovarian cancer prophylaxis. J Minim Invasive Gynecol 2017;24(3):371-8. Disponible en: http://dx.doi.org/10.1016/j.jmig.2017.01.001.

(31) Creinin MD, Zite N. Female tubal sterilization: the time has come to routinely consider removal. Obstet Gynecol 2014;124(3):596-9. Disponible en: http://dx.doi.org/10.1097/AOG.0000000000000422.
(32) Goodman EJ, Dumas SD. The rate of successful reactivation of labor epidural catheters for postpartum tubal ligation surgery. Reg Anesth Pain Med 1998;23(3):258-61. Disponible en: http://dx.doi.org/10.1016/s1098-7339(98)90051-7.
(33) Committee on Health Care for Underserved Women. Committee opinion no. 530: access to postpartum sterilization. Obstet Gynecol 2012;120(1):212-5. Disponible en: http://dx.doi.org/10.1097/AOG.0b013e318262e354.
(34) Hillis SD, Marchbanks PA, Tylor LR, Peterson HB. Poststerilization regret: findings from the United States Collaborative Review of Sterilization. Obstet Gynecol 1999;93(6):889-95. Disponible en: http://dx.doi.org/10.1016/s0029-7844(98)00539-0.
(35) Malacova E, Kemp A, Hart R, Jama-Alol K, Preen DB. Effectiveness of in vitro fertilization in women with previous tubal sterilization. Contraception 2015;91(3):240-4. Disponible en: http://dx.doi.org/10.1016/j.contraception.2014.12.001.
(36) Smith A, Lyons A, Ferris J, Richters J, Pitts M, Shelley J. Are sexual problems more common in women who have had a tubal ligation? A population-based study of Australian women: Sexual problems and tubal ligation. BJOG 2010;117(4):463-8. Disponible en: http://dx.doi.org/10.1111/j.1471-0528.2009.02469.x.
(37) Peterson HB, Jeng G, Folger SG, Hillis SA, Marchbanks PA, Wilcox LS, et al. The risk of menstrual abnormalities after tubal sterilization. U.S. Collaborative Review of Sterilization Working Group. N Engl J Med 2000;343(23):1681-7. Disponible en: http://dx.doi.org/10.1056/NEJM200012073432303.

CAPÍTULO

16

Anticoncepción masculina

Dr. Pedro Armando Tadeo Rodríguez Suárez

PUNTOS CLAVE

- Los métodos de anticoncepción masculina tradicionales son el coito interrumpido, el preservativo masculino y la vasectomía.
- La anticoncepción hormonal masculina está en investigación y se espera que proporcione más opciones a los hombres para participar activamente en la planificación familiar, siendo una de las opciones más prometedoras para el futuro.
- Un anticonceptivo masculino puede funcionar de varias maneras: impidiendo que los espermatozoides lleguen al óvulo, previniendo su producción o inhibiendo su función.
- La vasectomía es una técnica de esterilización masculina altamente eficaz, con una baja tasa de complicaciones, pero debe considerarse irreversible.
- La vasectomía es adecuada para hombres que han decidido no tener más hijos y tiene ciertas contraindicaciones, como infecciones escrotales y trastornos de coagulación no controlados.
- La vasectomía implica dos pasos principales: el aislamiento del conducto deferente y su oclusión, con varias técnicas disponibles para cada paso. Entre las complicaciones intraoperatorias más frecuentes se encuentra la sección de la arteria testicular, y es esencial usar otro método anticonceptivo hasta confirmar la azoospermia.
- Se siguen investigando nuevas técnicas y materiales, incluyendo dispositivos intradiferenciales, inyecciones y tapones, aunque ninguno ha demostrado ser más eficaz que la vasectomía.

Introducción

La anticoncepción masculina se ha limitado tradicionalmente a unos pocos métodos, siendo el **coito interrumpido**, el **preservativo masculino** y la **vasectomía** los más utilizados. Sin embargo, la búsqueda de métodos más eficaces y convenientes continúa.

Entre las alternativas emergentes, la **anticoncepción hormonal** destaca como una de las más prometedoras. Estos nuevos métodos se centran en cuatro mecanismos principales: la inhibición de la espermatogénesis, la modificación de la función espermática, la interrupción del transporte de espermatozoides y la prevención del depósito vaginal del semen. A medida que avanza la investigación en este campo, se espera que estos métodos proporcionen a los hombres más opciones para participar activamente en la planificación familiar.

En este capítulo se ofrece una descripción detallada de los métodos de anticoncepción masculina, tanto tradicionales como innovadores, con especial hincapié en la vasectomía. Se explorarán los mecanismos de acción, la eficacia y las perspectivas futuras de estas opciones. El objetivo es ofrecer una visión integral de las posibilidades actuales y emergentes en la anticoncepción masculina.

Revisión de la fisiología de la reproducción masculina

Espermatozoides

La producción de **espermatozoides** maduros en los testículos humanos tarda aproximadamente 72 días. Después de la pubertad, la producción de espermatozoides es continua y se desarrolla en cuatro fases distintas:

1. **Fase mitótica**: las células madre (blastocitos), conocidas como espermatogonias, se dividen para formar espermatocitos diploides.
2. **Fase meiótica**: los espermatocitos duplican su complemento cromosómico y experimentan dos ciclos de división celular, con lo que producen espermátidas haploides.
3. **Espermiogénesis**: las espermátidas experimentan una condensación nuclear y desarrollan flagelos.
4. **Espermiación**: los espermatozoides se liberan hacia la luz tubular.

El almacenamiento y la posterior maduración de los espermatozoides tienen lugar en el epidídimo (1).

Testosterona

La **testosterona** es producida por las células de Leydig en el intersticio de los testículos cuando son estimuladas por la hormona luteinizante (LH). La producción de esperma tiene lugar en los túbulos seminíferos, donde los espermatozoides se nutren de las células de Sertoli, que son estimuladas por la hormona foliculoestimulante (FSH) y altas concentraciones de testosterona intratesticular (**fig. 16-1**).

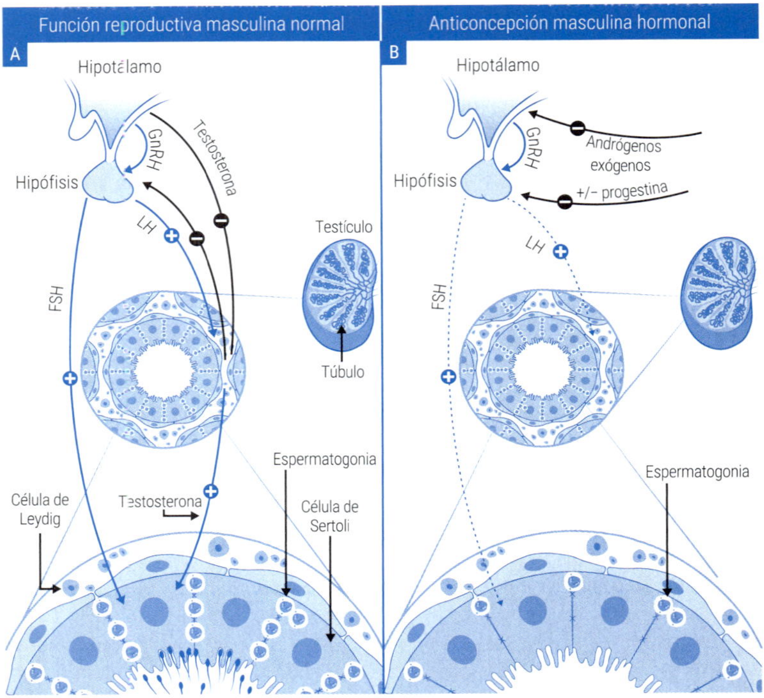

Figura 16-1 **A)** Funcionamiento normal del eje hipotálamo-hipófiso-testicular, donde la hormona foliculoestimulante (FSH) y la hormona luteinizante (LH) estimulan los testículos para producir esperma y testosterona, y la testosterona regula la producción de FSH y LH en la hipófisis mediante retroalimentación. **B)** Supresión de la producción de FSH y LH mediante la administración exógena de andrógenos y progestinas, lo que reduce las concentraciones de ambas; ello priva a los testículos de las señales necesarias para la producción de esperma y, con ello, provoca la anticoncepción.

Dada la fisiología de la producción de esperma, un anticonceptivo masculino puede funcionar de varias maneras:

- **Impidiendo que los espermatozoides lleguen al óvulo mediante barreras físicas** (condones, vasectomía y métodos experimentales de oclusión de vaso).
- **Previniendo la producción de espermatozoides** (métodos experimentales hormonales y no hormonales).
- **Matando o inhibiendo la función de los espermatozoides** o la capacidad de estos para unirse al óvulo después de la eyaculación (espermicidas, agentes antimotilidad experimentales).

Estos mecanismos ofrecen múltiples enfoques para el desarrollo de anticonceptivos masculinos efectivos y seguros.

Métodos anticonceptivos masculinos actualmente disponibles

Coito interrumpido

El **coito interrumpido** consiste en retirar el pene de la vagina justo antes de la eyaculación. Entre las ventajas de este método se encuentran la simplicidad y la gratuidad, así como ausencia de contraindicaciones tanto médicas como morales. Por el contrario, este método presenta un número elevado de fracasos.

Condones masculinos

Los **condones masculinos** como método anticonceptivo permiten a los hombres participar de forma activa en la protección de la pareja, ya que reduce el riesgo de enfermedades de transmisión sexual y las enfermedades inflamatorias pélvicas en la mujer. Los materiales más comunes para los preservativos son el látex y el poliuretano, aunque el índice de fracaso es significativamente más frecuente con los preservativos de poliuretano.

El uso del preservativo se asocia a una probabilidad de embarazo del 2 % al 13 %. La adición de un lubricante espermicida puede reducir aún más el riesgo de embarazo con todos los tipos de preservativos, pero esto también puede aumentar la probabilidad de infecciones de las vías urinarias en la pareja.

Los factores asociados con el fracaso del preservativo incluyen el **uso irregular**, la **rotura** y la **salida total o parcial del preservativo**. Estudios han determinado que el porcentaje de rotura durante las relaciones sexuales varía del 0 % al 6.7 %, mientras que la salida del preservativo oscila entre el 0.6 % y el 13 %. En cuanto al riesgo de enfermedades de transmisión sexual, el preservativo es el único método que lo reduce eficazmente.

Véase también el capítulo 12, Métodos anticonceptivos de barrera, para más especificaciones de este método anticonceptivo.

Vasectomía

La **vasectomía** es un procedimiento seguro, relativamente poco costoso y permanente. El 1 % de los hombres en Estados Unidos entre 45 y 49 años se la realizan, con un total de entre 500 000 y 600 000 procedimientos por año.

La vasectomía se considera actualmente la única técnica de esterilización masculina. Es un procedimiento menos costoso y ofrece un menor riesgo de complicaciones que la oclusión tubárica bilateral en las mujeres. Debe considerarse como un **método irreversible** que se rige por un marco jurídico preciso. En concreto, se requiere un plazo de reflexión de 4 meses entre la solicitud y la intervención.

El procedimiento se lleva a cabo de forma ambulatoria, en un centro médico y previa consulta con el médico que la va a realizar. En dicha consulta se informa al paciente de los beneficios, riesgos médicos y consecuencias de la intervención. Asimismo, se firma el consentimiento informado.

Tabla 16-1 **Porcentajes de parejas que usan anticonceptivos masculinos y eficacia de estos métodos para prevenir embarazos no deseados**

	Parejas que usan anticonceptivos masculinos (%)				Embarazo no deseado por año (%)
Método	Año 1992	Año 1995	Año 2002	Año 2008	
Vasectomía	11	11	9	10	0.1
Condones	12	20	18	16	15-20
Coito interrumpido	2	3	4	5	25-30
Total	25	34	31	31	

Fuente: Amory JK. Male contraception. Fertil Steril 2016;106(6):1303-9. Con permiso.

Eficacia

La vasectomía es muy efectiva, con una tasa de fracaso de menos del 1 % y una baja tasa de complicaciones (**tabla 16-1**).

Elegibilidad

La vasectomía no puede realizarse en menores de 18 años, y en el caso de adultos, solo si han expresado una voluntad libre, motivada y deliberada, después de recibir información previa sobre los beneficios y las complicaciones del procedimiento. En pacientes adultos con algún deterioro en sus facultades mentales, el procedimiento no se podrá realizar hasta que un juez autorice la intervención.

Se recomienda ofrecer al paciente la posibilidad de criopreservar semen en un centro especializado, ya que las técnicas de **repermeabilización** de los conductos deferentes son difíciles y sus tasas de fracaso son significativas.

Indicaciones

Las indicaciones para la vasectomía incluyen:

- Apropiada para hombres que, solos o con su pareja, han decidido no tener hijos o no tener más hijos.
- Cuando existe alguna contraindicación en la pareja para el embarazo o se ha decidido optar por la adopción.
- Como medida de seguridad adicional cuando la pareja tiene una obstrucción tubárica o antecedentes de infertilidad.
- Cuando el paciente presenta alguna afección genética que contraindique el embarazo.

Contraindicaciones

Las contraindicaciones para la vasectomía incluyen:

- Infección bacteriana de la piel escrotal.
- Trastornos de la coagulación no controlados.
- Imposibilidad de palpar y exteriorizar los conductos deferentes.

- Falta de consentimiento informado adecuado.
- Depresión, alteraciones psicosexuales y falta de decisión para el procedimiento.

Procedimiento

La vasectomía tiene dos objetivos principales: realizar una disección mínimamente invasiva de los conductos deferentes y asegurar la interrupción de su continuidad. Para disminuir el riesgo de fracaso, debe combinarse la escisión con la oclusión de los extremos de los conductos.

Es una técnica sencilla, rápida y mínimamente invasiva que se practica de forma ambulatoria con anestesia local, sedación simple o anestesia general en casos seleccionados. La selección de la anestesia local se basa en la preferencia del cirujano y su disponibilidad (p. ej., lidocaína, bupivacaína, entre otros). Se recomienda la tricotomía de la región escrotal antes del procedimiento.

Existen diferentes técnicas tanto para abordar y exteriorizar el conducto deferente como para realizar su corte.

Técnica quirúrgica

La vasectomía consiste en dos pasos quirúrgicos importantes: el **aislamiento del conducto deferente** y su **oclusión**. La técnica utilizada depende de la preferencia y el entrenamiento de quien realiza la intervención. Entre los métodos de aislamiento se encuentran la vasectomía convencional y la vasectomía de mínima invasión, incluida la vasectomía sin bisturí, los cuales se asocian con menos molestias postoperatorias y menos complicaciones.

- La **vasectomía convencional** se recomienda en pacientes con antecedentes previos de cirugía o traumatismo escrotal, así como en aquellos con una anatomía desafiante (piel escrotal gruesa y pequeña, varicocele, hidrocele o espermatocele). En este procedimiento se realiza una incisión escrotal mayor que puede ser vertical unilateral, sobre el rafe medio, o paramedial bilateral. Se ha observado que la incisión única permite un tiempo quirúrgico menor y menos complicaciones. Se recomienda que la incisión se realice a nivel de la unión peneana-escrotal para un mejor manejo del conducto deferente.

  Después de la incisión, se toma firmemente el conducto deferente utilizando una sujeción de tres dedos (pulgar, índice y medio) de forma bilateral. En este momento se aplica el anestésico necesario. Con la ayuda de pinzas especiales de anillo, se toma el conducto y se exterioriza por la herida. Posteriormente, se realiza la disección de las capas que rodean al conducto deferente hasta tenerlo completamente aislado y separado de las otras estructuras que componen el cordón espermático.

  Una vez que el conducto deferente está completamente aislado, se procede a su oclusión, la cual se puede llevar a cabo con diferentes materiales (suturas, grapas de titanio). Posteriormente, se realiza un corte en el conducto deferente y se obtiene un pequeño fragmento de este, que será enviado a estudio de anatomopatología. Una vez seccionado y revisada la hemostasia de la región, se liberan los conductos y se regresan ambos segmentos a su lugar de origen. Por último, se efectúa la hemostasia de las capas escrotales y se cierra la piel con sutura absorbible.
- En cuanto a la **vasectomía de mínima invasión**, se realiza una incisión bilateral menor a 10 mm, así como una mínima disección del conducto deferente. El

abordaje puede ser abierto (lo mismo que en la técnica clásica) o cerrado. En este segundo caso, se toma el conducto deferente previo a la incisión, y el resto del procedimiento se lleva a cabo de la misma manera que el procedimiento clásico.

- La **vasectomía sin bisturí** fue descrita en 1974 por el Dr. Shunqiang Li. Es importante destacar que este procedimiento se enfoca estrictamente en la técnica de aislamiento del conducto deferente, sin especificar la forma de oclusión del conducto. En esta técnica, el conducto deferente se toma a través de la piel y, posteriormente, se diseca con una pinza de mosquito especial denominada pinza de Li, realizando una apertura de menos de 10 mm. El resto del procedimiento, incluida la técnica de oclusión, se lleva a cabo de la misma manera que en la técnica clásica.
- En cuanto a la **técnica de oclusión** del conducto deferente, pueden emplearse varios métodos: ligadura parcial, ligadura completa, interposición de fascia espermática o cauterización de la mucosa. Los materiales utilizados para la oclusión pueden incluir suturas no absorbibles o grapas de titanio.

Complicaciones

Entre las complicaciones intraoperatorias más frecuentes se encuentra la sección de la arteria testicular, lo que puede llevar a una disminución del flujo sanguíneo al testículo, con riesgo de atrofia y necrosis testicular. Las complicaciones postoperatorias más comunes incluyen la presencia de hematoma, hemorragia, infección, dolor, epididimitis congestiva y, raramente, hemospermia. Las complicaciones tardías son poco frecuentes y pueden incluir dolor crónico, granuloma inflamatorio, espermatocele, quiste de epidídimo o hidrocele.

Seguimiento

Es necesario utilizar otra forma de anticoncepción hasta que se confirme la **azoospermia** (ausencia total de espermatozoides en el eyaculado) en un **seminograma** de control, el cual debe realizarse 3 meses después del procedimiento. Se recomienda que el paciente tenga un promedio de 25 eyaculaciones en este período. Si no se encuentran espermatozoides o hay un número reducido de espermatozoides inmóviles (menos de 100 000) en el seminograma a los 3 meses, no se requiere ningún otro estudio de semen y se corrobora la azoospermia.

Si se encuentran espermatozoides móviles o el recuento supera los 100 000 espermatozoides, la prueba seminal debe repetirse en intervalos de 6 semanas hasta que no se encuentren espermatozoides, solo los inmóviles, o un recuento menor de 100 000. Se recomienda repetir la vasectomía en pacientes que continúan con recuentos significativos de espermatozoides móviles después de 6 meses de seguimiento.

Fracaso

El **fracaso de la vasectomía** se define como la persistencia de espermatozoides en el seminograma 6 meses después del procedimiento. Este fracaso puede ser debido a un error en la técnica o a la recanalización espontánea de los conductos deferentes. Las tres causas más comunes son tener relaciones sexuales sin protección antes de la confirmación de la azoospermia, errores en la técnica quirúrgica y la recanalización espontánea de los conductos deferentes.

En el seminograma realizado al menos 6 meses después de la vasectomía, si se encuentran entre 1 y 4.9 millones de espermatozoides, se considera un fracaso probable. Si se encuentra un número mayor a 5 millones de espermatozoides, se considera un fracaso confirmado.

Reversibilidad

La **reversibilidad de la vasectomía** es posible mediante diferentes tipos de procedimientos, como la **vasovasostomía** o la **vasoepididimostomía**. Para determinar si el paciente es candidato a estas técnicas, debe realizarse una revisión clínica y estudios previos para establecer la anatomía testicular y epididimaria, así como descartar la presencia de anticuerpos antiespermatozoides.

En conclusión, la vasectomía es un método de esterilización con una elevada eficacia, que está muy bien aceptado por los hombres que escogen esta técnica de esterilización.

Dispositivos intradeferenciales

Los **dispositivos intradeferenciales** son métodos de anticoncepción masculina que se colocan dentro del conducto deferente para bloquear el paso de los espermatozoides. Se han investigado como métodos de anticoncepción masculina, pero ninguno ha alcanzado un desarrollo comercial exitoso. Estos dispositivos han demostrado tener menor éxito que la vasectomía, además de presentar una mayor dificultad técnica para su colocación.

Inyecciones

Se está investigando como opción anticonceptiva masculina la **inyección** de diferentes sustancias en el interior del conducto deferente. La idea es que estas sustancias tengan características esclerosantes o puedan afectar a la funcionalidad de los espermatozoides. El material más utilizado es una combinación de ácido carbólico y n-butil-cianoacrilato, que ha mostrado una eficacia aproximada del 90 % a los 12 meses. Sin embargo, estas técnicas siguen sin superar a la vasectomía, ya que su índice de fracaso es del 4 %.

Otras sustancias probadas incluyen aceite de neem (extraído de las semillas del árbol de neem y conocido por sus propiedades medicinales y pesticidas), gosipol (un compuesto polifenólico presente en las semillas de algodón), BCG (bacilo Calmette-Guérin, una cepa atenuada de *Mycobacterium bovis* utilizada como vacuna contra la tuberculosis y en inmunoterapia) y mezclas de etanol, nitrato de plata, ácido acético y formol. Sin embargo, ninguna de estas sustancias ha demostrado ser adecuada para su uso en la práctica.

Tapones

El uso de tapones de diferentes materiales se ha estudiado como una opción de anticoncepción para hombres que desean una esterilización permanente, pero que aún no descartan completamente la posibilidad de tener más hijos en el futuro. Estos tapones se colocan dentro del conducto deferente para bloquear el paso de los espermatozoides. La principal ventaja de este método es su potencial reversibilidad, que es más sencilla comparada con la reversión de una vasectomía. Sin embargo, la eficacia de los tapones es menor que la de la vasectomía, lo que significa que existe una mayor probabilidad de que los espermatozoides puedan pasar a través del bloqueo y causar un embarazo no deseado. Esta menor eficacia y la posibilidad de complicaciones adicionales han limitado la adopción de este método en la práctica clínica.

Anticoncepción hormonal

La anticoncepción hormonal masculina se perfila como una de las opciones más prometedoras para el futuro. Actualmente se están investigando múltiples protocolos que utilizan diversas hormonas y sus combinaciones, entre las cuales se incluyen el uso de testosterona sola, testosterona y progesterona, testosterona y análogo de la hormona liberadora de LH (LHRH), y testosterona con moduladores de progesterona.

Monoterapia con testosterona

El uso de monoterapia con testosterona es el método hormonal más estudiado y se considera la primera elección. Se ha observado que la administración de testosterona en sus diferentes presentaciones puede producir azoospermia en un 95 % de los pacientes, con un intervalo de tiempo de 3 a 4 meses desde el inicio del tratamiento hasta la azoospermia. Los tipos de testosterona más estudiados son el enantato de testosterona (acción corta) y el undecanoato de testosterona (de depósito), así como la aplicación de geles, comprimidos orales y hasta la colocación de *pellets* con efecto prolongado durante 6 meses. La efectividad del método depende tanto del efecto sistémico como de la aceptación del paciente y la tolerancia a los efectos secundarios.

Efectos secundarios y control médico

Independientemente de la molécula utilizada, existe un umbral por encima del cual no se incrementa la eficacia, pero sí el riesgo de toxicidad. Entre los efectos secundarios más comunes del uso de testosterona se encuentran: piel grasa y acné, aumento de peso (dependiente de la masa muscular), hipotrofia testicular, alteraciones en el metabolismo de los lípidos, aumento en la concentración de hemoglobina y aumento del hematocrito. Existen complicaciones más importantes, tales como alteraciones cardíacas agudas y crónicas, fallos hepáticos y alto riesgo de trombosis. En pacientes con cáncer de próstata se ha observado un posible aumento en el estadio de la enfermedad, aunque no está completamente comprobado y se necesitan más estudios.

Siempre que se inicia el manejo de un paciente con testosterona exógena se recomienda un control muy estricto de forma basal y posteriormente cada 3 a 6 meses, que debe incluir: biometría hemática, química sanguínea, antígeno prostático específico y, para mayores de 40 años, el mismo antígeno prostático específico.

Combinaciones con otras hormonas

En cuanto al uso de testosterona en combinación con agonistas o antagonistas de GnRH, no se han obtenido resultados superiores a los logrados con la monoterapia de testosterona. Resultados similares se han observado con la combinación de testosterona y progestágeno (levonorgestrel), que no ha demostrado mayor eficacia que la monoterapia con testosterona, logrando azoospermia en no más del 30 % de los estudios realizados.

Actualmente, se siguen investigando diferentes técnicas y materiales para la anticoncepción masculina. Sin embargo, la vasectomía continúa siendo el método de elección debido a su alta eficacia.

MITOS

«La vasectomía afecta al deseo sexual y a la masculinidad»
La vasectomía no afecta a las concentraciones de testosterona ni al deseo sexual, ya que no interfiere con la producción hormonal ni con la función eréctil

«Los métodos anticonceptivos masculinos son poco efectivos»
La vasectomía tiene una tasa de efectividad superior al 99 %, lo que la convierte en uno de los métodos anticonceptivos más confiables. Además, otros métodos, como los condones usados correctamente, también tienen una alta eficacia.

«La anticoncepción hormonal masculina no es una opción viable»
Aunque la anticoncepción hormonal masculina aún está en fase de investigación, algunos estudios han demostrado que los métodos como la administración de testosterona o combinaciones hormonales pueden ser eficaces para suprimir la producción de espermatozoides.

«El coito interrumpido es un método anticonceptivo confiable»
El coito interrumpido tiene una tasa de fracaso significativamente alta debido a errores humanos y a la presencia de espermatozoides en el líquido preeyaculatorio. No se recomienda como método principal de anticoncepción.

«Los anticonceptivos masculinos solo incluyen condones y vasectomía»
Si bien los condones y la vasectomía son los métodos más conocidos, existen otras opciones en investigación, como inyecciones intradeferenciales, dispositivos de bloqueo en los conductos deferentes y anticoncepción hormonal.

«La vasectomía es completamente irreversible»
Aunque la vasectomía debe considerarse un método permanente, existen procedimientos quirúrgicos como la vasovasostomía y la vasoepididimostomía que pueden intentar revertirla. Sin embargo, su éxito depende de factores como el tiempo transcurrido desde la vasectomía.

«Los anticonceptivos masculinos no tienen efectos secundarios»
Al igual que ocurre con los métodos anticonceptivos femeninos, los métodos hormonales masculinos pueden tener efectos secundarios, como aumento de peso, acné, disminución del tamaño testicular y alteraciones en el metabolismo.

«Los hombres no tienen tanta responsabilidad en la anticoncepción como las mujeres»
Con los métodos disponibles actualmente, como los condones y la vasectomía, y con los nuevos métodos en desarrollo, los hombres tienen cada vez más opciones para asumir un papel activo y compartido en la planificación familiar.

Referencias bibliográficas

(1) Amory JK. Male contraception. Fertil Steri 2016;106(6):1303-9. Disponible en: http://dx.doi.org/10.1016/j.fertnstert.2016.08.036.

(2) Goujon A, Giwerc A, Meria P. Vasectomímarcha. EMC – Urol 2022;54(2):1-7. Disponible en: http://dx.doi.org/10.1016/s1761-3310(22)46479-6.

(3) Fowler GC. Pfenninger and fowler's procedures for primary care. 4.ª ed. Filadelfia, PA, Estados Unidos de América: Elsevier - Health Sciences Division; 2019.

(4) Hawksworth DJ, Khera M, Herati AS. Surgery of the Scrotum and Seminal Vesicles. En: Partin AW, Dmochowski RR, Kavoussi LR, Peters CA, Wein AJ, editores. Campbell-Walsh-Wein Urology. UK: Elsevier; 2021. p. 1843-64.

(5) Huyghe E, Hamamah S. Anticoncepción masculina. EMC - Ginecol-Obstet 2014;50(4): 1-10. Disponible en: http://dx.doi.org/10.1016/s1283-081x(14)69286-9.

(6) Dohle GR, Diemer T, Kopa Z, Krausz C, Giwercman A, Jungwirth A, et al. European Association of Urology guidelines on vasectomy. Eur Urol 2012;61(1):159-63. Disponible en: http://dx.doi.org/10.1016/j.eururo.2011.10.001.

(7) Velez D, Pagani R, Mima M, Ohlander S. Vasectomy: a guidelines-based approach to male surgical contraception. Fertil Steril 2021;115(6):1365-8. Disponible en: http://dx.doi.org/10.1016/j.fertnstert.2021.03.045.

(8) Halpern JA, Zumpf KB, Keeter MK, Tatem AJ, Kahn BE, Bennett NE, et al. National characteristics of surgeons performing vasectomy: Increasing specialization and a persistent gender gap. Urology 2020;143:130-6. Disponible en: http://dx.doi.org/10.1016/j.urology.2020.04.016.

(9) Zeitler M, Rayala B. Outpatient vasectomy: Safe, reliable, and cost-effective. Prim Care 2021;48(4):613-25. Disponible en: http://dx.doi.org/10.1016/j.pop.2021.08.001.

CAPÍTULO 17

Anticoncepción en grupos especiales

Dr. Alejandro Rosas Balan

PUNTOS CLAVE

- Es esencial identificar a los grupos especiales para brindar un adecuado asesoramiento anticonceptivo y prevenir embarazos no planificados que puedan poner en riesgo a estas mujeres.
- Las adolescentes son un grupo vulnerable que, debido a mitos y falta de capacitación del personal médico, a menudo se consideran no elegibles para anticonceptivos hormonales de alta eficacia. Este grupo debe ser asesorado para utilizar métodos anticonceptivos reversibles de larga duración por su alta eficacia y elevado porcentaje de apego.
- La anticoncepción dual, que combina un método anticonceptivo de alta eficacia para prevenir el embarazo y un método de barrera para prevenir infecciones de transmisión sexual, es la recomendación ideal en adolescentes.
- El período de transición a la menopausia requiere una vigilancia estrecha en busca de comorbilidades que puedan contraindicar el uso de métodos anticonceptivos, especialmente los combinados, debido al incremento del riesgo de episodios trombóticos.
- El aumento de complicaciones perinatales en los extremos de la vida justifica el asesoramiento anticonceptivo y la elección de métodos adecuados para cada grupo etario.
- No hay contraindicaciones para el uso de cualquier anticonceptivo basadas únicamente en la edad de los usuarios.
- Los anticonceptivos hormonales no están contraindicados durante la lactancia, excepto los combinados, que deben evitarse durante los primeros 21 días después del parto e idealmente hasta el final del puerperio debido al aumento del riesgo de episodios trombóticos.
- La eficacia de los anticonceptivos hormonales puede disminuir en pacientes con obesidad, pero no hay evidencia que contraindique su uso, sugiera aumentar la dosis o utilizar otro método.

- Para pacientes que han recibido una cirugía bariátrica se recomienda la vía parenteral para la anticoncepción hormonal, aunque los anticonceptivos orales combinados (AOC) pueden utilizarse en función del tipo de cirugía realizada.
- Las supervivientes de cáncer en etapa reproductiva necesitan asesoramiento anticonceptivo de forma rutinaria. En la mayoría de los casos de cáncer ginecológico, excepto el de mama, la anticoncepción hormonal puede proporcionar protección para el desarrollo de futuros cánceres ginecológicos.
- En pacientes con cáncer de mama, el método ideal y de menor riesgo es el dispositivo intrauterino (DIU) de cobre.
- Las pacientes con enfermedades crónicas-degenerativas tienen un mayor riesgo de episodios trombóticos, por lo que los anticonceptivos de corta duración (ACD) pueden utilizarse con un adecuado control de la enfermedad, de poco tiempo de evolución y sin afectación de órganos específicos.
- La comunidad LGBTQ+ requiere servicios de salud adaptados a sus necesidades y tiene tasas de embarazo no planificado similares a las de sus pares cisgénero. La terapia hormonal no protege contra embarazos no planificados, por lo que es necesario el asesoramiento anticonceptivo y métodos anticonceptivos eficaces y seguros.

Introducción

Identificar a las mujeres con alto riesgo reproductivo es crucial, ya que permite prevenir situaciones en las que una mujer perteneciente a un grupo vulnerable o con una patología crónica ponga en riesgo su vida con un embarazo. No se trata de afirmar que ninguna mujer en estas condiciones pueda quedar embarazada, sino de reconocer que el control de la enfermedad y la planificación de un embarazo en el momento oportuno mejora de manera significativa el pronóstico perinatal.

Actualmente, existe un notable desconocimiento por parte del personal médico sobre el uso adecuado de métodos anticonceptivos en pacientes con alto riesgo reproductivo. Este capítulo tiene como objetivo desmitificar y proporcionar el conocimiento necesario para difundir que siempre existirá una alternativa anticonceptiva segura y eficaz para postergar un embarazo, ya sea de manera temporal o definitiva.

Los grupos especiales que se analizan en este capítulo son:

- Anticoncepción en la adolescencia.
- Anticoncepción en mujeres en transición a la menopausia.
- Anticoncepción posterior a un episodio obstétrico.
- Anticoncepción en mujeres con obesidad.
- Anticoncepción en mujeres supervivientes de cáncer.
- Anticoncepción en mujeres con enfermedades crónicas.
- Anticoncepción en personas LGBTQ+.
- Anticoncepción en mujeres con discapacidad cognitiva.

Anticoncepción en la adolescencia

La adolescencia, según la Organización Mundial de la Salud (OMS), es la etapa de la vida que abarca desde los 10 hasta los 19 años (1). Cerca del 15 % de las mujeres menores de 18 años dieron a luz en todo el mundo entre 2015 y 2020, y el 90 % de estos partos ocurrieron en países de ingresos bajos o medios (2).

Elegibilidad

Según los criterios médicos de elegibilidad (CME) de la OMS para el uso de métodos anticonceptivos, la edad no representa una contraindicación para el uso de ningún método anticonceptivo, ya sea de corta o larga duración, temporal o definitivo.

Inicio de la anticoncepción

El American College of Obstetricians and Gynecologists (ACOG) establece que la exploración pélvica no es necesaria para iniciar la anticoncepción, incluida la colocación de un sistema intrauterino de levonorgestrel (SIU-LNG) o un dispositivo intrauterino de cobre (DIU-Cu) (3), así como tampoco durante la primera visita ginecológica de una adolescente (4).

Métodos anticonceptivos de elección

Existen tres niveles principales de métodos anticonceptivos disponibles: anticoncepción reversible de larga duración, anticoncepción de corta duración y métodos de barrera.

Anticoncepción reversible de larga duración

Debido a su alta eficacia y seguridad, todas las guías internacionales recomiendan que los **anticonceptivos reversibles de larga duración** (**LARC**, *long-acting reversible contraceptive*) sean respaldados como la primera opción anticonceptiva para la población adolescente. Estos anticonceptivos incluyen el implante subdérmico, el SIU-LNG y el DIU-Cu.

En un estudio realizado en 2011 se demostró que la continuidad en el uso de LARC a los 12 meses fue significativamente mayor, con un 86.2 %, en comparación con el 54.7 % de las usuarias de anticonceptivos de corta duración (ACD) (**fig. 17-1**).

Anticoncepción de corta duración

Los ACD presentan una protección anticonceptiva intermedia tanto en su uso rutinario como en su uso perfecto. Estos métodos incluyen la anticoncepción oral (combinada o de solo progestina), la anticoncepción dérmica (parches), la intravaginal (anillo) y los inyectables (5).

Métodos de barrera

Los métodos de barrera se utilizan durante la actividad sexual y su efectividad depende del cumplimiento individual (v. cap. 12). Estos incluyen tanto el condón masculino como el condón femenino. Estos métodos son los más utilizados por la población menor de 18 años, tanto por hombres como por mujeres.

La estrategia ideal para prevenir un embarazo no planificado es utilizar LARC, debido a su alta eficacia, combinados con un método de barrera como los

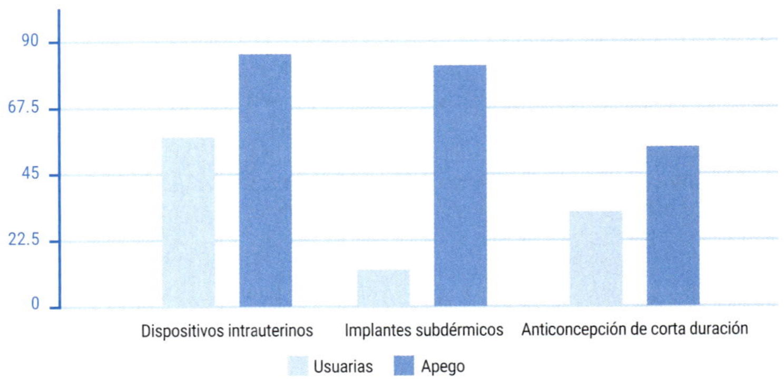

Figura 17-1 Porcentaje de usuarias y apego según el método anticonceptivo.
Fuente: Peipert JF, Zhao Q, Allsworth JE, Petrosky E, Madden T, Eisenberg D, et al. Continuation and satisfaction of reversible contraception. Obstet Gynecol 2011; 117(5):1105-13. Con permiso.

condones para la prevención de infecciones de transmisión sexual. Esta combinación se conoce como **anticoncepción dual**.

Otros métodos de barrera existentes, como el diafragma, el capuchón cervical y la esponja, no se recomiendan para la población adolescente debido a su menor efectividad, en comparación con otros métodos, así como por su incapacidad para proteger frente a infecciones (6).

Anticoncepción en mujeres en transición a la menopausia

Cambios fisiológicos en la perimenopausia

La **perimenopausia** se define como el estado alrededor de la menopausia y suele denominarse transición a la menopausia. Según la clasificación STRAW (*Stages of Reproductive Aging Workshop*) +10 (7,8), la perimenopausia corresponde a los estados 1 y 2. La menopausia es el cese permanente de los períodos menstruales, determinado retrospectivamente después de que una mujer haya experimentado 12 meses de amenorrea sin ninguna otra causa patológica o fisiológica obvia, lo que conlleva el cese natural de la capacidad reproductiva.

La perimenopausia se caracteriza por múltiples cambios en el cuerpo de una mujer, como la reducción en el número de folículos primordiales, evidenciada por la disminución de las concentraciones de inhibina B y la hormona antimulleriana (AMH). Asimismo, los ovarios disminuyen de peso y tamaño, lo que se asocia con el aumento de la hormona foliculoestimulante (FSH) y la disminución de estradiol junto con la inhibina B, para la retroalimentación negativa. Las concentraciones bajas de estradiol no pueden inducir el pico de hormona luteinizante (LH) necesario para la ovulación. Debido a estos cambios hormonales, el número de ciclos anovulatorios aumenta y los ciclos ováricos tienden a alargarse. El resultado es que la fertilidad en mujeres durante la perimenopausia es baja. En cifras, el riesgo anual de embarazo es claramente más bajo que en las mujeres jóvenes: 10 % en las mujeres de 40 a 44 años y solo del 2 % al 3 % en las mujeres de 45 a 49 años.

Al mismo tiempo, no obstante, se han constatado mayores tasas de embarazos no planificados en estas mujeres. Aunque el riesgo de embarazo es bajo, la aceptación de este embarazo no planificado también es baja, por lo que la tasa de abortos electivos es alta en este grupo de edad. La necesidad de anticoncepción es, por lo tanto, muy importante (8).

Asesoramiento anticonceptivo en la perimenopausia

Los cambios biológicos y psicológicos que se producen en la perimenopausia suponen un reto en el asesoramiento anticonceptivo y una oportunidad para mejorar la calidad de vida. Estos cambios incluyen:

- Baja fertilidad, pero alta tasa de un embarazo no planificado.
- Incremento del riesgo de aborto, alteraciones cromosómicas, embarazo ectópico, preeclampsia y hemorragia obstétrica.

- Sangrado uterino anómalo y síntomas climatéricos.
- Incremento del riesgo cardiovascular y tromboembolia relacionados con la edad.
- Incremento del riesgo de cáncer ginecológico relacionado con la edad.
- Incremento del riesgo de osteoporosis relacionado con la edad y reducción de los valores hormonales.
- Cambios y retos psicosociales, riesgos relacionados con la salud mental y disfunción sexual.

Con base en estos cambios, el asesoramiento anticonceptivo para la mujer en transición a la menopausia debe responder a varios retos (9):

1. Proteger efectivamente frente a embarazos no planificados.
2. Evaluar el incremento relacionado con la edad de los riesgos cardiovascular, metabólico y oncológico.
3. Buscar beneficios adicionales para la salud, como por ejemplo prevención de enfermedades relacionadas con la edad, o tratamiento de signos y síntomas.
4. Considerar aspectos de la calidad de vida y el bienestar.

Métodos anticonceptivos de elección

Entre los métodos anticonceptivos disponibles se encuentran los AOC, la anticoncepción transdérmica (LARC), la anticoncepción oral con solo progestina, el DIU-Cu, el SIU-LNG y los espermicidas.

Anticoncepción oral combinada

Los **anticonceptivos orales combinados** (**AOC**) (v. cap. 5) son adecuados para las mujeres perimenopáusicas sanas. El riesgo de trombosis arterial, incluyendo isquemia e infarto, aumenta independientemente de las mujeres que fuman y tienen hipertensión, y es dependiente de la dosis (> 35 µg). Sin embargo, en contraste, este riesgo no se incrementa en mujeres sanas, no fumadoras, a cualquier edad (10).

Beneficios no anticonceptivos (8)

- Control satisfactorio del período menstrual, que disminuye el sangrado uterino anómalo. Esto resulta en períodos regulares y una disminución de la dismenorrea y el dolor pélvico.
- Reducción de los trastornos vasomotores y la cefalea relacionada con la deprivación hormonal que se produce durante el intervalo libre de hormonas.
- Protección frente a la pérdida ósea a través de dos mecanismos: prevención de la desmineralización ósea, lo cual es muy importante a esta edad, y favorecimiento de la ganancia ósea, incluso a dosis bajas.
- Reducción del riesgo de desarrollar cáncer endometrial, colorrectal y de ovario.

Efectos secundarios

En su revisión, Sitruk-Ware encontró los efectos de los AOC en el metabolismo lipídico. Indicó que el componente estrogénico ha mostrado un incremento en la producción de lipoproteínas de muy baja densidad (VLDL) y lipoproteínas de alta densidad (HDL), y una disminución en las concentraciones de lipoproteínas de baja densidad (LDL). Las nuevas preparaciones que contienen progestinas como dienogest o acetato de nomegestrol, especialmente cuando se combinan con estrógenos naturales, tienen un efecto favorable en los perfiles lipídicos en comparación con las combinaciones con LNG (11).

Anticoncepción transdérmica

La **anticoncepción transdérmica** evita el metabolismo de primer paso hepático y la degradación enzimática en el aparato digestivo, lo que proporciona un efecto terapéutico con menor dosis en comparación con los AOC (12).

Un problema con los implantes intradérmicos es el patrón de sangrado impredecible; por esta razón, el 15 % de las pacientes decide retirarlo. No hay asociación entre el uso de implantes y la pérdida de la densidad mineral ósea ni efectos metabólicos, y se recomienda su uso en mujeres con obesidad. El implante de etonogestrel debe retirarse o cambiarse a los 3 años, y el implante de LNG, a los 5 años. No tienen una acción específica a nivel endometrial, por lo que parece que estos implantes no protegen frente a la hiperplasia endometrial. Además, su uso está contraindicado en mujeres con cáncer de mama.

Anticoncepción oral con solo progestina

La anticoncepción oral con solo progestina o libre de estrógenos contiene dosis bajas de progestina sintética. Muchas pacientes en la perimenopausia tienen contraindicaciones para la administración de estrógeno, como tabaquismo, obesidad, migraña, diabetes, hipertensión o antecedentes de tromboembolia. Las preparaciones más utilizadas contienen LNG (30 μg), noretisterona (350 μg), desogestrel (75 μg) y, más recientemente, drospirenona (4 mg) (8).

Con esta nueva formulación de drospirenona (4 mg), el número de sangrados espontáneos se ve reducido debido a su régimen de aplicación. El blíster contiene 24 comprimidos con principio activo y 4 comprimidos placebo (libres de hormonas). Cada día debe tomarse un comprimido. La ventana para píldoras olvidadas es mayor que la de desogestrel (12 h) y la drospirenona (24 h). Las características farmacológicas propias de la drospirenona, como su actividad antimineralocorticoide y antiandrogénica, le proporcionan ciertas ventajas teóricas en condiciones como el síndrome premenstrual, síntomas de androgenización y el síndrome de poliquistosis ovárica (13).

Dispositivo intrauterino de cobre

El **DIU-Cu** puede ser un anticonceptivo ideal debido a su duración de entre 5 y 12 años, por lo que es adecuado para toda la etapa del climaterio, especialmente en aquellas mujeres con contraindicación para el uso de terapia hormonal. Otra ventaja es que puede utilizarse como anticoncepción de emergencia. Sin embargo, este dispositivo no tendrá efecto alguno en los síntomas del climaterio (8).

Sistema intrauterino de levonorgestrel

Existen diversas formulaciones de **SIU-LNG**. La única que ha probado protección endometrial en pacientes con terapia de reemplazo hormonal es la de 52 mg. Este dispositivo tiene pocas contraindicaciones y muchos beneficios en este grupo de edad. Si se coloca a los 45 años, se puede mantener por un período de 7 años en mujeres con trastornos menstruales, hasta la menopausia (8).

El SIU-LNG ofrece beneficios no anticonceptivos en las mujeres que se encuentran en la perimenopausia, como el control del sangrado uterino anómalo, la hiperplasia endometrial y la miomatosis uterina. Los efectos secundarios son prácticamente inexistentes en este grupo de edad.

Sin embargo, precisamente en este grupo de edad, hay preocupaciones sobre el riesgo de cáncer de mama, ya que, junto con la edad y el aumento de peso, el riesgo aumenta. Un metaanálisis mostró un cociente de posibilidades (OR, *odds ratio*) de cáncer de mama en usuarias de SIU-LNG en todas las edades de 1.16 (intervalo de confianza [IC] del 95 %, 1.06-1.28). Para mujeres de 50 años, el OR fue de 1.12 (IC del 95 %, 1.02-1.22), y para mujeres de más de 50 años, el OR fue de 1.52 (IC del 95 %, 1.34-1.72) (14).

Por el contrario, en algunos estudios se menciona que no es adecuado asegurar que el SIU-LNG aumenta el riesgo de cáncer de mama, debido principalmente a errores metodológicos y estadísticos. A pesar de estas preocupaciones, este método se utiliza con frecuencia en mujeres perimenopáusicas más que en cualquier otro grupo de edad (15).

Espermicidas

En la perimenopausia, el incremento del riesgo cardiovascular y de cáncer, así como el aumento de trastornos ginecológicos, tienen un papel importante en la toma de decisiones respecto a la elección y uso de un método anticonceptivo. Por esta razón, una alternativa a menudo olvidada es el uso de **espermicidas**, un método con gran potencial en este grupo de edad que debe ser incluido en el asesoramiento anticonceptivo de las mujeres mayores de 40 años. Existe información basada en la evidencia sobre su mecanismo de acción, seguridad y efectividad, lo que lo convierte en una opción viable para este grupo (16).

Anticoncepción posterior a un episodio obstétrico

En los países subdesarrollados, se estima que un 62 % de las mujeres no inician anticoncepción de manera inmediata tras un episodio obstétrico, mientras que en los países desarrollados, aproximadamente el 50 % lo hace (17). Lo ideal es que la mujer que se encuentra en el período posterior a un episodio obstétrico (PEO) se fuera a casa siendo usuaria de un método anticonceptivo, debido a que cerca del 40 % no acude a una visita de seguimiento en las instituciones de salud.

Se sabe que, a los 45 días, existe un retorno a la fertilidad en caso de parto o cesárea, incluso durante el período de lactancia. Como se mencionará más adelante, el éxito del método de lactancia y amenorrea (MELA) (v. cap. 14) depende en gran medida de un buen asesoramiento y apego a la lactancia. En el caso de las mujeres con un desenlace perinatal adverso, como un aborto o un **óbito fetal**, la fertilidad puede reinstaurarse a los 21 días. Estos períodos cobran relevancia cuando se determina que el 46 % de las mujeres en período PEO reinician la actividad sexual antes del término del puerperio y que menos del 50 % utilizan un método anticonceptivo (18).

Debe proporcionarse asesoramiento anticonceptivo a las mujeres en período PEO debido a los múltiples beneficios que existen en espaciar el **período intergenésico** (**PI**), que se define como el intervalo de tiempo entre el nacimiento de un hijo y el inicio del siguiente embarazo. En mujeres cuyo PI fue de 27 a 32 meses, se observó una disminución de la mortalidad materna, hemorragia del tercer trimestre, endometritis y anemia. Cuando el PI fue mayor a 36 meses, hubo un impacto en la disminución de la mortalidad infantil y neonatal. A diferencia de las pacientes que no lactaron y, por ende, aumentaron el riesgo de embarazo no planificado, se observó un aumento en el riesgo de aborto y muerte neonatal. Debe recordarse que el tiempo mínimo recomendado de PI por la OMS y los Centers for Disease Control and Prevention (CDC) es de 18 a 24 meses (19).

Los métodos anticonceptivos que se pueden utilizar durante el período PEO, en particular después de un aborto, serán los mismos disponibles de acuerdo con las características generales de las pacientes, es decir, considerando factores de riesgo, antecedentes y los CME respecto a enfermedades presentes.

Métodos anticonceptivos de elección

Entre los métodos anticonceptivos disponibles se encuentran el MELA, los ACD, la anticoncepción de emergencia, los LARC (implantes transdérmicos) e inyectables solo de progestina.

Método de lactancia y amenorrea

El MELA consiste en el método anticonceptivo realizado por las pacientes que se encuentran en el período de lactancia exclusiva, es decir, en el período posnatal hasta los 6 meses y que se encuentran en amenorrea. Si la paciente comienza antes de los 6 meses con el proceso de **ablactación** del recién nacido (introducción gradual de alimentos sólidos mientras se reduce la cantidad de leche materna) o tiene períodos menstruales, requerirá de otra opción anticonceptiva. Este método tiene una eficacia del 98 % y su mecanismo de acción consiste en el aumento sostenido de la prolactina gracias a la succión del lactante. Esto interfiere con la secreción de hormona liberadora de gonadotropinas y la falta de liberación de FSH y LH, que son fundamentales para que se lleve a cabo la ovulación (19).

Anticoncepción de corta duración

En la actualidad todavía existe un debate sobre el uso de la anticoncepción hormonal durante la lactancia. Esto se debe a los posibles efectos deletéreos del estrógeno presente en la anticoncepción hormonal combinada, tanto en la secreción de prolactina como en la posible eliminación de estrógeno a través de la leche materna. Los AOC no están contraindicados durante el período de lactancia, pero sí en el puerperio, debido al riesgo aumentado de trombosis durante esta etapa (19).

Anticoncepción de emergencia

La **anticoncepción de emergencia** no tiene contraindicación para su uso en la lactancia. El esquema utilizado será el de LNG, ya sea en dosis única de 1.5 mg o en 2 dosis de 0.75 mg. Se recomienda a la usuaria no lactar durante las siguientes 8 h después de la administración del LNG, pudiendo restaurar completamente la lactancia sin ningún problema después de 24 h (19).

Anticoncepción reversible de larga duración

En usuarias de **LARC**, como los implantes de etonogestrel y LNG, las concentraciones alcanzadas en la leche materna fueron de 75-120 ng/mL y de 90-100 ng/mL, respectivamente. Lo más destacado del estudio es que no se encontraron diferencias en el desarrollo, crecimiento y salud del recién nacido en las madres lactantes que utilizan anticoncepción hormonal (19).

Los **implantes subdérmicos**, tanto de LNG (con una duración de 5 años) como de etonogestrel (con una duración de 3 años), no afectan a la calidad de la leche materna. De hecho, estos implantes incrementan la producción de leche y prolongan la lactancia, en comparación con métodos no hormonales. Además, cuando se compararon con el DIU-Cu, no se observaron diferencias en el desarrollo físico y psicomotor de las personas recién nacidas alimentadas en el seno materno entre los dos grupos de usuarias.

Inyectable de solo progestina

Un método ampliamente utilizado durante el período de lactancia es el acetato de medroxiprogesterona, disponible en dos presentaciones: 150 mg administrados por vía intramuscular y 104 mg administrados de forma subcutánea. Ambas presentaciones proporcionan 3 meses de protección anticonceptiva. Sin embargo, se ha observado que su uso por un período mayor a 2 años puede provocar una disminución de la densidad mineral ósea. La ventaja de este efecto es que es recuperable con cambios en el estilo de vida, como una dieta adecuada y ejercicio, sin la necesidad de ningún fármaco (19,20).

Las recomendaciones para el uso de métodos anticonceptivos durante el período de lactancia se muestran en la **tabla 17-1**.

Tabla 17-1 Recomendaciones para el uso de métodos anticonceptivos durante la lactancia

	Método	Tiempo de inicio
Primera elección	MELA	En cualquier momento, inmediatamente en el posparto Si se elige MELA, a los 6 meses añadir otro método
	Naturales	
	De barrera	
	DIU TCu 380A	
Segunda elección	De solo progestina	En cualquier momento, inmediatamente en el posparto
Tercera elección	Hormonales combinados	No deben usarse antes de 21 días posparto Idealmente al término del puerperio (42 días)

MELA, método de lactancia y amenorrea.

Anticoncepción en mujeres con obesidad

El exceso de peso corporal (sobrepeso y obesidad) representa actualmente uno de los retos más importantes de salud pública en todo el mundo, debido a su magnitud, rápido incremento y efecto negativo en la salud (21).

El embarazo no planificado en mujeres con obesidad es especialmente preocupante debido a los numerosos riesgos asociados. Entre los riesgos maternos se encuentran una mayor tasa de cesáreas, hipertensión, diabetes gestacional y preeclampsia. Los riesgos fetales incluyen macrosomía, óbito, defectos faciales y del tubo neural, anomalías cardíacas e hidrocefalia. Además, los hijos de madres con obesidad tienen un mayor riesgo de desarrollar obesidad y diabetes de tipo 2 a largo plazo (22). Otros riesgos inherentes son la distocia de hombros, lesiones del suelo pélvico, incontinencia urinaria o fecal por desgarro, e infección de la herida quirúrgica (23).

Métodos anticonceptivos de elección

Anticoncepción de corta duración

La efectividad de los ACD está relacionada con la consistencia de uso, y las diferencias en el peso corporal no han demostrado afectar al apego al tratamiento ni su efectividad (23). La absorción de estos medicamentos puede estar aumentada en mujeres con obesidad debido al incremento del gasto cardíaco, que mejora el flujo sanguíneo en el aparato digestivo y acelera el vaciamiento gástrico, lo que puede disminuir la concentración plasmática máxima del medicamento.

La obesidad puede aumentar el volumen de distribución de los medicamentos hidrófobos, como los esteroides. El metabolismo hepático en pacientes con sobrepeso y obesidad puede alterarse en dos fases: la primera incluye la oxidación, reducción e hidrólisis, y la segunda implica reacciones de conjugación.

La excreción también puede verse alterada; la mayor parte de la excreción se efectúa en los riñones, y la depuración renal se encuentra elevada cuanto mayor es el índice de masa corporal (IMC), con un subsecuente aumento de la filtración glomerular (23).

Dispositivo intrauterino de cobre y sistema intrauterino de levonorgestrel

Tanto el DIU-Cu como del SIU-LNG en mujeres con sobrepeso y obesidad se consideran métodos seguros y eficaces. La única desventaja es su colocación. Sin embargo, una adecuada elección del espejo vaginal, el instrumental adecuado y el uso de ecografía facilitan el procedimiento. Con el SIU-LNG, las concentraciones plasmáticas son menores en mujeres con sobrepeso y obesidad en comparación con mujeres de peso normal. Debido a los efectos locales de este sistema, la eficacia no se ve afectada en mujeres con obesidad y no se asocia con tromboembolia. Ambas opciones de anticoncepción intrauterina están clasificadas como de categoría 1 (sin restricciones) según los CME de la OMS para su uso en mujeres con obesidad (24,25).

Anticoncepción de solo progestina

En relación con el **implante subdérmico**, no hay mucha información disponible. Esto puede deberse a que la Food and Drug Administration (FDA) de Estados Unidos recomendó que las pacientes con un 30 % o más de su peso ideal no fueran seleccionadas para participar en estudios clínicos, ya que teóricamente el implante de etonogestrel podría ser menos efectivo en mujeres con sobrepeso y obesidad (26).

La píldora de **solo progestina** permanece altamente eficaz en mujeres con obesidad y no se ha notificado ninguna disminución en su eficacia. Tampoco se ha observado riesgo alguno de trombosis ni enfermedad cardiovascular en comparación con los anticonceptivos combinados (26).

Anticoncepción de corta duración

Los **AOC** siguen siendo un método ampliamente utilizado. Es posible que la obesidad interfiera con la farmacocinética de las hormonas sexuales contenidas en los AOC. Aunque existen estas diferencias, los estudios sobre su efectividad no sugieren un impacto significativo en las tasas de fallo. Los estudios más rigurosos encuentran que el régimen de 24/4 tiene tasas similares de fallo entre mujeres con y sin obesidad, mientras que el régimen de 21/7 presenta una tasa mayor de fallo en mujeres con obesidad. Esto podría explicarse por el acortamiento del período libre de hormonas, lo cual mantiene una retroalimentación negativa sostenida sobre el eje hipotálamo-hipófiso-ovárico (24).

Parche anticonceptivo

Existen pocos estudios que evalúan el **parche anticonceptivo** en mujeres con sobrepeso y obesidad. Uno de estos estudios demostró que las pacientes de 90 kg o más tienen mayor tasa de fallo del tratamiento que aquellas que pesan menos de 90 kg. Sin embargo, otros análisis no han mostrado diferencias significativas en mujeres con diferentes IMC (27).

Anillo vaginal

El **anillo vaginal** también es una opción razonable en pacientes con sobrepeso y obesidad. Comparado con el parche y los AOC, las pacientes están expuestas a una menor cantidad de estrógenos y logran concentraciones plasmáticas más estables. Además, las concentraciones de etonogestrel fueron similares entre las usuarias con y sin sobrepeso (24,26).

Anticoncepción de emergencia

En un estudio realizado en mujeres con sobrepeso y obesidad, todas ellas usuarias de anticonceptivos con LNG, se notificó una tasa de embarazo del 5.8 %, lo que sugiere que el LNG es menos efectivo en este tipo de pacientes. Las mujeres con sobrepeso y obesidad con alto riesgo de embarazo posterior a la actividad sexual sin protección pueden beneficiarse de la inserción de un DIU-Cu. Si esto no es posible, el acetato de ulipristal (30 mg) representa una opción más efectiva que el LNG (1.5 mg) para prevenir el embarazo (27,28).

Anticoncepción con cirugía bariátrica

La recomendación general es que las mujeres que han recibido una **cirugía bariátrica** se esperen entre 1 y 2 años para quedar embarazadas (26), debido a los beneficios que representa para la salud fetal. Sin embargo, el 4 % de las mujeres lo intenta antes, y el 42 % de ellas tiene actividad sexual sin protección (29).

El tipo de anticoncepción dependerá del procedimiento que se realice, pues algunas cirugías pueden provocar malabsorción de los anticonceptivos (25,26,29); no obstante, en quienes no se demuestre este efecto, no hay razón para restringir la prescripción de anticonceptivos orales (25). Debido a estas circunstancias, la anticoncepción durante un período prolongado, como el implante y el SIU-LNG, representa una alternativa eficaz (26).

Anticoncepción en mujeres supervivientes de cáncer

Cerca del 3 % al 10 % de los cánceres diagnosticados en el mundo se presentan en mujeres en edad reproductiva, con un incremento constante en la expectativa de vida (30). Muy relacionado con el mantenimiento de la autonomía reproductiva y la restauración de una vida sexual satisfactoria, las pacientes supervivientes de cáncer (PSC) requieren anticoncepción segura y confiable.

La razón más frecuentemente documentada en la literatura para las bajas tasas de uso de métodos anticonceptivos es el **asesoramiento inadecuado**. La mayoría de las PSC prefieren discutir el método anticonceptivo con sus oncólogos, pero el 49 % de ellas notificó la falta de recomendación del uso de un método, incluso cuando se preguntó específicamente por alguno (30,31).

Otra razón importante que no puede pasarse por alto, y que seguramente cualquier profesional de la salud ha enfrentado con alguna paciente, es el miedo a las hormonas, incluso en pacientes con cánceres sin sensibilidad hormonal. Aquí es donde la intervención educativa es más necesaria y tiene un mayor potencial.

Cáncer de mama

Anticonceptivos indicados

El anticonceptivo ideal debe ser uno no hormonal, con buena eficacia y tolerabilidad.

- **DIU-Cu**: no interfiere con ningún medicamento. El principal riesgo es el sangrado uterino anómalo, que puede ser un efecto secundario importante durante la quimioterapia. En caso de sangrado, pueden utilizarse antifibrinolíticos, preferiblemente al finalizar la quimioterapia, por su riesgo teórico de trombosis (28).
- **Preservativos y diafragmas**: pueden ser utilizados sin restricciones

Anticonceptivos contraindicados

- **Anticonceptivos hormonales durante el tratamiento del cáncer de mama con sensibilidad hormonal**: AOC, parche, anillo y anticonceptivos con solo progestina como pastillas, inyectables, implantes y SIU-LNG. En mujeres cuyo diagnóstico se realizó hace más de 5 años, el uso de estos anticonceptivos es de categoría 3 (los riesgos teóricos o demostrados superan a las ventajas de utilizar el método).

- **Consideraciones especiales**: en mujeres con adenomiosis, sangrado uterino anómalo, contraindicación o pobre tolerancia para el uso de DIU-Cu, deberá considerarse el uso de SIU-LNG (32).

Recomendaciones generales

La recomendación respecto al uso de anticonceptivos en PSC debe ser posterior a un análisis entre los beneficios del método y el riesgo de recurrencia (32).

- Primera opción en la mayoría de las mujeres: DIU-Cu.
- Método de barrera: puede utilizarse si el uso previo fue efectivo.
- Acetato de medroxiprogesterona y acetato de megestrol: utilizados en dosis elevadas en pacientes con cáncer metastásico. Su uso no debe ser recomendado por los potenciales efectos adversos, aunque tienen un efecto anticonceptivo cuando se usan como tratamiento oncológico.
- La anticoncepción de emergencia puede utilizarse en todos los casos. Es especialmente importante asegurar el acceso a este tipo de anticoncepción para aquellas pacientes que no tienen acceso a métodos anticonceptivos de uso regular.

Cáncer de ovario

De los cánceres ginecológicos, el cáncer de ovario tiene la tasa de mortalidad más alta debido a que su diagnóstico se realiza en etapas tardías de la enfermedad; el 45 % de los casos se diagnostica en mujeres mayores de 65 años (33). El 10 % de los cánceres ginecológicos afectan a mujeres menores de 40 años, y la supervivencia a 5 años es superior al 65 % (34).

Actualmente, a las mujeres en edad reproductiva y con deseo de fertilidad que tienen un diagnóstico de cáncer de ovario se les debe ofrecer de manera rutinaria la preservación de la fertilidad. Estos intentos de preservación se realizan en mujeres con diagnóstico de tumores de bajo potencial maligno o cánceres no epiteliales, como los limítrofes, tumores malignos de las células germinales, teratomas inmaduros, tumores de los cordones sexuales, tumores de las células de la granulosa o de las células de Leydig.

Las mujeres que reciben una cirugía conservadora para preservar la fertilidad requieren anticoncepción si desean evitar un embarazo.

Recomendaciones generales

- **Anticoncepción hormonal**: se ha demostrado una disminución del riesgo relativo de desarrollo de cáncer de ovario epitelial en las usuarias de anticonceptivos hormonales, con excepción del tipo de diferenciación mucinoso. Esto implica que, en mujeres con alto riesgo de desarrollo de cáncer de ovario, la anticoncepción hormonal puede proveer un efecto protector y debe ser recomendada. Este es el caso de mujeres con mutación en los genes *BRCA* o con síndrome de Lynch (32).
- **DIU-Cu**: puede incrementar el sangrado y la menstruación retrógrada, los cuales son factores de riesgo para el desarrollo de cáncer de ovario. Una revi-

sión sistemática de 250 estudios no mostró que el uso DIU-Cu puede llevar a un empeoramiento del cáncer de ovario primario (32).

- **AOC:** los AOC disminuyen el riesgo de cáncer de ovario en la población en general. Esto también es demostrable en pacientes portadoras de mutaciones en *BRCA1* y *BRCA2*. Por lo tanto, los AOC pueden ser el método de elección en las mujeres portadoras de este riesgo genético si no existen otros factores de riesgo tales como tromboembolia venosa u otros factores (32).
- **SIU-LNG**: los CME de la OMS consideran que, para el cáncer de ovario, los riesgos del SIU-LNG son mayores que los beneficios si se utilizan como anticonceptivo de nueva elección. No obstante, en caso de que el diagnóstico se produzca cuando ya es usuaria del método, el SIU-LNG es adecuado en todos los casos y el beneficio supera el riesgo (también para los CDC). Es importante mencionar, no obstante, que el SIU-LNG aumenta el riesgo de la formación de quistes, los cuales son benignos pero dificultan la exploración ovárica, por lo que debe tomarse en cuenta ese factor (32,35).

Cáncer cervicouterino

La evidencia científica muestra que el cáncer cervicouterino es una enfermedad iniciada por la presencia de virus del papiloma humano (VPH). Existen dos tipos: carcinoma de células escamosas y adenocarcinoma. Este último se considera sensible a hormonas, pero también está relacionado con el VPH (32).

Recomendaciones generales

- **AOC**: su uso es un factor de riesgo para el desarrollo de cáncer cervical. En particular, el adenocarcinoma tiene un OR de 1.77 (IC del 95 %, 1.4-2.24), el carcinoma de células escamosas tiene un OR de 1.29 (IC del 95%, 1.18-1.42) y el carcinoma *in situ* tiene un OR de 1.7 (IC del 95 %, 1.18-2.44). Este riesgo aumenta con el uso prolongado, especialmente cuando se utilizan durante más de 5 años, como lo demostró un metaanálisis y revisión sistemática realizados en 2020 (32,36).
- **DIU-Cu**: algunos estudios sugieren que el DIU-Cu protege contra el riesgo de neoplasia intraepitelial cervical (NIC) y cáncer invasivo, mientras que otros han encontrado un pequeño incremento del riesgo de NIC en las usuarias tanto de DIU-Cu como de SIU-LNG (32).
- **Métodos de barrera**: estos métodos disminuyen el riesgo de una nueva infección por VPH, e idealmente deben utilizarse en combinación con un método de alta eficacia como el DIU-Cu o la anticoncepción hormonal.
- Los CME de la OMS permiten el uso de anticoncepción hormonal para las pacientes que se encuentran en espera de algún tipo de tratamiento para cáncer cervicouterino. Sin embargo, ni el DIU-Cu ni el SIU-LNG no deben colocarse en pacientes con el diagnóstico. Si el diagnóstico se realiza mientras el método ya está en uso, no existe indicación para su retirada, y la usuaria podrá continuar con el dispositivo hasta recibir el tratamiento indicado de acuerdo con el estadio del cáncer (32).

Cáncer de endometrio

En Estados Unidos, el cáncer de endometrio es el más recurrente, con una edad promedio de diagnóstico de 63 años (37).

Recomendaciones generales

- **DIU-Cu**: protege contra el cáncer endometrial por su efecto inflamatorio sobre el endometrio y la estabilización de la supresión endometrial del oncogén PTEN. La mayoría de las recomendaciones sugieren que el DIU-Cu es un anticonceptivo a largo plazo, muy efectivo y reversible, que debería ser la primera opción en mujeres con tumores hormonodependientes. Sin embargo, su uso es limitado debido al posible aumento de la cantidad de sangrado (32).
- **AOC**: en mujeres menores de 40 años, el uso de AOC disminuye el riesgo de cáncer endometrial, en comparación con mujeres que nunca han utilizado este tipo de anticoncepción. En un análisis de 36 estudios epidemiológicos, con un uso promedio de 3 años, el riesgo de cáncer endometrial fue significativamente menor en usuarias de anticonceptivos, con un riesgo relativo (RR) de 0.69 (IC del 95 %, 0.67-0.72) (38). La reducción del riesgo de cáncer endometrial es mayor cuanto más prolongado es el uso de AOC; específicamente, con un uso de más de 5 años, la protección persiste durante un período de 30 años. Esta reducción del riesgo no varía cuando se ajustan variables como IMC, paridad, menopausia, edad de la menarquia y tabaquismo (38).
- **Anticoncepción hormonal**: de acuerdo con los CME de la OMS, los riesgos de la anticoncepción hormonal superan los beneficios en pacientes con cáncer endometrial antes y durante su tratamiento. Además, la mayoría de las mujeres ya no serán fértiles después de la cirugía. El uso de altas dosis de progestinas o el SIU-LNG pueden tener un doble efecto terapéutico y anticonceptivo, así como también pueden ayudar a corregir la anemia secundaria al sangrado uterino (32).

Anticoncepción en mujeres con enfermedades crónicas

Hipertensión

Las mujeres en edad reproductiva tienen una prevalencia relativamente baja de hipertensión, alrededor del 8 % al 9 %. Un 50 % de las mujeres con hipertensión son tratadas con medicamentos antihipertensivos. Estas mujeres están en riesgo de experimentar complicaciones durante el embarazo, tales como cesárea en el 41.4 %, preeclampsia sobreañadida en el 25.9 %, parto pretérmino en el 28.1 %, bajo peso al nacer (menos de 2 500 g) en el 16.9 %, admisión en la terapia neonatal en el 20.5 % y muerte perinatal en el 4 % (**fig. 17-2**). Por estas razones, estas pacientes requieren asesoramiento anticonceptivo para programar un embarazo en un momento en que la hipertensión, el sobrepeso y la obesidad estén controlados (39).

Recomendaciones generales

- **ACD**: la hipertensión puede ser una contraindicación absoluta o relativa para el uso de AOC. Incluso una mujer con un adecuado control de la presión arterial está categorizada dentro del grupo 3. No existe restricción en el uso de progestágenos:

- En la hipertensión con valores por encima de 160/100 mmHg, los AOC están contraindicados (categoría 4 de los CME [riesgo de salud inadmisible]).
- En caso de antecedentes de hipertensión gestacional (categoría 2 según los CME, es decir, las ventajas del uso del método anticonceptivo generalmente superan los riesgos teóricos o probados), si se decide por la anticoncepción con AOC, debe utilizarse el componente con la cantidad más baja de estrógeno (20 µg).
- Si hay otros factores de riesgo a parte de la hipertensión, como obesidad o tabaquismo, entonces los AOC están contraindicados debido al incremento del riesgo de episodios tromboembólicos arteriales. El riesgo de tromboembolia venosa no está incrementado (40).

- **LARC**: tanto el DIU-Cu como el SIU-LNG se encuentran en la categoría 2 de los CME, por lo que son opciones seguras para las pacientes controladas con hipertensión.

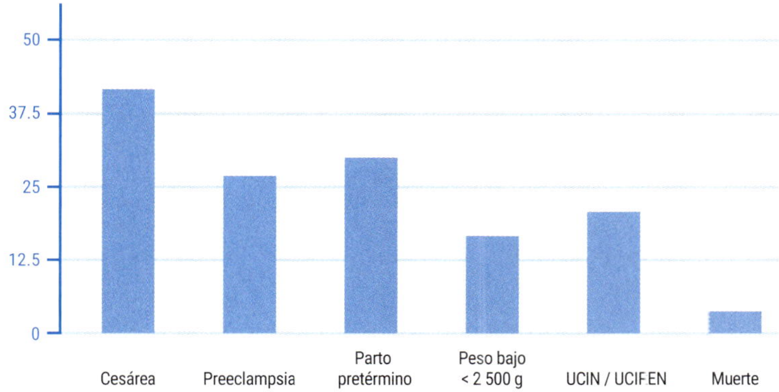

Figura 17-2 Porcentaje de complicaciones perinatales en mujeres con hipertensión. UCIN, Unidad de cuidados intensivos neonatales; UCIREN, Unidad de cuidados intermedios neonatales.

Diabetes mellitus

La diabetes mellitus (DM) es la afección médica que más complicaciones presenta en la mujer embarazada y afecta a un 10% de las mujeres en edad reproductiva en países desarrollados (41).

Recomendaciones generales

- **Métodos hormonales**: se consideran seguros en mujeres sin complicaciones o en menos de 20 años del diagnóstico de la DM; sin embargo, en pacientes con DM no controlada y con complicaciones microvasculares, como retinopatía, edema macular o nefropatía con proteinuria persistente, los CME de la OMS recomiendan no utilizar anticoncepción hormonal combinada.

- Históricamente, la **anticoncepción hormonal combinada** fue negada a pacientes con DM debido a preocupaciones sobre el metabolismo de los carbohidratos y los lípidos. Sin embargo, datos recientes demuestran la seguridad de su uso en pacientes con DM sin complicaciones. El uso de AOC con menos de 35 µg de etinilestradiol no afecta a las concentraciones de glucosa en sangre ni a la secreción de insulina (41). La American Diabetes Association (ADA) menciona que las mujeres con diabetes tienen las mismas opciones anticonceptivas que aquellas sin diabetes (42).
- **AOC**: las dosis de etinilestradiol inferiores a 35 µg no afectan a la tolerancia a la glucosa ni a la secreción de insulina. Tras cada dosis oral, se observa una elevación en el área bajo la curva con respecto a la hiperinsulinemia, pero sin impacto en la glucemia en ayunas y sin consecuencias clínicas en mujeres sin DM. El riesgo de desarrollar DM secundaria al uso de AOC es comparable al de la población general (43).
- El **estrógeno** suele tener un efecto positivo, al incrementar las concentraciones de HDL. El LNG incrementa LDL y reduce HDL, mientras que la drospirenona tiene un impacto más favorable, reduciendo LDL. El principal cambio observado fue el aumento de triglicéridos inducido por los estrógenos (43). Los estudios muestran un aumento del 30 % después de 6 meses de uso. Berenson y cols. han notificado un incremento de hasta el 43 % con un uso de 3 años (44).
- El **parche transdérmico** y el **anillo vaginal** poseen la misma efectividad que los AOC y las mismas contraindicaciones. Su uso en pacientes con DM responde a las mismas indicaciones, y el metabolismo de la glucosa y lipídico es prácticamente el mismo que en el caso de los AOC (43). Los anticonceptivos de solo progestina, como las pastillas, no han mostrado un incremento en el riesgo tromboembólico (44) y tampoco afectan a la presión arterial, como demostró un metaanálisis en 2004 (45).
- **LARC**: los DIU son el método de elección para las mujeres con DM. No se ha identificado un riesgo aumentado de infección pélvica asociado a la diabetes, excepto en mujeres con afectación grave, sin importar si se trata de diabetes de tipo 1 o de tipo 2. El SIU-LNG no tiene impacto en la glucemia y no hay contraindicación para su uso en pacientes con DM (44). Respecto al implante subdérmico de etonogestrel, un estudio en 2016 documentó un incremento del 12 % en los niveles de glucemia, junto con un aumento en la insulinemia y la resistencia a la insulina. Estos cambios son leves y parecen no tener un impacto clínico significativo. En mujeres con DM, después de 2 años de uso, no se observan complicaciones microvasculares ni impacto en el perfil de lípidos (44).

En las **figuras 17-3 y 17-4** se presenta un algoritmo para la toma de decisiones con respecto al uso de métodos anticonceptivos en pacientes con DM.

Enfermedades autoinmunitarias

Las enfermedades autoinmunitarias (EAI) suelen responder al estímulo hormonal, específicamente a las hormonas sexuales, y su evolución puede ser modificada por el embarazo o el uso de anticonceptivos como los ACD o los LARC (46).

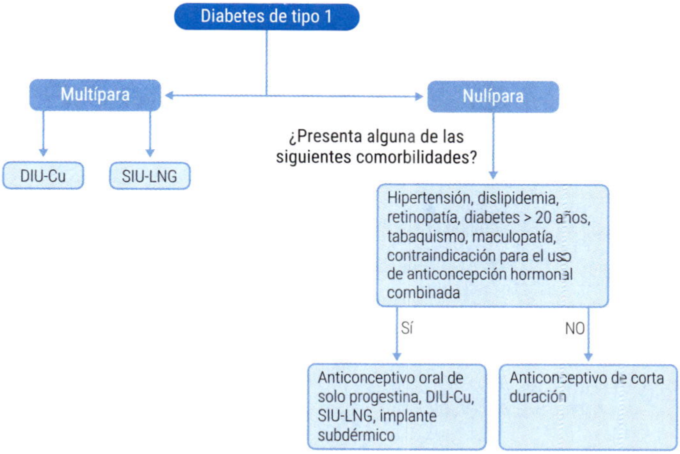

Figura 17-3 Uso de métodos anticonceptivos en pacientes con diabetes de tipo 1. DIU-Cu, dispositivo intrauterino de cobre; SIU-LNG, sistema intrauterino de levonorgestrel.

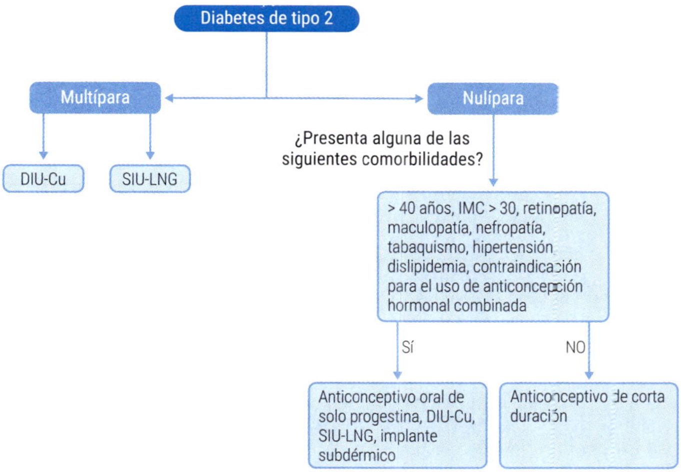

Figura 17-4 Uso de métodos anticonceptivos en pacientes con diabetes de tipo 2. DIU-Cu, dispositivo intrauterino de cobre; IMC, índice de masa corporal; SIU-LNG, sistema intrauterino de levonorgestrel.

Las mujeres con EAI no suelen utilizar anticoncepción. Un estudio finlandés mostró que el 59 % de las pacientes con lupus eritematoso sistémico (LES) usaban métodos anticonceptivos, en comparación con el 77 % de mujeres sanas de la misma edad, con una diferencia estadísticamente significativa ($p < 0.01$).

En Estados Unidos, durante 2011, de 206 mujeres con LES, el 42 % estuvo en riesgo de un embarazo no planificado y casi el 66 % no recibió ningún tipo de asesoramiento anticonceptivo durante el año previo al estudio. Solo el 22 % utilizó un método de manera inconsistente y el 53 % utilizó métodos de barrera. El método más apropiado, el DIU, fue utilizado por el 13 %, y lo más alarmante es que las pacientes que reciben tratamientos con un alto potencial de teratogenicidad para el feto no cuentan con asesoramiento anticonceptivo (46).

Recomendaciones generales

- **Lupus eritematoso sistémico**:
  - ACD: las pacientes con LES bajo terapia inmunosupresora o con trombocitopenia grave pueden utilizar ACD. Sin embargo, cuando el LES está asociado a positividad de anticuerpos antifosfolípidos, los anticonceptivos combinados están contraindicados debido a su riesgo de tromboembolia (categoría 4 de los CME [riesgo de salud inadmisible]).
  - Los anticonceptivos de solo progestina, como pastillas, implantes, SIU-LNG e inyecciones, están clasificados como categoría 3 según los CME de la OMS, lo que significa que los riesgos teóricos o demostrados superan las ventajas de utilizar el método.
  - El DIU-Cu es una opción disponible con una categoría 2 según los CME de la OMS, es decir, las ventajas del uso del método anticonceptivo generalmente superan los riesgos teóricos o probados. Sin embargo, en el caso de que la paciente tenga una trombocitopenia grave, el DIU-Cu se clasifica en la categoría 3 debido al elevado riesgo de sangrado uterino anómalo.
  - Las opciones disponibles incluyen anticoncepción de barrera, espermicidas y anticoncepción de emergencia, sin restricción alguna (46-48).
- **Artritis reumatoide (AR)**:
  - Hace 40 años, una investigación concluyó que el uso de AOC estaba relacionado con una menor incidencia de AR. Este estudio fue confirmado en 1982; tras ajustar posibles variables de confusión, se encontró un RR de 0.42 (IC del 95 %, 0.27-0.65) para mujeres que alguna vez fueron usuarias, de 0.40 (IC del 95 %, 0.22-0.72) para mujeres con antecedentes de uso y de 0.45 (IC del 95 %, 0.28-0.75) para usuarias actuales. En contraste con estos hallazgos, otros estudios no encontraron diferencias significativas (46).
  - A pesar de la mayoría de los mitos y percepciones, la gran mayoría de los anticonceptivos son seguros en las mujeres con AR para prevenir un embarazo. La anticoncepción de solo progestina y los DIU también son seguros. Los ACD son seguros en mujeres con AR sin riesgo aparente de tromboembolia (49).

Anticoncepción en personas LGBTQ+

Las personas lesbianas, gays, bisexuales, transgénero, transexuales, travestis, intersexuales y *queer* (LGBTQ+) tienen necesidades individuales y únicas en los servicios de salud sexual y reproductiva, y con frecuencia afrontan estigmas en el entorno del cuidado de la salud. Los individuos de la comunidad LGBTQ+ requieren servicios de planificación familiar de calidad que incluyan la prevención y consecución del embarazo, así como la promoción del cuidado preconcepcional (50).

La discriminación por orientación sexual, identidad y expresión de género, o características sexuales es un fenómeno estructural. Lejos de limitarse a casos aislados o aleatorios, es una forma de exclusión que se manifiesta en acciones repetidas y generalizadas que, basadas en estereotipos, restringen los derechos de las personas (51).

Para el objetivo de este capítulo, se utilizarán las definiciones del *Glosario de la diversidad sexual, de género y características sexuales* del Consejo Nacional para Prevenir la Discriminación (CONAPRED) de México (51).

- **Lesbiana**: mujer que se siente atraída erótica y afectivamente por mujeres.
- **Gay**: hombre que se siente atraído erótica y afectivamente por hombres.
- **Bisexual**: personas que sienten atracción erótica y afectiva hacia personas de su mismo género y de un género diferente al suyo, y que pueden mantener relaciones íntimas y sexuales con ellas.
- **Transgénero**: personas que se sienten y se conciben a sí mismas como pertenecientes al género opuesto al que social y culturalmente se asigna a su sexo de nacimiento, y que suelen optar por una reasignación hormonal.
- **Transexual**: personas que se sienten y se conciben a sí mismas como pertenecientes al género y sexo opuestos a los que se les asignaron social y culturalmente al nacer, y que pueden optar por someterse a una intervención quirúrgica.
- **Travesti**: personas que disfrutan adoptar una apariencia opuesta a la del género que socialmente se les asignó al nacer, utilizando prendas de vestir, actitudes y comportamientos.
- **Intersexual**: el término intersexual es el adecuado para su uso, rechazando el de hermafroditismo.
- ***Queer***: personas que, además de no identificarse y rechazar el género socialmente asignado a su sexo al nacer, tampoco se identifican con el otro género o con alguno en particular.

Las personas transgénero utilizan anticonceptivos de manera inconsistente por las mismas razones que las mujeres cisgénero, como efectos secundarios, falta de información relacionada con el sangrado vaginal y la capacidad reproductiva, o dificultad en el acceso a los servicios de salud. En caso de que ocurra un embarazo, es fundamental proporcionar la información adecuada sobre el control prenatal o, si así se desea, las opciones de interrupción (52).

Los hombres transgénero, identificados como mujeres al nacer, tienen tasas de embarazo no planificado comparables a las de sus pares cisgénero en Estados Unidos, incluso cuando están en terapia de reemplazo hormonal (testosterona). Cuando se les pregunta acerca de su deseo de embarazo, muchos de ellos desean evitarlo.

En los hombres transgénero adolescentes, que han desarrollado una pubertad femenina, la menstruación puede causar un estrés significativo. Aunque los DIU han sido recomendados para adolescentes cisgénero, existe poco conocimiento sobre su uso en hombres transgénero. Se realizó un estudio en el que se colocó el SIU-LNG en 20 participantes, cuya principal indicación fue la supresión de la menstruación, aunque en tres de ellos se utilizó por razones anticonceptivas. Todos los usuarios presentaron una mejoría en el patrón menstrual: 10 tuvieron manchado, 1 tuvo períodos menstruales escasos y 6 presentaron amenorrea.

El asesoramiento anticonceptivo es una herramienta esencial que debe considerarse en estos grupos minoritarios de pacientes. El objetivo de este apartado es concienciar al lector sobre la posibilidad latente de un embarazo no planificado o la adquisición de infecciones de transmisión sexual en estas poblaciones, y cómo este desenlace puede deberse a la falta de preparación del personal de salud en cuanto a una atención integral adecuada.

Cuando se habla específicamente del uso de anticonceptivos en la comunidad LGBTQ+ para prevenir un embarazo, hay que basarse en los CME de la OMS. Sin embargo, también es relevante considerar los beneficios adicionales que ciertos métodos anticonceptivos pueden ofrecer a estos grupos minoritarios. Por ejemplo, en el caso de los hombres transgénero, el uso de determinados métodos anticonceptivos puede tener como objetivo la amenorrea (53).

Anticoncepción en mujeres con discapacidad cognitiva

Las mujeres con discapacidad cognitiva significativa enfrentan múltiples barreras para acceder a los servicios de salud reproductiva. Estas incluyen prejuicios sociales, falta de información adecuada a sus necesidades y prácticas coercitivas. Además, este grupo está particularmente expuesto al riesgo de abuso sexual y, a menudo, depende de tutores para tomar decisiones cruciales sobre su salud. Garantizar su acceso a métodos anticonceptivos no solo protege sus derechos reproductivos, sino que también promueve su autonomía y mejora significativamente su calidad de vida.

Marco ético y legal

- **Derechos reproductivos**: la Convención sobre los Derechos de las Personas con Discapacidad (CDPD) reafirma el derecho de todas las personas a tomar decisiones sobre su salud reproductiva sin enfrentar discriminación. Este marco internacional subraya la importancia de garantizar que todas las mujeres, incluidas aquellas con discapacidad cognitiva, tengan acceso a información clara y servicios de salud adaptados a sus capacidades y necesidades específicas.
- **Consentimiento sustituto y apoyado**: cuando la discapacidad cognitiva impide la toma de decisiones autónomas, debe establecerse un proceso de toma de decisiones apoyado. Este proceso involucra a familiares o tutores legales junto con profesionales de la salud, asegurando siempre el respeto a la voluntad de la mujer en la mayor medida posible (54,55).

Evaluación inicial

- **Antecedentes clínicos y sociales**: es esencial recopilar antecedentes médicos completos, evaluar la presencia de comorbilidades como epilepsia o trastor-

nos psiquiátricos, y considerar el contexto social de la mujer. Esta evaluación debe incluir el riesgo de abuso sexual y el nivel de apoyo que recibe de su red familiar o institucional.
- **Evaluación cognitiva**: se debe evaluar cuidadosamente la capacidad de la mujer para comprender conceptos básicos sobre salud reproductiva y anticoncepción. Esta valoración permite determinar el nivel de apoyo necesario para la toma de decisiones (56).

Selección de métodos anticonceptivos

Deben considerarse los siguientes factores:

- **Eficacia**: se prefieren métodos anticonceptivos de alta eficacia y larga duración, como los DIU e implantes subdérmicos, debido a su bajo requerimiento de mantenimiento y adherencia a las indicaciones.
- **Tolerancia**: es fundamental evaluar los posibles efectos secundarios y su impacto en las condiciones de salud preexistentes.
- **Reversibilidad**: se deben ofrecer opciones reversibles para garantizar la posibilidad de adaptarse a cambios en las preferencias o circunstancias futuras.

Hasta hace algunos años, en mujeres con discapacidad cognitiva, la conducta era buscar métodos definitivos como primera línea. Sin embargo, hoy en día se busca que puedan ser usuarias de un LARC. A continuación se describen consideraciones específicas para diversos métodos anticonceptivos:

- **Métodos naturales**: aunque no están contraindicados, no se recomiendan en mujeres con discapacidad cognitiva.
- **Condones**: no tienen contraindicación para su uso, excepto en casos de alergia al látex; sin embargo, una dificultad que puede presentarse es la comprensión adecuada para su uso.
- **Implantes subdérmicos**: son métodos de alta eficacia, con una duración de 3-5 años, por lo que se recomiendan ampliamente.
- **DIU (de cobre o LNG)**: es un método que ofrece protección prolongada y no requiere intervención diaria, por lo tanto es muy recomendable en pacientes con discapacidad cognitiva.
- **Inyectables**: opciones trimestrales como el acetato de medroxiprogesterona, considerado un método seguro.
- **Anticonceptivos orales**: son útiles si hay un cuidador comprometido en supervisar su uso regular y se verifique que no haya interacciones con otros medicamentos (56,57).

Manejo integral

- **Apoyo psicosocial**: es fundamental incluir a psicólogos y trabajadores sociales para fortalecer la autonomía y la educación sexual de las mujeres. Además, deben crearse materiales educativos accesibles y adaptados a sus capacidades cognitivas.

- **Prevención del abuso sexual**: deben implementarse programas de prevención en los entornos de cuidado y capacitar de manera adecuada a los cuidadores para identificar y evitar situaciones de riesgo.
- **Seguimiento continuo**: es necesario realizar revisiones periódicas para evaluar la efectividad y tolerancia del método anticonceptivo seleccionado, y ajustarlo si es necesario (56).

Aspectos éticos

El acceso a la anticoncepción para mujeres con discapacidad cognitiva debe fundamentarse en un enfoque ético, multidisciplinario y centrado en sus derechos y necesidades individuales. La capacitación adecuada del personal sanitario y la eliminación de barreras sociales son pasos fundamentales para garantizar una atención inclusiva y equitativa.

- **Evitar la coerción**: todas las decisiones relacionadas con la anticoncepción deben ser voluntarias, respetando la autonomía y los derechos de la mujer, y siempre orientadas a su mejor interés.
- **Perspectiva cultural**: las estrategias de atención deben adaptarse al contexto sociocultural, respetando las tradiciones y prácticas locales, siempre que estas no vulneren los derechos de la mujer (57).

MITOS

«Las adolescentes no deben usar métodos anticonceptivos de larga duración»
No existe ninguna contraindicación médica para que las adolescentes usen métodos anticonceptivos de larga duración, como el DIU o los implantes subdérmicos.

«Las mujeres en perimenopausia no necesitan anticoncepción porque ya no son fértiles»
Aunque la fertilidad disminuye durante la perimenopausia, el riesgo de embarazo no desaparece por completo. Además, los embarazos en esta etapa tienen un mayor riesgo de complicaciones.

«Después de un parto, no es necesario usar anticonceptivos durante la lactancia»
Aunque la lactancia exclusiva puede ofrecer cierta protección anticonceptiva (MELA), esta no es infalible y su eficacia depende de un uso muy estricto.

«Las mujeres con obesidad no pueden usar anticonceptivos hormonales»
Los métodos anticonceptivos hormonales, incluidos los de solo progestina y dispositivos intrauterinos, son seguros y efectivos en mujeres con obesidad. Sin embargo, algunos métodos pueden tener una eficacia ligeramente reducida en esta población.

«Las mujeres supervivientes de cáncer no pueden usar ningún tipo de anticonceptivo»
No todos los métodos anticonceptivos están contraindicados para mujeres que han sobrevivido al cáncer. El DIU de cobre y los métodos de barrera son opciones seguras en la mayoría de los casos.

«Las mujeres con hipertensión no pueden usar anticonceptivos»
Si bien los anticonceptivos combinados pueden no ser adecuados para algunas mujeres con hipertensión, los métodos de solo progestina y los dispositivos intrauterinos son opciones seguras y eficaces.

«Las personas LGBTQ+ no necesitan anticoncepción»
El riesgo de embarazo no planificado existe para muchas personas LGBTQ+, especialmente aquellas que tienen relaciones sexuales con personas de diferentes sexos biológicos. Además, los anticonceptivos pueden ofrecer beneficios adicionales, como la supresión menstrual en hombres trans.

«Las mujeres con discapacidad cognitiva no deben tomar decisiones sobre anticoncepción»
El derecho a decidir sobre su salud reproductiva debe ser respetado en todas las mujeres, incluidas aquellas con discapacidad cognitiva, mediante un enfoque de toma de decisiones apoyado.

«Las mujeres con diabetes no deben usar anticonceptivos hormonales»
En las mujeres con diabetes controlada y sin complicaciones microvasculares, los anticonceptivos hormonales, especialmente los de solo progestina, son seguros y efectivos.

«Los métodos anticonceptivos de emergencia son peligrosos para la salud»
Los anticonceptivos de emergencia son seguros y efectivos, incluso para mujeres en período de lactancia o con enfermedades crónicas. No representan riesgos graves para la salud cuando se usan adecuadamente.

Referencias bibliográficas

(1) Fondo de Población de las Naciones Unidas (3 de abril de 2023). Embarazo en Adolescentes. Disponible en: https://lac.unfpa.org/es/topics/embarazo-en-adolescentes.

(2) Maheshwari MV, Khalid N, Patel PD, Alghareeb R, Hussain A. Maternal and neonatal outcomes of adolescent pregnancy: A narrative review. Cureus 2022;14(6):e25921. Disponible en: http://dx.doi.org/10.7759/cureus.25921.

(3) Ganti AK, Hillard PJA. Family planning in adolescents. Curr Opin Obstet Gynecol 2019; 31(6):447-51. Disponible en: http://dx.doi.org/10.1097/gco.0000000000000577.

(4) Committee opinion no. 598: The initial reproductive health visit. Obstet Gynecol 2014;123 (5):1143-7. Disponible en: http://dx.doi.org/10.1097/01.aog.0000446826.46833.c0.

(5) Margaritis K, Margioula-Siarkou G, Margioula-Siarkou C, Petousis S, Galli-Tsinopoulou A. Contraceptive methods in adolescence: a narrative review of guidelines. Eur J Contracept Reprod Health Care 2023;28(1):51-7. Disponible en: http://dx.doi.org/10.1080/13625187.2022.2162336.

(6) Apter D. Contraception options: Aspects unique to adolescent and young adult. Best Pract Res Clin Obstet Gynaecol 2018;48:115-27. Disponible en: http://dx.doi.org/10.1016/j.bpobgyn.2017.09.010.

(7) Guerin J, Engelmann A, Mattamana M, Borgelt LM. Use of hormonal contraceptives in perimenopause: A systematic review. Pharmacotherapy 2022;42(2):154-64. Disponible en: http://dx.doi.org/10.1002/phar.2657.

(8) Grandi G, Di Vinci P, Sgandurra A, Feliciello L, Monari F, Facchinetti F. Contraception during perimenopause: Practical guidance. Int J Womens Health 2022;14:913-29. Disponible en: http://dx.doi.org/10.2147/IJWH.S288070.

(9) Bitzer J. Overview of perimenopausal contraception. Climacteric 2019;22(1):44-50. Disponible en: http://dx.doi.org/10.1080/13697137.2018.1540566.

(10) Voedisch AJ, Ariel D. Perimenopausal contraception. Curr Opin Obstet Gynecol 2020;32(6):399-407. Disponible en: http://dx.doi.org/10.1097/GCO.0000000000000667.

(11) Bastianelli C, Farris M, Rosato E, Brosens I, Benagiano G. Pharmacodynamics of combined estrogen-progestin oral contraceptives: 1. Effects on metabolism. Expert Rev Clin Pharmacol 2017;10(3):315-26. Disponible en: http://dx.doi.org/10.1080/17512433.2017.1271708.

(12) Gupta DR, Prabhakar B, Wairkar S. Non-oral routes, novel formulations and devices of contraceptives: An update. J Control Release 2022;345:798-810. Disponible en: http://dx.doi.org/10.1016/j.jconrel.2022.03.057.

(13) Kubba A, Gemzell-Danielsson K, Palacios S, Wiegratz I, Grandi G, Colli E, et al. The drospirenone (DRSP)-only pill: clinical implications in the daily use. Eur J Contracept Reprod Health Care 2023;28(1):36-43. Disponible en: http://dx.doi.org/10.1080/13625187.2022.2164186.

(14) Conz L, Mota BS, Bahamondes L, Teixeira Dória M, Françoise Mauricette Derchain S, Rieira R, et al. Levonorgestrel-releasing intrauterine system and breast cancer risk: A systematic review and meta-analysis. Acta Obstet Gynecol Scand 2020;99(8):970-82. Disponible en: http://dx.doi.org/10.1111/aogs.13817.

(15) Joo J-K, Shin J-H, Lee JR, Kim M-R. Levonorgestrel-releasing intrauterine system use in perimenopausal women. J Menopausal Med 2021;27(2):49-57. Disponible en: http://dx.doi.org/10.6118/jmm.20038.

(16) Serfaty D. Contraception des femmes en périménopause: place des spermicides. J Gynecol Obstet Hum Reprod 2017;46(3):211-8. Disponible en: http://dx.doi.org/10.1016/j.jogoh.2016.10.007.

(17) Glasier A, Bhattacharya S, Evers H, Gemzell-Danielsson K, Hardman S, Heikinheimo O, et al. Contraception after pregnancy. Acta Obstet Gynecol Scand 2019;98(11):1378-85. Disponible en: http://dx.doi.org/10.1111/aogs.13627.

(18) Taub RL, Jensen JT. Advances in contraception: new options for postpartum women. Expert Opin Pharmacother 2017;18(7):677-88. Disponible en: http://dx.doi.org/10.1080/14656566.2017.1316370.

(19) Pieh Holder KL. Contraception and breastfeeding. Clin Obstet Gynecol 2015;58(4):928-35. Disponible en: http://dx.doi.org/10.1097/grf.0000000000000157.

(20) Kaunitz AM, Arias R, McClung M. Bone density recovery after depot medroxyprogesterone acetate injectable contraception use. Contraception 2008;77(2):67-76. Disponible en: http://dx.doi.org/10.1016/j.contraception.2007.10.005.

(21) Dávila-Torres J, González-Izquierdo JJ, Barrera-Cruz A. Panorama de la obesidad en México. Rev Med Inst Mex Seguro Soc 2015;53(2):240-9.

(22) Simmons KB, Edelman AB. Contraception and sexual health in obese women. Best Pract Res Clin Obstet Gynaecol 2015;29(4):466-78. Disponible en: http://dx.doi.org/10.1016/j.bpobgyn.2014.10.005.

(23) Rosas-Balan A. Obesidad y anticoncepción. Ginecol Obstet Mex 2020;88(Supl 1):S131-S139. Disponible en: https://doi.org/10.24245/gom.v88iSupl1.3847.

(24) Morse JE, Pathak PR. Contraceptive care of obese women. Obstet Gynecol Surv 2018;73(1):56-66. Disponible en: http://dx.doi.org/10.1097/OGX.0000000000000523.

(25) Merki-Feld GS, Skouby S, Serfaty D, Lech M, Bitzer J, Crosignani PG, et al. European society of contraception statement on contraception in obese women. Eur J Contracept Reprod Health Care 2015;20(1):19-28. Disponible en: http://dx.doi.org/10.3109/13625187.2014.960561.

(26) Mody SK, Han M. Obesity and contraception. Clin Obstet Gynecol 2014;57(3) 501-7. Disponible en: http://dx.doi.org/10.1097/grf.0000000000000047.

(27) Jatlaoui TC, Curtis KM. Safety and effectiveness data for emergency contraceptive pills among women with obesity: a systematic review. Contraception 2016;94(6):605-11. Disponible en: http://dx.doi.org/10.1016/j.contraception.2016.05.002.

(28) Jatlaoui TC, Zapata LB, Curtis KM, Folger SG, Marchbanks PA, Mandel MG, et al. Healthcare provider attitudes regarding contraception for women with obesity. J Womens Health (Larchmt) 2017;26(8):870-7. Disponible en: http://dx.doi.org/10.1089/jwh.2016.5930.

(29) Menke MN, King WC, White GE, Gosman GG, Courcoulas AP, Dakin GF, et al. Contraception and conception after Bariatric Surgery. Obstet Gynecol 2017;130(5):979-87. Disponible en: http://dx.doi.org/10.1097/AOG.0000000000002323.

(30) Massarotti C, Lo Monaco L, Scaruffi P, Sozzi F, Remorgida V, Cagnacci A, et al. Contraception in cancer survivors: insights from oncofertility follow-up visits. Gynecol Endocrinol 2021;37(2):166-70. Disponible en: http://dx.doi.org/10.1080/09513590.2020.1810658.

(31) Mody SK, Gorman JR, Oakley LP, Layton T, Parker BA, Panelli D. Contraceptive utilization and counseling among breast cancer survivors. J Cancer Surviv 2019;13(3):438-46. Disponible en: http://dx.doi.org/10.1007/s11764-019-00765-x.

(32) Gompel A, Ramírez I, Bitzer J, European Society of Contraception Expert Group on Hormonal Contraception. Contraception in cancer survivors - an expert review Part I. Breast and gynaecological cancers. Eur J Contracept Reprod Health Care 2019;24(3):167-74. Disponible en: http://dx.doi.org/10.1080/13625187.2019.1602721.

(33) Coll PP, Korc-Grodzicki B, Ristau BT, Shahrokni A, Koshy A, Filippova OT, et al. Cancer prevention and screening for older adults: Part 2. Interventions to prevent and screen for breast, prostate, cervical, ovarian, and endometrial cancer. J Am Geriatr Soc 2020;68(11):2684-91. Disponible en: http://dx.doi.org/10.1111/jgs.16794.

(34) National Cancer Institute. Cancer stat facts: uterine cancer [consultado el 19 de octubre de 2016]. Disponible en: https://seer.cancer.gov/statfacts/html/corp.html.

(35) Curtis KM, Tepper NK, Jatlaoui TC, Berry-Bibee E, Horton LG, Zapata LB, et al. U.S. medical Eligibility Criteria for Contraceptive Use, 2016. MMWR Recomm Rep 2016;65(3):1-103. Disponible en: http://dx.doi.org/10.15585/mmwr.rr6503a1.

(36) Asthana S, Busa V, Labani S. Oral contraceptives use and risk of cervical cancer-A systematic review & meta-analysis. Eur J Obstet Gynecol Reprod Biol 2020;247:163-75. Disponible en: http://dx.doi.org/10.1016/j.ejogrb.2020.02.014.

(37) Collaborative Group on Epidemiological Studies on Endometrial Cancer. Endometrial cancer and oral contraceptives: an individual participant meta-analysis of 27 276 women

with endometrial cancer from 36 epidemiological studies. Lancet Oncol 2015;16(9):1061-70. Disponible en: http://dx.doi.org/10.1016/S1470-2045(15)00212-0.

(38) Ignatov A, Ortmann O. Endocrine risk factors of endometrial cancer: Polycystic ovary syndrome, oral contraceptives, infertility, tamoxifen. Cancers (Basel) 2020;12(7):1766. Disponible en: http://dx.doi.org/10.3390/cancers12071766.

(39) Nilsson PM, Viigimaa M, Giwercman A, Cifkova R. Hypertension and reproduction. Curr Hypertens Rep 2020;22(4):29. Disponible en: http://dx.doi.org/10.1007/s11906-020-01036-2.

(40) Römer T. Medical eligibility for contraception in women at increased risk. Dtsch Arztebl Int 2019;116(45):764-74. Disponible en: http://dx.doi.org/10.3238/arztebl.2019.0764.

(41) Robinson A, Nwolise C, Shawe J. Contraception for women with diabetes: challenges and solutions. Open Access J Contracept 2016;7:11-8. Disponible en: http://dx.doi.org/10.2147/OAJC.S56348.

(42) Murray Horwitz ME, Pace LE, Schwarz EB, Ross-Degnan D. Use of contraception before and after a diabetes diagnosis: An observational matched cohort study. Prim Care Diabetes 2021;15(4):719-25. Disponible en: http://dx.doi.org/10.1016/j.pcd.2021.02.012.

(43) Preumont V. Contraception and diabetes: Which modalities should we consider in 2021? Ann Endocrinol (Paris) 2022; Disponible en: http://dx.doi.org/10.1016/j.ando.2022.02.002.

(44) Berenson AB, Rahman M, Wilkinson G. Effect of injectable and oral contraceptives on serum lipids. Obstet Gynecol 2009;114(4):786-94. Disponible en: http://dx.doi.org/10.1097/aog.0b013e3181b76bea.

(45) Hussain SF. Progestogen-only pills and high blood pressure: is there an association? A literature review. Contraception 2004;69(2):89-97. Disponible en: http://dx.doi.org/10.1016/j.contraception.2003.09.002.

(46) Benagiano G, Benagiano M, Bianchi P, D'Elios MM, Brosens I. Contraception in autoimmune diseases. Best Pract Res Clin Obstet Gynaecol 2019;60:111-23. Disponible en: http://dx.doi.org/10.1016/j.bpobgyn.2019.05.003.

(47) Serfaty D. Update on the contraceptive contraindications. J Gynecol Obstet Hum Reprod 2019;48(5):297-307. Disponible en: http://dx.doi.org/10.1016/j.jogoh.2019.02.006.

(48) Sammaritano LR. Contraception in patients with rheumatic disease. Rheum Dis Clin North Am 2017;43(2):173-88. Disponible en: http://dx.doi.org/10.1016/j.rdc.2016.12.001.

(49) Hunt N, Talabi MB. Family planning and rheumatoid arthritis. Curr Rheumatol Rep 2019;21(5):16. Disponible en: http://dx.doi.org/10.1007/s11926-019-0816-y.

(50) Klein DA, Berry-Bibee EN, Keglovitz Baker K, Malcolm NM, Rollison JM, Frederiksen BN. Providing quality family planning services to LGBTQIA individuals: a systematic review. Contraception 2018;97(5):378-91. Disponible en: http://dx.doi.org/10.1016/j.contraception.2017.12.016.

(51) Secretaría de Gobernación. ¿Qué significa LGBTTTIQ? [consultado el 19 de octubre de 2016]. Disponible en: https://www.gob.mx/imjuve/articulos/que-significa-lgbtttiq.

(52) Bonnington A, Dianat S, Kerns J, Hastings J, Hawkins M, De Haan G, et al. Society of Family Planning clinical recommendations: Contraceptive counseling for transgender and gender diverse people who were female sex assigned at birth. Contraception 2020;102(2):70-82. Disponible en: http://dx.doi.org/10.1016/j.contraception.2020.04.001.

(53) Guss CE. Intrauterine devices in gender minority youth: An option to decrease dysphoria and unintended pregnancies. J Adolesc Health 2019;65(1):3-4. Disponible en: http://dx.doi.org/10.1016/j.jadohealth.2019.04.012.

(54) United Nations. Convention on the rights of persons with disabilities [Internet]. United Nations. 2007. Disponible en: https://www.ohchr.org/sites/default/files/Ch_IV_15.pdf.

(55) American College of Obstetricians and Gynecologists' Committee on Health Care for Underserved Women. Committee opinion no. 654: Reproductive life planning to reduce unintended pregnancy. Obstet Gynecol 2016;127(2):e66-9. Disponible en: http://dx.doi.org/10.1097/AOG.0000000000001314.

(56) Baron G, Ramírez A. Protocolo de manejo de anticoncepción en mujeres con enfermedad mental, Subred integrada de servicios de salud. 2023. Disponible en: https://subredsuroccidente.gov.co/transparencia/Grupos%20especificos/PROTOCOLO_DE_MANEJO_DE_ANTICONCEPCION_EN_MUJERES_CON_ENFERMEDAD_MENTAL.pdf.

(57) Gallo Vallejo JL, Padilla Vinuesa MV, Gallo Vallejo FJ. Anticoncepción en la paciente disminuida psíquica. Consideraciones médico-legales. Semergen 2006;32(7):344-8. Disponible en: http://dx.doi.org/10.1016/s1138-3593(06)73287-7.

Tabla resumida de los criterios médicos de elegibilidad para el uso de anticonceptivos

Clave:	
1 No hay restricciones (se puede usar el método)	
2 Los beneficios por lo general son mayores que los riesgos teóricos o comprobados	
3 Los riesgos teóricos o comprobados por lo general son mayores que los beneficios	
4 Riesgo para la salud no aceptable (no se debe usar el método)	

Afección	Subafección	AHC	PPS		AMPD		Implante		DIU-LNG		DIU-Cu	
		I / C	I	C	I	C	I	C	I	C	I	C
Accidente cerebrovascular‡	Antecedentes de accidente cerebrovascular	4	2	3	3		2	3	2		1	
Anemias	a) Talasemia	1	1		1		1		1		2	
	b) Anemia drepanocítica‡	2	1		1		1		1		2	
	c) Anemia ferropénica	1	1		1		1		1		2	
Anomalía anatómica	a) Distorsión de la cavidad uterina								4		4	
	b) Otras anomalías								2		2	
Antecedentes de hipertensión durante el embarazo		2	1		1		1		1		1	
Antecedentes de cirugía bariátrica‡	a) Procedimientos restrictivos	1	1		1		1		1		1	
	b) Procedimientos malabsortivos	AOC: 3 P/A: 1	3		1		1		1		1	
Antecedentes de cirugía pélvica		1	1		1		1		1		1	
Antecedentes de colestasis	a) Asociada al embarazo	2	1		1		1		1		1	
	b) En el pasado asociada a AOC	3	2		2		2		2		1	
Artritis reumatoide	a) En tratamiento inmunodepresor	2	1		2/3*		1		2	1	2	1
	b) No está en tratamiento inmunodepresor	2	1		2		1		1		1	
Cáncer de cuello uterino	En espera de tratamiento	2	1		2		2		4	2	4	2
Cáncer de ovario‡		1	1		1		1		1		1	
Cáncer endometrial‡		1	1		1		1		4	2	4	2
Cardiopatía isquémica‡	Actual y antecedentes	4	2	3	3		2	3	2	3	1	
Cefaleas	a) Sin migraña (*leve o grave*)	1	1	1	1	1	1	1	1	1	1	
	b) Migraña											
	i) sin aura	2*	1	1	1	1	1	1	1	1	1	
	ii) con aura	4*	1	1	1	1	1	1	1	1	1	
Cirrosis	a) Leve (*compensada*)	1	1		1		1		1		1	
	b) Grave‡ (*descompensada*)	4	3		3		3		3		1	
Diabetes (DM)	a) Antecedentes de diabetes gestacional solamente	1	1		1		1		1		1	
	b) Enfermedad no vascular											
	i) no insulinodependiente	2	2		2		2		2		1	
	ii) insulinodependiente‡	2	2		2		2		2		1	
	c) Nefropatía/ retinopatía/ neuropatía‡	3/4*	2		3		2		2		1	
	d) Otra enfermedad vascular o diabetes de > 20 años de duración‡	3/4*	2		3		2		2		1	
Dismenorrea	Grave	1	1		1		1		1		2	
Ectropión del cuello uterino		1	1		1		1		1		1	

(Continúa)

Actualizado en 2020. Este resumen solo contiene una parte de las recomendaciones de los criterios médicos de elegibilidad para el uso de anticonceptivos del US MEC. Para obtener las directrices completas consulte: https://www.cdc.gov/reproductivehealth/contraception/contraception_guidance.htm.

(*Continuación*)

Afección	Subafección	AHC	PPS	AMPD	Implante	DIU-LNG		DIU-Cu	
		I C	I C	I C	I C	I	C	I	C
Edad		Menarquia a < 40 = **1**	Menarquia a < 18 = **1**	Menarquia a < 18 = **2**	Menarquia a < 18 = **1**	Menarquia a < 20 = **2**		Menarquia a < 20 = **2**	
		≥ 40 = **2**	18-45 = **1**	18-45 = **1**	18-45 = **1**	≥ 20 = **1**		≥ 20 = **1**	
			> 45 = **1**	> 45 = **2**	> 45 = **1**				
Embarazo		**N/A***	**N/A***	**N/A***	**N/A***	**4***		**4***	
Embarazo ectópico anterior		**1**	**2**	**1**	**1**	**1**		**1**	
Endometriosis		**1**	**1**	**1**	**1**	**1**		**2**	
Enfermedad de la vesícula biliar	a) Sintomática								
	i) tratamiento mediante colecistectomía	**2**	**2**	**2**	**2**	**2**		**1**	
	ii) tratamiento médico	**3**	**2**	**2**	**2**	**2**		**1**	
	iii) actual	**3**	**2**	**2**	**2**	**2**		**1**	
	b) Asintomática	**2**	**2**	**2**	**2**	**2**		**1**	
Enfermedad de las mamas	a) Tumor sin diagnóstico	**2***	**2***	**2***	**2***	**2**		**1**	
	b) Enfermedades benignas de mamas	**1**	**1**	**1**	**1**	**1**		**1**	
	c) Antecedentes familiares de cáncer	**1**	**1**	**1**	**1**	**1**		**1**	
	d) Cáncer de mama‡								
	i) actual	**4**	**4**	**4**	**4**	**4**		**1**	
	ii) en el pasado y no hay evidencia actual de la enfermedad por 5 años	**3**	**3**	**3**	**3**	**3**		**1**	
Enfermedad de transmisión sexual (ETS)	a) Cervicitis purulenta o infección por clamidia o infección gonocócica	**1**	**1**	**1**	**1**	**4**	**2***	**4**	**2***
	b) Vaginitis (*incluso por Tricomonas vaginalis y vaginosis bacteriana*)	**1**	**1**	**1**	**1**	**2**	**2**	**2**	**2**
	c) Otros factores relacionados con ETS	**1**	**1**	**1**	**1**	**2***	**2**	**2***	**2**
Enfermedad inflamatoria intestinal	(*Enfermedad de Crohn, colitis ulcerosa*)	**2/3***	**2**	**2**	**1**	**1**		**1**	

Afección	Subafección	AHC		PPS		AMPD		Implante		DIU-LNG		DIU-Cu	
		I	C	I	C	I	C	I	C	I	C	I	C
Enfermedad inflamatoria pélvica	a) En el pasado, (*se presume que no hay factores de riesgo actuales de ITS*)												
	i) con embarazo subsiguiente	1		1		1		1		1	1	1	1
	ii) sin embarazo subsiguiente	1		1		1		1		2	2	2	2
	b) Actual	1		1		1		1		4	2*	4	2*
Enfermedad trofoblástica gestacional (ETG)‡	a) ETG sospechada (*evacuación inmediatamente*)												
	i) Tamaño del útero de primer trimestre	1*		1*		1*		1*		1*		1*	
	ii) Tamaño del útero de segundo trimestre	1*		1*		1*		1*		2*		2*	
	b) ETG confirmado												
	i) Niveles β-hCG sin detectar o no embarazada	1*		1*		1*		1*		1*		1*	
	ii) Disminución de niveles β-hCG	1*		1*		1*		1*		2*	1*	2*	1*
	iii) Persistentemente niveles elevados de β-hCG o enfermedad maligna, sin evidencia o sospecha de enfermedad intrauterina	1*		1*		1*		1*		2*	1*	2*	1*
	iv) Persistentemente niveles elevados de β-hCG o enfermedad maligna, con evidencia o sospecha de enfermedad intrauterina	1*		1*		1*		1*		4*	2*	4*	2*
Epilepsia‡	(*Ver Interacciones entre medicamentos*)	1		1		1*		1*		1*		1*	
Esclerosis múltiple	a) Con la inmovilidad prolongada	3		1		2		1		1		1	
	b) Sin inmovilidad prolongada	1		1		2		1		1		1	
Esquistosomiasis	a) Sin complicaciones	1		1		1		1		1		1	
	b) Fibrosis hepática‡	1		1		1		1		1		1	
Fibroma uterino		1		1		1		1		2		2	
Fibrosis quística‡		1*		1*		2*		1*		1*		1*	
Fumar	a) Edad < 35	2		1		1		1		1		1	
	b) Edad ≥ 35, < 15 cigarrillos/día	3		1		1		1		1		1	
	c) Edad ≥ 35, ≥ 15 cigarrillos/día	4		1		1		1		1		1	

(*Continúa*)

(Continuación)

Afección	Subafección	AHC		PPS		AMPD		Implante		DIU-LNG		DIU-Cu	
		I	C	I	C	I	C	I	C	I	C	I	C
Hepatitis viral	a) Aguda o exacerbaciones	3/4*	2	1		1		1		1		1	
	b) Portador/crónica	1	1	1		1		1		1		1	
Hiperplasia endometrial		1		1		1		1		1		1	
Hipertensión	a) Hipertensión controlada adecuadamente	3*		1*		2*		1*		1*		1*	
	b) Niveles elevados de presión arterial (*mediciones tomadas adecuadamente*)												
	i) sistólica 140-159 o diastólica 90-99	3*		1*		2*		1*		1*		1*	
	ii) sistólica ≥ 160 o diastólica ≥ 100‡	4*		2*		3*		2*		2*		1*	
	c) Vasculopatía	4*		2*		3*		2*		2*		1*	
Lactancia materna	a) < 21 días posparto	4*		2*		2*		2*					
	b) 21 a < 30 días posparto												
	i) Con otros factores de riesgo de TEV	3*		2*		2*		2*					
	ii) Sin otros factores de riesgo de TEV	3*		2*		2*		2*					
	c) 30 a 42 días posparto												
	i) Con otros factores de riesgo de TEV	3*		1*		1*		1*					
	ii) Sin otros factores de riesgo de TEV	2*		1*		1*		1*					
	d) > 42 días posparto	2*		1*		1*		1*					
Lupus eritematoso sistémico‡	a) Anticuerpos antifosfolipídicos positivos (*o desconocidos*)	4*		3*		3*	3*	3*		3*		1*	1*
	b) Trombocitopenia grave	2*		2*		3*	2*	2*		2*		3*	2*
	c) Tratamiento inmunodepresor	2*		2*		2*	2*	2*		2*		2*	1*
	d) Ninguna de las anteriores	2*		2*		2*	2*	2*		2*		1*	1*
Miocardiopatía periparto‡	a) Funcionamiento cardíaco normal o con alteración leve												
	(i) < 6 meses	4		1		1		1		2		2	
	(ii) ≥ 6 meses	3		1		1		1		2		2	
	b) Funcionamiento cardíaco alterado moderada o gravemente	4		2		2		2		2		2	

Afección	Subafección	AHC	PPS	AMPD	Implante	DIU-LNG	DIU-Cu
		I / C	I / C	I / C	I / C	I / C	I / C
Múltiples factores de riesgo de enfermedad cardiovascular arteroesclerótica	*(como edad avanzada, fumar, diabetes, hipertensión, niveles bajos de HDL, LDL alto o niveles altos de triglicéridos)*	3/4*	2*	3*	2*	2	1
Mutaciones trombogénicas‡		4*	2*	2*	2*	2*	1*
Neoplasia intraepitelial cervical		2	1	2	2	2	1
Neoplasias hepáticas	a) Benigna						
	i) Hiperplasia nodular focal	2	2	2	2	2	1
	ii) Adenoma hepatocelular‡	4	3	3	3	3	1
	b) Malignas‡ (*hepatoma*)	4	3	3	3	3	1
Número de partos	a) Nulípara	1	1	1	1	2	2
	b) Uno o más partos	1	1	1	1	1	1
Obesidad	a) ≥ 30 kg/m² índice de masa corporal (IMC)	2	1	1	1	1	1
	b) Menarquia a < 18 años y ≥ 30 kg/m² IMC	2	1	2	1	1	1
Paludismo		1	1	1	1	1	1
Patrones de sangrado vaginal	a) Patrón irregular sin sangrado abundante	1	2	2	2	I: 1 / C: 1	1
	b) Sangrado abundante o prolongado	1*	2*	2*	2*	I: 1* / C: 2*	2*
Posaborto	a) Primer trimestre	1*	1*	1*	1*	1*	1*
	b) Segundo trimestre	1*	1*	1*	1*	2*	2*
	c) Inmediatamente después de un aborto séptico	1*	1*	1*	1*	4	4
Posparto (*en mujeres que amamantan o mujeres que no amamantan, incluso poscesárea*)	a) < 10 minutos después de salir la placenta						
	i) Amamantamiento					2*	1*
	ii) Que no amamantan					1*	1*
	b) 10 minutos después de salir la placenta hasta < 4 semanas					2*	2*
	c) ≥ 4 semanas					1*	1*
	d) Infección puerperal					4	4
Posparto (*mujeres que no amamantan*)	a) < 21 dias posparto	4	1	1	1		
	b) 21 dias a 42 dias posparto						

(*Continúa*)

(*Continuación*)

Afección	Subafección	AHC I	AHC C	PPS I	PPS C	AMPD I	AMPD C	Implante I	Implante C	DIU-LNG I	DIU-LNG C	DIU-Cu I	DIU-Cu C
Posparto (***mujeres que no amamantan***)	(i) con otros factores de riesgo de TEV	**3***		**1**		**1**		**1**					
	(ii) sin otros factores de riesgo de TEV	**2**		**1**		**1**		**1**					
	c) > 42 dias	**1**		**1**		**1**		**1**					
Sangrado vaginal sin causa aparente	(*Se sospecha afección grave*) antes de evaluación	**2***		**2***		**3***		**3***		**4***	**2***	**4***	**2***
Trasplante de órganos macizos‡	a) Con complicaciones	**4**		**2**		**2**		**2**		**3**	**2**	**3**	**2**
	b) Sin complicaciones	**2***		**2**		**2**		**2**		**2**		**2**	
Trastornos de la tiroides	Bocio simple/hipertiroidismo/ hipotiroidismo	**1**		**1**		**1**		**1**		**1**		**1**	
Trastornos depresivos		**1***		**1***		**1***		**1***		**1***		**1***	
Trastornos venosos superficiales	a) Várices	**1**		**1**		**1**		**1**		**1**		**1**	
	b) Trombosis venosa superficial (*aguda o antecedentes*)	**3***		**1**		**1**		**1**		**1**		**1**	
Trombosis venosa profunda (TVP) / Embolia Pulmonar (EP)	a) Antecedentes de TVP/ EP, sin tratamiento anticoagulante actual												
	i) Riesgo mayor de TVP/EP recurrente	**4**		**2**		**2**		**2**		**2**		**1**	
	ii) Riesgo menor de TVP/EP recurrente	**3**		**2**		**2**		**2**		**2**		**1**	
	b) TVP/EP aguda	**4**		**2**		**2**		**2**		**2**		**2**	
	c) TVP/EP y tratamiento anticoagulante establecido por al menos 3 meses												
	i) Riesgo mayor de TVP/EP recurrente	**4***		**2**		**2**		**2**		**2**		**2**	
	ii) Riesgo mayor de TVP/EP recurrente	**3***		**2**		**2**		**2**		**2**		**2**	
	d) Antecedentes familiares (*parientes directos*)	**2**		**1**		**1**		**1**		**1**		**1**	
	e) Cirugía mayor												
	i) Con inmovilización prolongada	**4**		**2**		**2**		**2**		**2**		**1**	
	ii) Sin inmovilización prolongada	**2**		**1**		**1**		**1**		**1**		**1**	
	f) Cirugía menor sin inmovilización	**1**		**1**		**1**		**1**		**1**		**1**	
Tuberculosis‡ (***Ver Interacciones entre medicamentos***)	a) No pélvica	**1***		**1***		**1***		**1***		**1**		**1**	
	b) Pélvica	**1***		**1***		**1***		**1***		**4**	**3**	**4**	**3**
Tumores ováricos benignos	(*Incluso quistes*)	**1**		**1**		**1**		**1**		**1**		**1**	

<table>
<tr><th rowspan="2">Afección</th><th rowspan="2">Subafección</th><th colspan="2">AHC</th><th colspan="2">PPS</th><th colspan="2">AMPD</th><th colspan="2">Implante</th><th colspan="2">DIU-LNG</th><th colspan="2">DIU-Cu</th></tr>
<tr><th>I</th><th>C</th><th>I</th><th>C</th><th>I</th><th>C</th><th>I</th><th>C</th><th>I</th><th>C</th><th>I</th><th>C</th></tr>
<tr><td rowspan="2">Valvulopatías cardíacas</td><td>a) Sin complicaciones</td><td colspan="2">2</td><td colspan="2">1</td><td colspan="2">1</td><td colspan="2">1</td><td colspan="2">1</td><td colspan="2">1</td></tr>
<tr><td>b) Con complicaciones‡</td><td colspan="2">4</td><td colspan="2">1</td><td colspan="2">1</td><td colspan="2">1</td><td colspan="2">1</td><td colspan="2">1</td></tr>
<tr><td rowspan="4">VIH</td><td>a) Alto riesgo</td><td colspan="2">1</td><td colspan="2">1</td><td colspan="2">1</td><td colspan="2">1</td><td>1*</td><td>1*</td><td>1*</td><td>1*</td></tr>
<tr><td>b) Infectado con el VIH</td><td colspan="2"></td><td colspan="2"></td><td colspan="2">1*</td><td colspan="2">1*</td><td colspan="2">1*</td><td colspan="2">1*</td></tr>
<tr><td>i) Clínicamente bien con tratamiento de TA</td><td colspan="8">Si está en tratamiento ver Interacciones entre medicamentos</td><td>1</td><td>1</td><td>1</td><td>1</td></tr>
<tr><td>ii) No clínicamente bien o sin tratamiento de TAR‡</td><td colspan="8">Si está en tratamiento ver Interacciones entre medicamentos</td><td>2</td><td>1</td><td>2</td><td>1</td></tr>
<tr><td colspan="14">Interacciones entre medicamentos</td></tr>
<tr><td>Antirretrovirales utilizados para la prevención (PrEP) o el tratamiento del VIH.</td><td>Fosamprenavir (FPV)
Todas las otras TAR son 1 o 2 para todos los métodos</td><td colspan="2">3*</td><td colspan="2">2*</td><td colspan="2">2*</td><td colspan="2">2*</td><td>1/2*</td><td>1*</td><td>1/2*</td><td>1*</td></tr>
<tr><td rowspan="2">Terapia anticonvulsiva</td><td>a) Algunos anticonvulsivos (fenitoína, carbamazepina, barbitúricos, primidona, topiramato, oxcarbazepina)</td><td colspan="2">3*</td><td colspan="2">3*</td><td colspan="2">1*</td><td colspan="2">2*</td><td colspan="2">1</td><td colspan="2">1</td></tr>
<tr><td>b) Lamotrigina</td><td colspan="2">3*</td><td colspan="2">1</td><td colspan="2">1</td><td colspan="2">1</td><td colspan="2">1</td><td colspan="2">1</td></tr>
<tr><td rowspan="4">Tratamiento antibiótico</td><td>a) Antibióticos de amplio espectro</td><td colspan="2">1</td><td colspan="2">1</td><td colspan="2">1</td><td colspan="2">1</td><td colspan="2">1</td><td colspan="2">1</td></tr>
<tr><td>b) Antifúngicos</td><td colspan="2">1</td><td colspan="2">1</td><td colspan="2">1</td><td colspan="2">1</td><td colspan="2">1</td><td colspan="2">1</td></tr>
<tr><td>c) Antiparasitarios</td><td colspan="2">1</td><td colspan="2">1</td><td colspan="2">1</td><td colspan="2">1</td><td colspan="2">1</td><td colspan="2">1</td></tr>
<tr><td>d) Tratamiento con rifampicina o rifabutina</td><td colspan="2">3*</td><td colspan="2">3*</td><td colspan="2">1*</td><td colspan="2">2*</td><td colspan="2">1</td><td colspan="2">1</td></tr>
<tr><td>ISRS</td><td></td><td colspan="2">1</td><td colspan="2">1</td><td colspan="2">1</td><td colspan="2">1</td><td colspan="2">1</td><td colspan="2">1</td></tr>
<tr><td>Hierba de San Juan</td><td></td><td colspan="2">2</td><td colspan="2">2</td><td colspan="2">1</td><td colspan="2">2</td><td colspan="2">1</td><td colspan="2">1</td></tr>
</table>

AMPD, acetato de medroxiprogesterona de depósito; AOC, anticonceptivos orales combinados; C, continuación del método anticonceptivo; AHC, anticonceptivos hormonales combinados; DIU-Cu, DIU de cobre; DIU-LNG, dispositivo intrauterino de levonorgestrel; I, inicio del método anticonceptivo; ISRS = Inhibidores selectivos de la recaptación de serotonina; N/A, no aplica; P/A, parche y anillo vaginal; PPS, píldora con progesterona solamente; TAR, Terapia antirretroviral; TEV, tromboembolia venosa.

*Consulte la guía completa para clarificaciones sobre esta clasificación. https://www.cdc.gov/reproductivehealth/contraception/contraception_guidance.htm

‡Afección que expone a la mujer a un mayor riesgo debido a un embarazo.

Fuente: Centers for Disease Control and Prevention (CDC). Tabla Resumida de los Criterios Médicos de Elegibilidad para el Uso de Anticonceptivos. [Internet]. Atlanta, GA: CDC; 2021. Disponible en: https://www.cdc.gov/reproductivehealth/contraception/pdf/summary-chart_spanish-web-508_tagged.pdf.

Índice alfabético de materias

Nota: los números de página seguidos de *f* indican figuras; los seguidos de *t*, tablas.

B

C

D

E

F

G

H

I

N

S

T

U

V

Y